大腸肛門機能障害の診断と治療

高野正博

編著

弘文堂

序　いまなぜ大腸肛門機能障害が問題なのか

　大腸肛門疾患には器質的な疾患と機能的な疾患があるが，今までは例えば大腸がん，炎症性腸疾患などの器質的なものに注目が集まり，肛門疾患でも同様に痔核や痔瘻などの器質的疾患を治すのが最大の目的であり，医学の進歩によってより良い根治性が得られるようになってきた．ただし，ここに大きな問題が残されている．それは，疾患には器質的疾患の他に機能的疾患があるということ，また器質的疾患にも機能障害が付随しているということである．形態の変化を伴う器質的疾患ももちろん大事であるが，機能や感覚の障害にも目を向けないと患者の満足が得られないということである．今までは器質的疾患が治ればそれでよいということであり，たとえ患者が機能障害の症状を持っていても，医療側の注意が払われないという状況であった．

　これは手術後の機能障害についても同様で，大腸や肛門の手術のあと機能障害が残ることに対して，機能温存の術式が工夫されてきたのであるが，しかしそこまでに止まって，さらに改善しようとする努力はあまり払われなかった．

　このように今までは患者の苦しみは患者に委ねられてきたが，これを少しでも医療側がお手伝いし，その結果ADL，QOLを高め，よりよい個人生活，家庭生活，社会生活を送っていただきたいとかねがね思っている．またこのような障害があると，患者の気持ちが抑えられてうつや不安状態となり，心身ともに不健康な状態になっていくことが少なくない．

　以上のことから同志の方たちと大腸肛門機能障害研究会を1995年に立ち上げ，年1回の研究会を開いているが，まだ全国で興味を持つ医師が少なく，研究も思い通りには進まないのが残念ながら現状である．しかし，最近に至り，機能障害がようやく社会的にもスポットライトを浴びてきた．これはわが国で異常なスピードで高齢化が進み，それに伴って今までに無かったいろいろな病態が出現し増加していることに起因している．

　以前からこのような機能障害，例えば便漏れを訴える患者はいたが，これを人に言うのは恥ずかしいという患者の気持ちと，それをタブー視する世間の風潮とがあった．しかし，このような風潮も次第に薄れ，既にマスコミでも排尿障害が，また排泄ケアが取り上げられてきている．そして一般家庭の

序　いまなぜ大腸肛門機能障害が問題なのか

みならず老健施設に入っている方たちの尿漏れに対する悩み苦しみをいかに助けるかの取り組みが始まっている。排便障害も同様に，施設に入っている方のみならず高齢者にとって心身ともに活動が制限される大きな原因となっており，これをなんとかしようと，熊本と久留米で高齢者排便障害研究会を立ち上げ，施設の方々とともに勉強会を開催しているが，なかなか解決は困難である。

　すなわちいったん高齢者となって身体が不自由になってからこれを治すということは困難を極める。もっと早い時期からの予防，早期発見・早期治療を行えば，こういった状況に陥らずに済むのではないか。

　そういった意味で，この本が大腸肛門機能障害に関係ある医療従事者により関心を持っていただくきっかけとなり，問題解決のお役に立てば幸いである。

　なお，このテーマでの専門書は皆無であったが，その嚆矢ともなれば幸いと思っている。今回は初版で不充分な点が多々あると思うので皆様のご指摘，ご指導をいただき，版を重ねてより良いものに作り上げていきたいと思っている。

2011年2月

高野　正博

目　次

序　いまなぜ大腸肛門機能障害が問題なのか ……… 高野　正博　i

第1編　わが国における変遷と実態 …………… 1
1. 大腸肛門機能障害研究・治療の歴史 ……… 1
2. 高齢社会が及ぼす影響 ……… 4

第2編　大腸肛門機能障害の病態と病因別疾患 … 7
大腸肛門機能障害 ……… 7
1. 先天性 ……… 10
(1) Hirschsprung病（先天性巨大結腸症）── 10
症状と診断　手術法　手術の合併症　術後の長期経過　長期フォローアップ体制
(2) 鎖　肛 ── 16
病態と分類　先天性瘻孔　診察　検査　治療　術後の機能障害と機能回復　鎖肛術後患者のQOL
(3) 二分脊椎（先天性脊椎奇形）── 25
病態　泌尿器障害　排便障害

2. 全身疾患性 ……… 27
(1) Parkinson病 ── 27
治療法　薬物治療
(2) 糖尿病 ── 29

3. 腸管病変性 ……… 31
(1) 腫瘍性病変 ── 31
腸管病変から来る排便障害　非開腹手術に伴う機能障害　開腹手術の術後障害
(2) 大腸憩室症 ── 34
疫学　病態　診断　治療　合併症

目　次

4. 結腸性 …………………………………………………………………… *38*

　(1) 機能性便秘―――*38*

　　　便秘の定義　　便秘の種類――①食事性の便秘／②習慣性便秘／③低緊張性便秘／④過敏性大腸／⑤医原性（薬剤性）――　　便秘の疫学　　便秘の診断――①診察／②腹部単純レントゲン検査／③大腸内視鏡検査，注腸X線検査／④マーカー法／⑤結腸内圧測定――　　便秘に及ぼす精神的要因　　治療――①保存療法／②手術療法――

　(2) 機能性下痢―――*55*

　　　定義　　下痢の原因　　診断　　薬物療法――①乳酸菌製剤／②天然珪酸アルミニウム／③タンニン酸アルブミン／④臭化メベンゾラート／⑤塩酸ロペラミド／⑥ガラクトシダーゼ／⑦ポリカルボフィルカルシウム――

　(3) 過敏性腸症候群―――*58*

　　　歴史と名称　　症状　　発生頻度　　年齢分布　　性別に特徴的なタイプ　　診断基準　　臨床所見　　経口バリウムによる結腸造影　　高野によるIBS診断基準　　鑑別診断すべき疾患　　IBSの原因――①ストレス／②うつ状態／③心因の見つけ方――　　脳腸相関の病態　　QOLの阻害　　腸炎後IBS　　治療　　薬物療法――①作用別薬物分類／②漢方薬――　　成績

5. 直腸性 …………………………………………………………………… *78*

　(1) Outlet obstruction syndrome―――*78*

　(2) 直腸粘膜脱―――*79*

　　　病態　　治療

　(3) 直腸脱―――*81*

　　　病態　　分類　　直超脱の治療　　直腸脱に伴う直腸肛門機能障害の治療

　(4) 不顕性直腸脱―――*84*

　　　病態　　診断　　治療

　(5) 直腸粘膜脱症候群―――*86*

　　　病態　　診断　　治療

(6) Rectocele────*88*
　　　　はじめに　　診断　　治療　　合併病変
　　(7) 肛門挙筋症候群────*92*
　　　　病態　　診断　　治療
　　(8) 奇異性括約筋運動────*93*
　　(9) 過敏性直腸症候群────*94*
　　　　病態　　診断　　治療
6. 肛門性 ………………………………………………………………………*97*
　　(1) 痔核・痔瘻・裂肛・各種肛門疾患────*97*
　　　　痔核　　痔瘻　　裂肛　　各種肛門疾患　　考察
　　(2) 括約不全────*106*
　　　　疫学　　定義　　原因疾患
　　(3) 肛門小窩炎────*109*
　　　　病態　　診察　　治療と成績　　神経因性骨盤臓器症候群との鑑別
7. 医因性 ………………………………………………………………………*111*
　　(1) Whitehead 術後後遺症────*111*
　　(2) その他の手術────*113*
　　　　術後障害　　痔瘻術後　　括約不全　　術後狭窄
8. 中毒性 ………………………………………………………………………*118*
9. 外傷性 ………………………………………………………………………*119*
10. 中枢神経性──発達障害によるもの── ………………………………*121*
11. 女性特有の大腸肛門機能障害 ………………………………………*123*
　　　　便秘　　妊娠・出産　　骨盤内臓下垂　　予防　　治療
12. 年齢による大腸肛門機能障害 ………………………………………*127*
　　(1) 年齢別特徴────*127*
　　　　新生児　　小児期　　学童期　　青年期　　中高年期　　高齢期
　　(2) 小児の便秘────*129*
　　　　年齢別小児の排便感覚について　　小児の便秘の原因　　診察

目　次

　　　　治療　　食事療法・心理療法
　　(3) 遺糞症────── *132*
　　　　診断　　治療
　　(4) 成人直腸型便秘────── *133*
　　　　病態　　診断　　治療
13. 陰部・仙骨神経性 ··· *135*
　　(1) 骨盤内臓下垂────── *135*
　　　　骨盤内臓下垂の診察　　症状　　骨盤内多臓器造影　　骨盤内臓下垂の成因　　骨盤内臓下垂の治療──①保存療法／②手術療法──
　　(2) 直腸肛門痛────── *140*
　　　　はじめに　　わが国での進展　　消散性直腸肛門痛（Proctalgia fugax）　　治療：神経ブロック　　成績
　　(3) 神経因性骨盤臓器症候群────── *145*
　　　　病態　　解剖　　生理　　神経因性骨盤臓器症候群の5症候──第1症候 直腸肛門痛／第2症候 括約不全／第3症候 排便障害／第4症候 腹部症状／第5症候 腰椎症状──　　診察　　検査──①肛門内圧／②肛門コンプライアンス／③肛門感覚／④直腸感覚／⑤直腸コンプライアンス／⑥神経伝導検査／⑦肛門括約筋筋電図／⑧肛門括約筋超音波／⑨ディフェコグラフィー／⑩経口大腸造影／⑪胃結腸反射／⑫残便造影／⑬骨盤内多臓器造影／⑭骨盤内臓ダイナミックMRI／⑮3次元CT／⑯脊椎X線／⑰脊椎・仙椎MRI──　　治療──①保存療法／②薬物療法／③理学療法／④神経ブロック／⑤バイオフィードバック療法／⑥心理療法／⑦東洋医学（鍼治療，マッサージ療法）／⑧手術療法／⑨チーム医療／⑩患者会──　　治療成績

第3編　大腸肛門機能障害の診断 ································ *159*

1. 診　察 ··· *159*
　　　問診　　視診・触診──①腹部所見／②肛門部所見／③直腸所見／④直腸肛門周囲の所見──　　肛門鏡診
2. 検　査 ··· *164*

(1) 直腸肛門生理機能検査―― *164*

 肛門内圧検査――①検査方法／②測定項目および正常参考値――　外肛門括約筋筋電図検査　陰部神経伝導検査――①直接法／②磁気刺激法――　肛門管感覚検査　直腸肛門反射　直腸感覚検査　排出能力検査　神経染色（病理学的検索）

(2) 画像診断―― *172*

 腹部単純撮影　腰仙尾椎 X 線検査　腹部超音波検査（腹部エコー）　経肛門的超音波検査（肛門エコー）――①正常肛門の超音波所見／②病的所見――　腰椎 MRI 検査　ディフェコグラフィー（排便造影）検査　経口大腸造影検査　胃結腸反射検査　残便造影検査――①排便前撮影／②排便後撮影／③浣腸後撮影――　骨盤内臓器ダイナミック MRI 検査　骨盤内臓器 3 次元 CT 検査　注腸 X 線検査

第 4 編　大腸肛門機能障害の治療 ……………187

1. 保存療法 …………………………187
2. 手術療法 …………………………189

 括約筋強化・形成術　大殿筋による括約筋形成術　大腿薄筋移動による括約筋形成術　電極埋め込み型仙骨電気刺激法（Sacral Nerve Stimulation: SNS）　盲腸ポート造設　人工肛門造設

第 5 編　チーム医療としての展開 ……………195

1. 排便障害患者の看護 ………………195

(1) 排便障害のアセスメント―― *195*

 アセスメント項目

(2) 排便障害を有する患者の看護の実態―― *196*

 便秘の場合――①食事の改善／②排便習慣をつける／③運動・腹部マッサージ・温湿布について／④下剤・坐薬・浣腸による排便コントロールについて――　下痢の場合――①安静と保温／②食事について／③スキンケアについて　便漏れ――①便漏れの観察とアセスメント／②排便コントロール／③肛門を締める訓練／④便漏れに対するケア用品／⑤精神的援助――

目　次

2. 排便障害と薬剤 …………………………………… 206
   (1) 結腸に起因する排便障害の薬物治療 ——— 207
       弛緩性便秘　　痙攣性便秘（過敏性腸症候群）
   (2) 直腸に起因する排便障害の薬物治療 ——— 209
       直腸性便秘　　溢流性便失禁
   (3) 排便障害と漢方薬 ——— 211
   (4) 高齢者の排便障害の治療 ——— 211
   おわりに ——— 213

3. 排便障害と食事 …………………………………… 214
   便秘　　便秘の食事療法 ——①弛緩性便秘／②直腸性便秘／③痙攣性便秘（過敏性腸症候群）による便秘——　　下痢　　下痢の時の食事療法　　食物繊維について　　その他　　腸内細菌叢のバランスについて　　肥満　　排便コントロールのための日常生活での注意点

4. 理学療法的アプローチ …………………………… 223
   (1) 肛門周囲の筋組織 ——— 223
   (2) 腹腔の構成 ——— 224
   (3) 姿勢に関与する筋群とその作用 ——— 228
   (4) 運動療法 ——— 229

5. バイオフィードバック療法 ……………………… 236
   ①随意筋（外肛門括約筋）の収縮・弛緩訓練／②訓練の評価と実績／③排便感覚訓練／④排出訓練

6. 泌尿器科との連携 ………………………………… 242
   排尿障害　　性機能障害

7. 婦人科との連携 …………………………………… 247

8. 心理社会的アプローチ …………………………… 251
   チームメンバーとしての役割 ——①インテーク面接／②心理的な治療——　　日常生活について　　最後に

索　引 ……………………………………………………… 257

第1編　わが国における変遷と実態

1. 大腸肛門機能障害研究・治療の歴史

　"大腸肛門機能障害"は欧米が先進国といえるが，それにしてもかなり新しい概念ではないかと思われる。大腸肛門のバイブルとされるGoligherのSurgery of the Anus Rectum and Colon[1]の中でも機能障害はほとんど取り上げられておらず，唯一Anal incontinenceという項目で簡単に，肛門疾患の術後障害としての括約筋機能障害とそれに対して形成術を行うという対処法が述べられているのみである。病態など詳しい記載はなく，わずか10頁が割かれているに過ぎない。大腸の機能障害では過敏性腸症候群として1頁が費やされている。直腸肛門機能検査の最も基本である内圧を初めて測ったのはGowersで1877年のことである[2]。しかしその後は，欧米で急速にこの分野での研究がなされ，その成果は，例えば1987年GooszenのDisordered Defaecationの著書[3]や，1992年出版の論文集であるInvestigation of Anorectal Functional Disorders[4]にみることができ，画像診断のうち最も基本的な検査の一つであるディフェコグラフィーが詳細に述べられている。結腸では特に心身症としての取り上げがOldenによってなされ[5]，その後も続々と論文が現れている。以上にみられる急速な発展は欧米社会の高齢化に強く関係していると想像している。

　こういった諸外国の発展は，欧米に留学した日本人の，例えばBirmingham大学外科のDr. Keighleyの元で研鑽を積んだ関西医大の吉岡和彦先生や

St.Marks Hospital に赴いた東邦大学の寺本龍生先生，慈恵医大の高尾良彦先生らによってわが国に紹介されている．

　大腸関係では大腸がんに対して日本独特の骨盤内の広範囲なリンパ節廓清が行われるようになったが，徹底的なリンパ節廓清によって骨盤内臓神経が損なわれ，排便機能障害，排尿障害，性機能障害が多発した．これを反省して骨盤内臓神経温存術がこれもまた，日本独特の精密さをもって行われるようになったことにより機能保全が著しく高まった．さらに最近では，括約筋に及ぶ直腸腫瘍においても括約筋は必要部分だけを切除しその他の部分は温存して永久人工肛門を造らない術式が導入されるようになり，また新たに大腸術後の排便障害の問題がピックアップされるようになっている．

　一方わが国での肛門疾患治療の進展をみると，戦前におそらく中国から朝鮮半島を渡ってきたと思われる中国古来の治療法である腐食療法や Seton 法が行われており，これは本来の疾患の理解が不十分であることに加えて，正常な組織まで傷つける術後機能障害を起こしやすいやり方であった．戦時中はドイツ医学が伝わり，肛門医領域でも痔核では痔核帯とともに正常肛門を全周に渡って取り除く Whitehead 術式が行われ，正常な知覚機能が損なわれていた．また，痔瘻は徹底的に切開・切除が行われ，これも肛門運動機能の低下をきたすものであった．当時は疾患を治すためには機能が損なわれることは致し方ないとされてきた．終戦後になって英米から痔核では結紮切除術，痔瘻では括約筋温存術の考えが導入され，肛門上皮と括約筋の温存がわが国でも指向されるようになった．その結果いろいろの術式が工夫され，例えば，痔核では肛門上皮を可及的に温存する方法や痔瘻では可及的に括約筋を温存する術式が発達していき，根治性のみならず機能保持の面でも好成績を得てきた．しかし最近では PPH 法や Seton 法の復活など簡便な治療法が取り入れられ，肛門機能に対する新たな問題を生んでおり，将来これに対応する対策も必要となってくるかもしれない．

　このような歴史の流れの中にあって，わが国における直腸肛門の機能評価は Hirschsprung 病や鎖肛などといった先天性奇形を取り扱う小児外科でまず発展してきた．これは検査の意味を理解できない，表現できない小児から客観的データを得る手段として，まずは内圧の測定を行って判断の材料とすることから始まった[6]．その後遅ればせながら成人の大腸肛門機能障害の検査法と客観的評価法を臨床的に応用する気風が高まってきた．それに寄与した

のは消化器系の外科学会や日本大腸肛門病学会であったが，この分野を全国的規模でさらに発展させていこうと設立されたのが大腸肛門機能障害研究会である．1995年7月15日に第1回が開かれ，毎年1回開催されている．発表内容としては結腸では動態の把握，病態，治療の研究，さらにはわが国では心身症として取り上げられているIBSの解明等である．直腸手術後ではとりわけ大腸がん術後の機能の温存，機能障害の状態・程度と治療の研究である．直腸の疾患では outlet obstruction syndrome に属する種々の疾患の病態の解明とその検査および治療の研究である．肛門疾患では種々の肛門疾患の術後機能の温存，障害の客観的評価や治療法の研究などで，次第に検査法の客観性や病態との結びつきが解明されてきた．こうした研究を消化器内科，消化器外科，肛門科の専門医が一堂に会して，大腸肛門の機能の解明を取り上げて議論している会は類をみない．

　大腸肛門の機能性疾患のクライテリアを検討する世界的組織にRome III委員会があり，われわれもその内容を大いに討議し採用すべきである．それにしても機能障害の諸疾患では未だ各疾患の病因，病態，検査や治療の項目について解明されていない部分が多いので，今後Rome委員会の人々と一緒に研究を進めていく形をとるべきだと思っている．Rome委員会はおそらく将来もこの分野の先端を担い日本へも非常に有益なデータを提示し，また医学，医療，社会に大いに貢献するよう発展する団体ではないかと思われる．

文　献

1) Goligher JC, Duthie HL, Nixon HH: Surgery of the anus rectum and colon. Third Edition, Bailliere Tindall, London, 1975.
2) Gowers WR: The automatic action of the sphincter ani. Proc Royal Soc Med 26: 77, 1877.
3) Gooszen HG, Hoedemaker HO, Weterman IT, et al.: Disordered defaecation. Martinus Nijhoff Publishers, Dordrecht, 1987.
4) Buchmann P, Bruhlmann W: Investigation of anorectal functional disorders. Springer-Verlag, Heidelberg, 1993.
5) Olden KW: Handbook of functional gastrointestinal disorders. Marcel Dekker, Inc., New York, 1996.
6) 渡辺公男：先天性巨大結腸症の直腸肛門機能に関する臨床的研究．日小児外会誌8：481-500，1972．

第1編　わが国における変遷と実態

2. 高齢社会が及ぼす影響

　ご承知のようにわが国では世界に稀に見る急速な高齢化が進行している。65歳以上の高齢者は急速に増えており，2000年では1,492万2千人，2005年には1,801万2千人であったものが，2030年には2,752万4千人へと急激な増加が予想される[1]。この中で大腸肛門機能障害をきたす人は軽度の機能障害を含めると高い割合を占め，何らかの形で症状が現れると思われる。
　したがって今後，高齢者の排便障害が及ぼす影響は，本人のみならず，わが国の医療・社会に及び，莫大なものになると推測される。これに加えて，数少ない若者が排便障害を有する高齢者のケアに当たることとなる。WHO（世界保健機構）は総人口に占める65歳以上の割合が7％を超えると「高齢化社会」，14％を超えると「高齢社会」と定義しており，わが国は1970（昭和45）年に高齢化社会に，その24年後の1994（平成6）年には高齢社会となった。総人口が減少する中で高齢者が増加して高齢化率は上昇を続け，2013（平成25）年には高齢化率が25.2％で4人に1人となり，2035（平成47）年に33.7％で3人に1人となる[2]。そして現実にはこのような高齢者を介護する側の平均年齢が60.4歳である[3]ことを考慮すると，排便障害に対するケアなどに大変な人手をとられるという現実が示されている。
　2007年における全人口に高齢者が占める割合は21.5％で，2006年から2007年の1年間で86万人増加しており，この半数が排便障害で医療機関を受診している[2]。さらに，高齢者の平均寿命は延び続け，2006年では男性79.00年，女性85.81年と[2]，70歳以上の大腸機能に障害をきたす年齢をはるかに超えている。
　高齢者のいる世帯に着目すると，65歳以上の高齢者のいる世帯は2006年現在，1,829万世帯であり，全世帯の38.5％を占めている[2]。さらに内訳をみると，単独世帯が410万世帯（22.4％），夫婦のみの世帯が540万世帯（29.5％）と，親と未婚の子の世帯は294万世帯（16.1％）であり[1]，3世代で大家族を構成し，さまざまな負担を分かち合っている世帯は以前の状態とは異なって激減し，とりわけ大都会における高齢者の独居世帯が増加することが予想される。このような状況に至ると，高齢者を介護し排泄ケアを行う家族がいればよいほうで，高齢者が自らの排便障害のケアを行うことになり，これはと

ても不可能なこととなってくるのは明白である。これに対する公的な予防策，いわば早期発見・早期治療への充分な計画と早期の実行が望まれる。

　日本で世界に類をみない急激な高齢化が進む中にあって，高齢者特有の大腸肛門機能障害が激増するのは当然予想されることである。現に福岡の筑後地方と熊本県でわれわれが行っている高齢者排便障害研究会のデータでも，例えば老健施設の中では70から80％の人たちに排便障害の訴えがみられると報告されている。疾患とその頻度も大きく変わってきており，その中でも直腸脱の増加は女性の高齢者の増加によるものである。従来の結腸性の便秘が増えているものの，種々の outlet obstruction syndrome による排便障害も新たに加わった。便失禁の増加は高齢化と完全に結びついており，当院の辻の研究によると，青年期以来ほとんど変化しない内圧が男女ともに70歳以降で急激に低下する[4]とある。それまでに何らかの直腸肛門機能障害を有していたが症状として現れなかった人も，この年代を境に機能障害が症状として現れてくる。したがって今後ますます増える高齢者の機能障害に対してより早期発見・早期治療の対策を立てるべきであり，これは日本が直面している高齢社会の問題の一つとして，国レベルで取り上げるべきテーマではないかと考える。しかし直腸肛門機能障害に対する認識は各界で非常に乏しいのが現状である。せめて国民に対する啓発に加えて，バイオフィードバック療法に代表される直腸肛門機能障害に対する治療法が正当に評価され，健康保険でも認められる日を望んでいる。

　以上，直腸肛門機能障害の人たち，またはそれが予想されるような人たちのADL，QOLを救うことが個人，家庭，社会，国全体としても大変重要なことを述べた。その解決に対しては単に学問的解明だけでなく多方面からのアプローチを行い，国民の福祉という点で捉えなければならない。

文　献

1) 共生社会政策統括官ホームページ「平成17年版 高齢社会白書」
　　(http://www8.cao.go.jp/kourei/whitepaper/index-w.html)
2) 共生社会政策統括官ホームページ「平成20年版 高齢社会白書」
　　(http://www8.cao.go.jp/kourei/whitepaper/index-w.html)
3) 共生社会政策統括官ホームページ「平成11年版 高齢社会白書」
　　(http://www8.cao.go.jp/kourei/whitepaper/index-w.html)
4) 辻 順行，高野正博，久保田至ほか：性別・加齢による直腸肛門機能の変化．日本大腸肛門病会誌 48：1026-1032，1995．

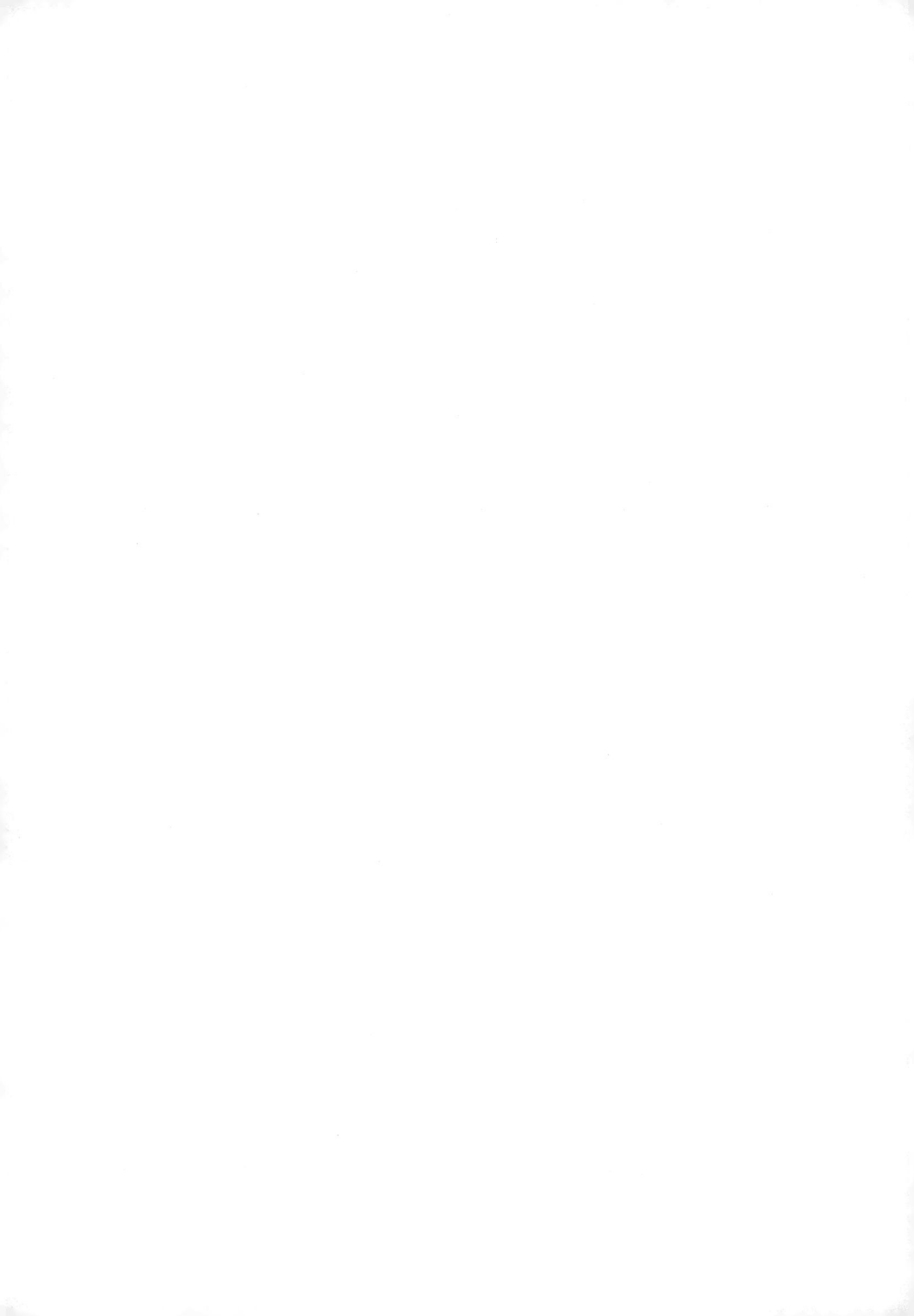

第2編 大腸肛門機能障害の病態と病因別疾患

大腸肛門機能障害

　本編では，下部消化管（大腸肛門）の機能障害を大きく捉えてみた。障害には器質障害と機能障害があるが，本書では機能障害を中心に述べる。ただし人体は解剖学的な構造の上に立ってその働きがあり，したがって機能のみが障害を受ける場合と，器質疾患をベースに機能障害が生じる場合がある。消化管の機能障害については有名なRome III診断基準があるが，ここでは完全な機能障害だけの病態を捉えており，器質疾患の上に立った機能障害を除外している。しかしこれは現実的ではないので，今回は器質疾患をベースにした機能障害も含めて述べる。

　下部消化管の機能の中心は排便を行うことであるので，この機能障害は「排便障害」という具体的な大腸肛門の障害を表す用語になる。臨床の現場では，こちらを使った方がより認識，理解しやすいということで，本文でも排便障害という言葉も使うようにした。ただし誤解のないようにしておくが，排便障害は単に便が出にくいというだけではなく，逆に便やガスが漏れたり出過ぎたりするという問題も当然含んでいる。

　排便機能が正常な場合は蠕動運動によって前日の朝食が翌朝には横行結腸から下行結腸に至り，昼食は横行結腸，夕食は右半結腸を占めている。朝目覚めて体を動かし，食事や水分を摂取することによって左半結腸に大蠕動が起こり，左側結腸から直腸まで一気に便が進む。直腸に便が溜まると骨盤内

第2編　大腸肛門機能障害の病態と病因別疾患

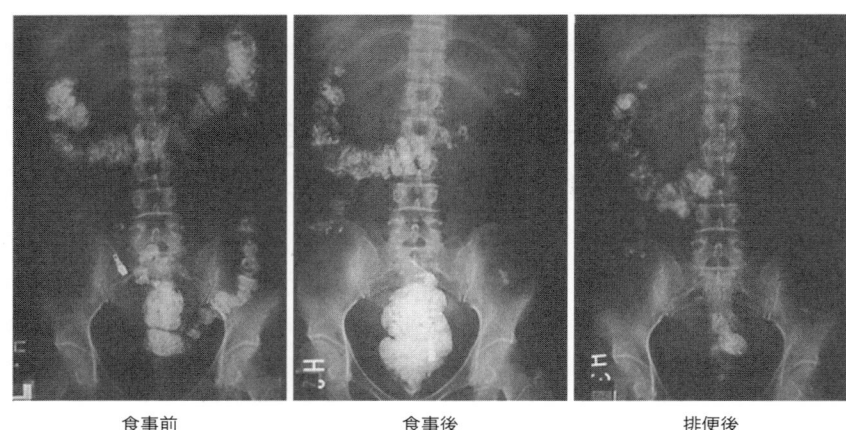

　　食事前　　　　　　　食事後　　　　　　　排便後
図1　胃結腸反射

臓神経の中の求心性神経によってこれを感じ取り，脊髄から大脳に信号が伝えられることによって便意が起こり，排便が起こる。これが正常な排便メカニズムで，これを胃結腸反射という（図1）。

　最近の高齢化に伴って，もともと多かった排便障害がさらに増えている。排便障害は便が出にくい場合と出過ぎる場合がある。単純に考えると，便が硬いから出にくい，下痢で軟らかい便だから出やすいということになるが，けっしてそうではなく，硬い便でも漏れることがあるし，逆に下痢便でも出にくいというようなことが多々ある。排便障害の実態を熟知することがまずは大事になってくる。

　排便障害の定義であるが，排便障害と便秘は区別しておかなければならない。先ほど述べたように排便障害は出やすい場合と出にくい場合があるが，便秘は排便障害の一部分に含まれ，結腸性あるいは更に上部の消化管の異常が原因となる。さらには中枢性や全身性の場合もある。また，outlet obstruction も排便障害と訳されるが，こちらは直腸・肛門に起因する狭義の排便障害と考えられる。

　これら排便障害は器質的な疾患がある場合と，さまざまな理由による機能障害がある場合とに分けられる。器質的なものは手術やその他の方法で矯正できるものがある。さらには神経因性の直腸・肛門の機能障害によって排便障害が招来されるものもある。神経因性の排便障害は，直腸・肛門ともに求

心性と遠心性のいずれかの神経が障害を受けたものであり，求心性では感覚，遠心性では運動の機能障害が原因となって現れる。よって，この4つの神経障害の組み合わせや程度によって，排便障害にさまざまな病態が生じ，それぞれ対処の方法が異なる。

　以上のような病態があることを考慮に入れて検査を行い，結果を分析・判断して，適切な治療の方向性を見つけることが重要となる。

第 2 編　大腸肛門機能障害の病態と病因別疾患

1. 先天性

(1) Hirschsprung 病（先天性巨大結腸症）

　　直腸壁にあるアウエルバッハ神経叢の先天性欠如により直腸の運動障害が生じ便秘，排便障害，ひいては巨大結腸症となる疾患である。手術によって病態は大いに改善されるが，しかしながら成人後も何らかの排便障害がかなり高率に残存する。この項では特に Hirschsprung 病の患者で成人後の欠損状態とそれが QOL に及ぼす影響について文献を中心に述べる。

症状と診断

　　新生児で生後 48 時間内に胎便（meconium）を排泄しない，また嘔吐，腹部膨満などによって本疾患を疑う[1]。他に強度の便秘，成長障害，腹部膨満があり，直腸はしばしば空虚であることなどが特徴である。

　　程度は aganglionosis（神経節細胞欠如）の範囲によって，全結腸型，直腸型，ultrashort の 3 系に分けられ，程度はこの順位で軽くなる。

　　発生頻度は約 5000 人に 1 人で，早期診断はまずレントゲン的診断による。少量のバリウムを用いた直腸造影によって，不規則な辺縁や狭く細い直腸を写し出すことができる。以上の所見は肛門管から始まり口側の正常との境界で直腸は急に扇状に拡がり，逆に拡張した腸管が造影される。この造影法は Swenson によって強調されており[2]，このバリウムが排泄されにくいのが Hirschsprung 病の特徴である。しかしこの方法は病変が短い場合，または逆に全結腸におよぶ場合，また新生児ではわかりにくい。あと一つの有用な診断法はバイオプシーで，これが最も安全で信頼がおける診断法である。すなわち粘膜のバイオプシーを行い，組織染色で本疾患を確かめる。この方法は吸引法または鉗子による採取によって簡単に行うことができる[3]。この場合注意すべきは肛門から 2 cm 以内の下部直腸では正常な例でも神経細胞が欠如していることがあるので，さらに奥から採取しなければならない[4]。

手術法

　　1948 年に Swenson 法[5]（図 1），1960 年に Duhamel 法[6]（図 2），1964 年に

1. 先天性／(1) Hirschsprung 病（先天性巨大結腸症）

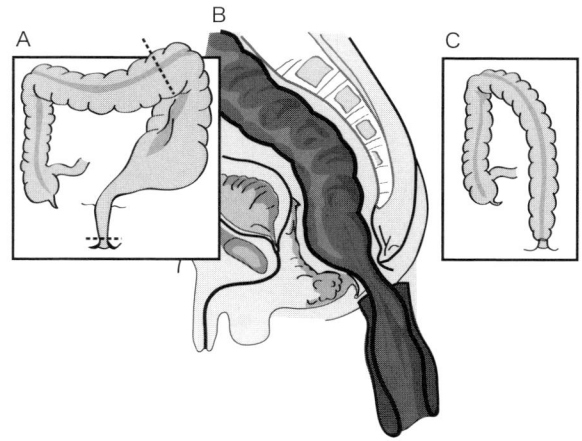

A) 直腸の神経細胞が欠損した部分を剥離して，B) 肛門の外に引き出して切除し，C) 正常な神経細胞のある腸管と肛門を吻合する。

図1　Swenson 法

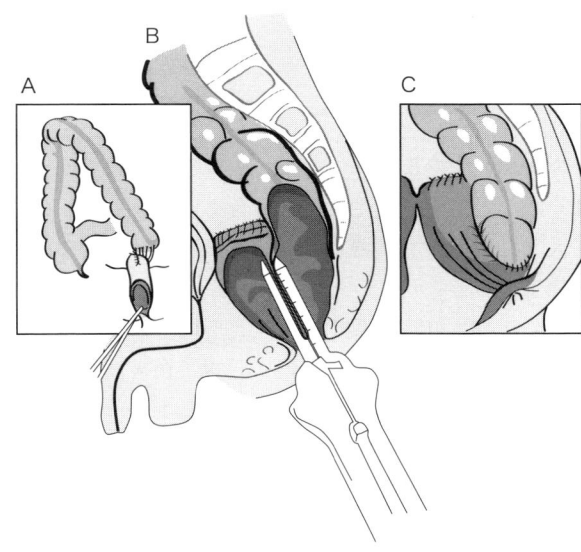

A) 神経細胞のある腸管部分を肛門の直上まで持ってきて，B～C) 肛門後方と吻合し，前方はその上部を閉じた神経細胞のない部分との間の壁に鉗子をかけて一次的あるいは二次的に切り開き，開通する。

図2　Duhamel 法

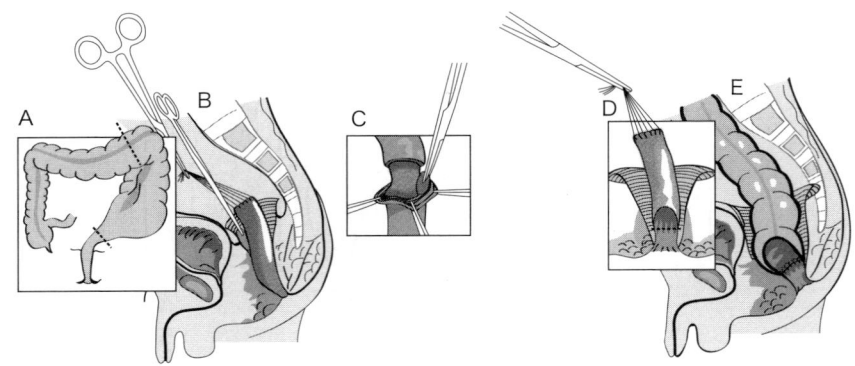

A〜D）神経細胞のない直腸の内面を剥離・切除し，E）口側の神経細胞のある腸管をその中に通し，歯状線の口側と全周にわたって吻合する。

図3　Soave 法

Soave 法[7]（図3）などの代表的な手術法が発表されている。最近では早期に人工肛門造設無しにこれらの手術を行う。この意義は小児期の排便訓練の時機が失われない，すなわち小児が成長する間，正常の小児と同じように排便習慣を会得することができるということにある。最近は腹腔鏡手術によって根治術を行う方法もある[8)9)10]。

手術の合併症

縫合不全が Swenson 法で5.6%[11]，Soave 法で6.1%[12]，Duhamel 法で7%[13]とけっして低くはない確率で発生する。縫合不全によって生命に危険を及ぼす，再手術や人工肛門造設が必要となるなどの重大な影響を個体に与えるので重篤な合併症である。

Duhamel 法については10%程度の頻度で，形成されるパウチの部分に便が詰まる，出血という合併症の報告がある[14]。再手術を要したものは Duhamel 法で29%，Soave 法で26%であり，術後腸炎は19〜20%に起こる[15]。Swenson 法は，再手術率が6%で，このうち縫合不全に起因するものが5.6%である[11]。Soave 法では手術後の便秘が3.7%[16]と重篤な合併症や再手術例は少ないものの，QOL を阻害する障害が生じている。

排便障害は小児の成長に従って，症状は軽減するといわれているが，かなりの症例で症状が続くと述べられている[17)18]。

術後の長期経過

術後評価は通常，非常に良い（excellent），良い（good），普通（fair），不良（poor）の4段階評価で行われている．しかし両親が正確に症状や状況を主治医に伝えることがむずかしいことから，術後機能が正常であると報告されることが少なくない．例えばRescorlaらはDuhamel変法では67％が良好，27％で時折浣腸・下剤使用，8％に便秘またはsoilingがあると報告している[19]．HeijらはDuhamel変法では4歳以上の49人のうち10人が便秘，便漏れなし，22人に便秘またはsoiling，17人に便漏れがあったと述べている[20]．一方，Soave法では83％が良で17％が不満足であると述べている[21]．さらにQuinnは各手術法を比較して，術後に発生する便秘に関してはDuhamel法で54％，Soave法で43％，Swenson法で4％と報告している[22]．

このように新生児期手術の合併症や再手術，再発，症状の残存あるいは出現はかなり高率であって，これはわれわれがテーマとしている成人後の患者の残存症状やQOLに関して暗い影を落としていることがわかった．

いずれの手術が長期成績が良いのかには種々の意見もあるが，Duhamel法では便秘と排便障害が主な術後障害であり，またパウチの合併症も報告されている．Soave変法では小腸炎と排便障害の合併症が報告される一方で[23]，Swenson法では術後の排尿障害と性機能障害はないと報告されている[11]．

小児期から学童期にかけての排便状況についてMooreは4歳以上の患者115人中86人（74.7％）は優れており，22人（19.2％）は軽度の障害があり，7人（6.1％）に便漏れと適応障害があったと述べている[24]．BaillieはDuhamel法の術後，満足な結果が得られているのは42％でこれが14歳以上になると79％に増加すると報告している[25]．Catto-Smithらは60人のHirschsprung病術後小児について9歳前後（±2.6歳）の時点で，強いsoilingが32人（53％），軽度のsoilingが16人（27％）と高率で，年齢が高くなっても便漏れは減少しないと述べている[26]．ただし，術式については述べられていない．

これら排便機能の成績が不良な小児たちの括約不全の程度を調べてみると，肛門内圧とりわけ静止圧と関係し，内圧が低ければ便漏れの率が高く，逆に静止圧が高い場合は便漏れの率が低いと述べられている[27]．したがって術後も長期にわたって静止圧を指標としながら観察することが必要であると述べられており[28]，同様なことはRintalaによっても述べられている[29]．このように測定器さえあれば容易に計ることができる内圧は，小児において括約

長期フォローアップ体制

機能の良い指標になることを示している。

Hirschsprung病術後の小児においては便失禁，soilingなどが残り，排便の習慣づけが困難となる[30]。成人ではこうした障害はかなり減少傾向にあるが，小児期に可及的にこれらの障害を消失させておくことが大切で，思春期から青年期にまで括約不全が持ち込まれると本人の精神的発達や家族との人間関係に悪影響を及ぼし，QOL，自己評価の低下，羞恥心の増大から，社会行動障害や職業選択肢の低下が起こる。

排便障害に伴って生じる症状としては食欲不振，易疲労，摂食障害がある。しかし排便障害があるからといって単に肛門を拡張したのでは便漏れにつながる[26]。このような種々の障害の改善には小児期から青年期にかけての多方面な指導が必要になってくる[30]。

以上に述べてきた機能障害については男女とも障害が無かったという報告もあるが[31]，本人や家族が医療者側の質問に正確に答え，継続する症状を正確に述べないと医療者は間違った判断をすることになる。この点に十分注意しながら，問診をとることが大事であり，これには医師と患児や家族との十分な意思疎通が必要となる[20]。

青年期における排便障害の状態としては，完全良好が60.4%，ときどき汚れるまたはガスが漏れるが31.3%，つねに下着が汚れるが8.3%，便秘が10.4%とかなり高率に障害が青年期まで持ち越される[32]。

したがって，成長して年齢的に小児外科の患者でなくなった人たちが，再び小児科を訪れるわけにはいかず社会で孤立し一人で悩んでいるのではないかと思われる。われわれは日本で初めての試みであるが，既に青年期から成人となっている先天性奇形の人たちの中でも，個人的あるいは社会的な適応が困難な人たちに対して何かリハビリテーションのお手伝いはできないかと考え，インターネットのサイトを立ち上げて医療者側からの指導や相談，また患者相互のコミュニケーションを図った。将来はNPOとし，小児外科医とも連絡を取り合ってお役に立ちたいと考えている。

文献

1) Swenson O, Sherman JO, Fisher JH: Diagnosis of congenital megacolon: an analysis of 501

1. 先天性／（1）Hirschsprung 病（先天性巨大結腸症）

　　　patients. J Pediatr Surg 8: 587-594, 1973.
2) Swenson O, Neuhauser EBD, Pickett LK: New concepts of the etiology, diagnosis and treatment of congenital megacolon (Hirschsprung's disease). Pediatrics 4: 201-209, 1949.
3) Shandling B, Auedist A: Pinch biopsy for diagnosis of Hirschsprung's disease. J Pediatr Surg 7: 546-552, 1972.
4) Ricciardi R, Counihan TC, Banner BF, et al.: What is the normal aganglionic segment of anorectum in adults? Dis Colon Rectum 42: 380-382, 1999.
5) Swenson O, Bill AH: Resection of the rectum and rectosigmoid with preservation of the sphincter for benign spastic lesions producing megacolon. Surgery 24: 212-220, 1948.
6) Duhamel B: A new operation for the treatment of Hirschsprung's disease. Arch Dis Child 35: 38-39, 1960.
7) Soave F: A new operation for the treatment of Hirschsprung's disease. Surgery 56: 1007-1014, 1964.
8) Wulkan ML, Georgeson KE: Primary laparoscopic endorectal pull-through for Hirschsprung's disese in infants and children. Semin Laparosc Surg 5: 9-13, 1998.
9) Curran TJ, Raffensperger JG : Laparoscopic endorectal pull-through: a comparison with the open procedure. J Pediatric Surg 31: 1155-1157, 1996.
10) Arany L, Jennings K, Radcliffe K, et al.: Laparoscopic Swenson pull-through procedure for Hirschsprung's disease. Can Oper Room Nurs J 16: 7-13, 1998.
11) Sherman JO, Snyder ME, Weitzman JJ, et al.: A 4-year multinational retrospective study of 880 Swenson procedures. J Pediatr Surg 24: 833-838, 1989.
12) Soave F: Megacolon: long-term results of surgical treatment. Prog Pediatr Surg 10: 141-149, 1977.
13) Harrison MW, Deltz DM, Campbell JR, et al.: Diagnosis and management of Hirschsprung's disease. Am J Surg 152: 49-56, 1986.
14) Livaditis A: Hirschsprung's disease: long-term results of the original Duhamel operation. J Pediatr Surg 16: 484-486, 1981.
15) Fortuna RS, Weber TR, Tracy TF, et al.: Critical analysis of the operative treatment of Hirschsprung's disease. Arch Surg 131: 520-525, 1996.
16) Tariq GM, Brereton RJ, Wright VM: Complications of endorectal pull-through for Hirschsprung's disesse. J Pediatr Surg 26: 1202-1206, 1991.
17) Postuma R, Corkery MC: Abnormalities of function and fecal water following the modified Soave operation for Hirschsprung's disease. Prog Pediatr Surg 9: 141-154, 1976.
18) Mishalany HG, Woolley MM: Postoperative functional and manometric evaluation of patients with Hirschsprung's disease. J Pediatr Surg 22: 443-446, 1987.
19) Rescorla FJ, Morrison AM, Engles D, et al.: Hirschsprung's disease: evaluation of mortality and long-term function in 260 cases. Arch Surg 127: 934-941, 1992.
20) Heij HA, de Vries X, Bremer I, et al.: Long-term anorectal function after Duhamel operation for Hirschsprung's disease. J Pediatr Surg 30: 430-432: 1995.

21) Soave F: Endorectal pull-through 20 years experience. J Pediatr Surg 20: 568-579, 1985.
22) Quinn FMJ, Fitzgerald RJ, Guiney EJ, et al.: Hirschsprung's disease: a follow-up of three surgical techniques 1979-1988. Hadziselmovic F, Herzog B eds: Pediatric Gastroenterology: Inflammatory Bowel Disease and Morbus Hirschsprung. pp.297-301, Kluwer Academic Publisher, Dordrecht, 1992.
23) Holschneider AM, Borner W, Burman O, et al.: Clinical and electromonmetrical investigations of postoperative continence in Hirschsprung's disease: an international workshop. Z Kinderchir 29: 39-48, 1980.
24) Moore SW, Albertyn R, Cywes S: Clinical outcome and long-term quality of life after surgical correction of Hirschsprung's disease. J Pediatr Surg 31: 1496-1502, 1996.
25) Baillie CT, Kenny SE, Rintala RJ, et al.: Long-term outcome and colonic motility after the Duhamel procedure for Hirschsprung's disease. J Pediatr Surg 34: 325-329, 1999.
26) Catto-Smith AG, Coffey CM, Nolan TM, et al.: Fecal incontinence after the surgical treatment of Hirschsprung disease. J Pediatr 127: 954-957, 1995.
27) Heikkinen M, Rintala R, Luukkonen P: Long-term anal sphincter performance after surgery for Hirschsprung's disease. J Pediatr Surg 32: 1443-1446, 1997.
28) Laboure S, Besson R, Lamblin M, et al.: Incontinence and constipation after low anorectal malformations in a boy. Eur J Pediatr Surg 10: 23-29, 2000.
29) Rintala RJ, Lindahl H: Is normal bowel function possible after repair of intermediate and high anorectal malformations? J Pediatr Surg 30: 491-494, 1995.
30) van Kuyk EM, Brugman-Boezeman ATM, Wissink-Essink M, et al.: Defecation problems in children with Hirschsprung's disease: a prospective controlled study of a multidisciplinary behavioural treatment. Acta Paediatr 90: 1153-1159, 2001.
31) 韮澤融司, 勝俣慶三, 横山穰太郎, 他：Hirschsprung 病術後遠隔成績の推移——術後 10 年以上経過例について. 日小児外会誌 16：478, 1980.
32) Bjornland K, Diseth TH, Emblem R: Long-term functional, manometoric, and endosonographic evaluation of patients operated upon with the Duhamel technique. Pediatr Surg Int 13: 24-28, 1998.
33) Swenson O: Hirschsprung's disease: a review. Pediatrics 109: 914-918, 2002.

(2) 鎖　　肛

　先天性鎖肛の発生率は約 5000 人に 1 人で，原因は低位のものでは肛門膜の退化の不全によるもので，高位鎖肛はおそらく泌尿直腸間壁の発育過程の不良によるものであると推測され，これが直腸泌尿器系瘻孔の形成の原因ともなっている。

病態と分類

鎖肛は会陰から盲嚢までの距離と，その部位によって4型に分けられる（図1）。

第1型　[低位鎖肛]　　肛門を覆う薄い膜
第2型　[中位鎖肛]　　肛門小凹点から1.5cm以内の盲嚢
第3型　[高位鎖肛]　　肛門小凹点から1.5cm以上の盲嚢
第4型　正常肛門を持つ直腸閉鎖型

以上の1～3型はそれぞれ低位，中位，高位鎖肛とも呼ばれている。これを肛門挙筋との関係において分類すると，低位鎖肛では直腸下端は肛門挙筋の下にあり，中位では肛門挙筋の高さ，高位では肛門挙筋の上に盲端がある。Cloaca 継続型は女性にみられる特殊な形で，直腸と性器と泌尿器が一つの外排泄口となっている。

鎖肛の患児ではその他の先天的奇形を高率に伴っており，泌尿器の奇形の合併率は低位鎖肛では5～20%，高位鎖肛では60～90%と高くなっている。そこで，鎖肛の患児においては泌尿器系の精査が不可欠となってくる。最も高率な泌尿器系の合併症は直腸から泌尿器への瘻孔で，高位鎖肛の80%にみられる。その他，尿管重複，尿管位置異常，膀胱尿管逆流，片側腎臓，腎臓の形成不良などがある。仙骨奇形を伴っている場合，特にS2以下が欠損している場合は，尿道奇形を高率に伴っており[1]，患児は強度の腎機能障害に至ることになる。そのほか，脊髄の異常，例えば係留脊髄（tethered cord）や

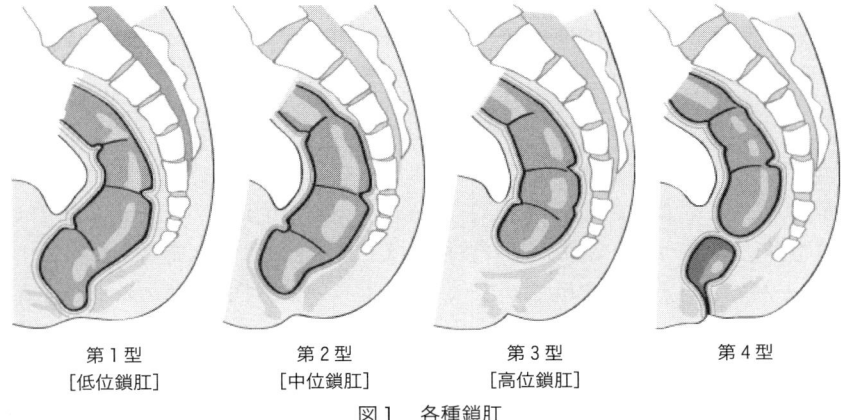

図1　各種鎖肛

脂肪髄膜瘤（lipomeningocele）などを伴うことがある[2]。

先天性瘻孔

　男児では通常，直腸から会陰または尿道への瘻孔が存在し，女児では直腸から膣へ，または直腸と会陰との間の瘻孔が普通である（図2）。すなわち男性では直腸膀胱瘻，直腸尿道瘻，直腸会陰瘻などが形成されており，女性では直腸膣瘻，直腸陰唇小帯瘻，直腸会陰瘻を形成する。一般に瘻孔は女性では容易に発見できるが，男性では発見するのがむずかしい。胎便が尿道から現れる，または顕微鏡的に便の微小片を尿中に検出する。また膀胱に造影剤を注入して，瘻孔の全体像または入口部を写し出して確認する。

診　察

　鎖肛の診断には注意深い観察が必要で，新生児ではまず殿部を広げて肛門を調べる。もし胎便がなければ，体温計，指，または軟らかいゴムのカテーテルを挿入して肛門の開口の有無を確かめる。時には直腸会陰瘻孔が鎖肛と間違われることもあるが，これは一般的には肛門より小さく，指を入れることができず，皮膚を刺激しても括約筋による収縮がみられない。

検　査

　検査の第一歩は単純レントゲン検査で，重要な検査である。新生児を少なくとも3分間逆さまにした後，ひざを曲げさせて腸管の末端部にガスをよく送り出して撮影する[3]。肛門にはマーカーを付けておく。この場合，胎便が詰まっていると距離を誤ることがあるが，患児が泣くことによって直腸が動くので，これを判別することができる。さらにガスがいったん直腸の最下端に達すると陰影は直径を増し，それ以上に肛門の方向に下がらなくなる。このようにして盲端の距離をより正確に求めることができる。超音波検査も有効な方法で，これで距離を判定し，1cm以下では低位鎖肛，1.5cm以上では高位鎖肛と判断する[4]。また超音波検査はこれに合併する尿道奇形を発見することができる点でも有用である[5]。MRIも有効で[6][7]，脊椎の奇形が合併していれば，これを見つけることができる。CTでは骨盤内外の筋肉の構成をみることができる。

1. 先天性／(2) 鎖肛

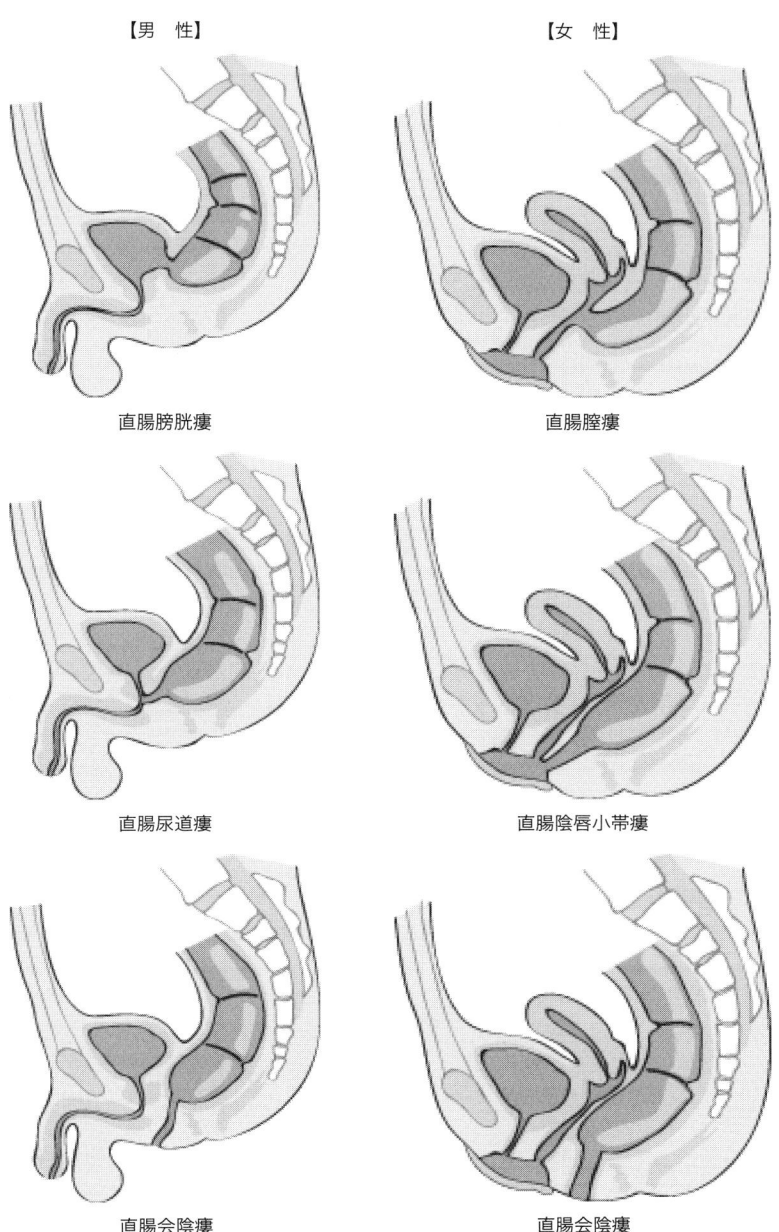

図2　先天性瘻孔の男女別タイプ

治療

　治療法は盲端の位置によって大きく変わってくる。低位のものは新生児期に肛門形成術または瘻孔移動術によって治すことができる。しかしこれ以上のもの，または盲端が不明確なものでは一時的人工肛門を造設する方が安全で，専門医によってもほとんど常に採用されている手段である。人工肛門造設の位置はS状結腸か横行結腸で，手術ができるように患児が6～10kgに成長した後で根治術が行われる。術式としてはこれまでDuhamel法やDonnellan and Swenson法などが多く用いられてきたが，最近では後方矢状肛門直腸形成術（Posterior sagittal anorectoplasty）[8)9)]が多く用いられている。この方法では後方矢状線で軟部組織が切開され（図3-A～C），肛門挙筋が切り開かれて瘻孔が確認される（図3-D）。直腸の盲端は切開・切除し，直腸尿道瘻は閉鎖される（図3-E）。拡張している直腸は括約筋の筒の中に入れるために縫縮される。最後に括約筋群は腸管の周りを取り囲むようにして閉じられる（図3-F～H）[10)11)]。術後，数週間経ってから肛門ブジーによる拡張が始められ，6～7ヵ月間続けられる。これによって軟らかい肛門となり，人工肛門は通常数ヵ月後に閉じられる。

　手術の成績を左右する要因としては，盲嚢の位置が低位か高位か，または強度の仙骨奇形を伴っているかによる[12)]。先述したように，S2以下の仙骨欠損があると予後が悪く，高位病変では30％以上の症例で結果は不良である。しかし長い成長の経過で括約不全は軽快していき，その結果，成績不良の症例は5～23％に減少すると報告されている[13)14)15)16)]。

　この群では排便のトレーニングや下剤，浣腸，食事指導を行うことによって改善させることになるが，最も治療がむずかしい症例群である。

術後の機能障害と機能回復

　鎖肛術後のcontinence保持には十分な直腸肛門内圧差が得られることが重要である。この内圧の存在は，レントゲン的には恥骨直腸筋によって直腸肛門が前方へ牽引されているか，また括約筋によって肛門が十分締め付けられているかどうかで判断する。このことからも，こういった機能を回復させるためには術前の正確な病態診断と手術の選択，とりわけ手術時に恥骨直腸筋を損傷せずにそのスリング内に腸管を正しく引き降ろすことが重要である。直腸肛門反射の検査も術後の成績，特にcontinenceを判断するのに有用な検

1. 先天性／(2) 鎖肛

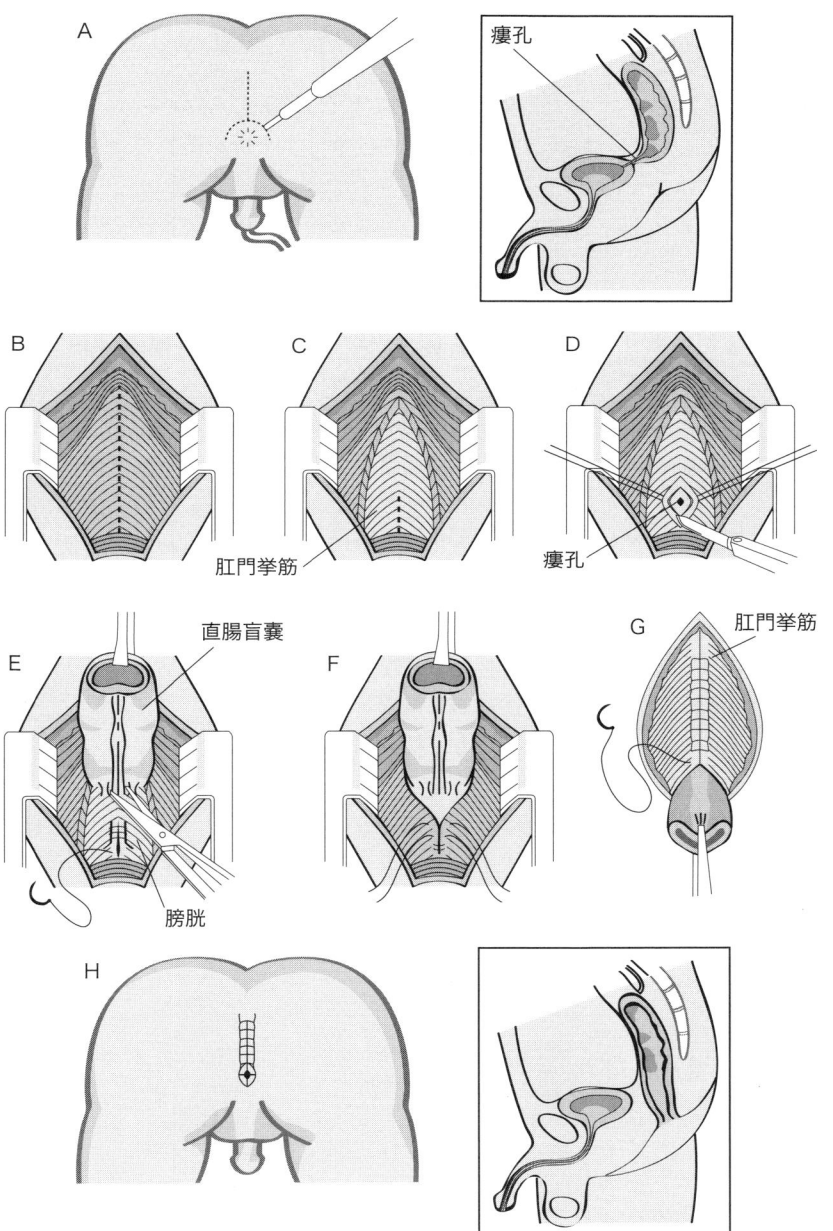

図3 後方矢状肛門直腸形成術

査法である。肛門感覚もまた高位病変では高率に障害されており，肛門管の粘膜感覚能がガスと便の識別および便の保持に重要であることから，この検索も大切である。また，仙骨神経障害を伴うことが多いことから，urodynamicの評価を行うことが泌尿器の治療，また排尿機能のコントロールを行う上で重要である。

　患児は手術後も，括約不全，尿失禁，成長後の性機能障害，その他種々の問題を抱えている。これら鎖肛に伴う機能障害は手術術式の改善によって以前よりも軽減されてきたとはいえ，最近の術式でもまだまだ残されている。この実態を長期フォローの文献からみてみると，Penaが1992人の患者をフォローした報告[17]では，全体の75%の患者で便のコントロールができていた。しかし，この半分の症例ではまだsoilingが時々みられ，括約機能が十分で漏れがないという症例は37.5%に過ぎなかった。残存する症状のうちでは便秘が最も多かった。25%の患者が便失禁を訴えたが，これらは便コントロールの訓練プログラムを行うと症状は大幅に改善された。それでも便失禁が残る症例には，盲腸瘻の造設を加え腸洗浄を行うとさらにQOLが高まったと述べられている。

　Iwaiは8例にバイオフィードバック療法を行ったが[18]，前もって十分な肛門の静止圧がある場合や外括約筋筋電図が良好な場合は，バイオフィードバック療法の成績が良かった。一方，括約筋形成がかなり悪い場合や，良い手術が行われていない場合にはバイオフィードバック療法の結果は悪かった。

　括約筋形成が非常に悪い場合には括約筋形成術を行う[19][20]が，これについては括約筋形成の項を参考にしてもらいたい(第4編2.手術療法──189頁)。直腸肛門機能が悪く，バイオフィードバック療法でも改善がみられない場合には再手術を行う。術式としては，先述したような後方矢状肛門直腸形成術によって非常に良好な成績が得られる[21]。

鎖肛術後患者のQOL

　普通の児童であればトイレの習慣が十分ついているはずの頃になっても，さらには成人後にもsoiling，ガスの漏れ，便の漏れなどが続くことは，その患児(患者)に与える心理的な影響が非常に大きい。中には精神異常をきたすこともある。これに対しては身体・心理状態を改善するための特別なフォローアップが必要である[22]。またThomasによれば，泌尿器系の障害も90例中

22例（24%）で認められる[23]。このような症例に対しては，フォローアップの過程において，urodynamic test や仙骨神経の伝導時間の測定など神経や泌尿生殖器系の障害などを調べ，必要であれば早急に治療を加えなければならない。さらに必要なら間欠的導尿を行うことで，これ以上泌尿器の機能が悪化することを防がなければならない。

　小児期にあっても排便のコントロールが十分できないと，その児童のQOLは低下する。これに対しては術後の排便に対するトレーニング，とりわけバイオフィードバック療法が重要である。さらにQOLの維持のために，身体的のみならず心理的なフォローアップとケアが長期的に必要となってくる[24]。Hassinkは成人後の排便状態を58例の患者で調べ[25]，7例（12%）が永久的人工肛門で，残り51例（88%）は自然肛門からの排便で，このうち61%で便のコントロールができていた。残りのうち35%ではコントロールできずに下剤の使用，浣腸，腸洗浄を行って排便をコントロールしており，また4%ではまったくコントロールができていなかった。これに対しては，種々の医学的な療法のほかに食事療法を加えて行っている症例が65%であった[26]。このような総合的な保存療法によって41%が良，49%がやや良・普通，10%が不良という結果になっている[26]。この報告は，先天性疾患の小児も成人になった後は，直腸肛門の機能は比較的いいと一般にいわれているが，現実は，100人が100人とも正常な排便機能を有しているのではないことを示している。ただし，全般的な生活指導やコントロールによってかなり良好な成績が得られることも示しており，85%がコントロールに関して満足だと答えている[26]。

文　献

1) Parrott TS: Urologic implications of anorectal malformations. Urol Clin North Am 12: 13-21, 1985.
2) Tunnell WP, Austin JC, Barnes PD, et al.: Neuroradiologic evaluation of sacral abnormalities in imperforate anus complex. J Pediatr Surg 22: 58-61, 1987.
3) Wangensten OH, Rice CO: Imperforate anus. Ann Surg 92: 77-85, 1930.
4) Donaldson JS, Black CT, Reynolds M, et al.: Ultrasound of the distal pouch in infants with imperforate anus. J Pediatr Surg 24: 465-468, 1989.
5) Levitt MA, Patel M, Rodriquez G, et al.: The tethered cord in patients with endorectal malformations. J Pediatr Surg 32: 462-468, 1997.
6) Mezzacappa PM, Price AP, Haller JO, et al.: MR and CT demonstration of levator sling in

congenital colorectal anomalies. J Comput Assist Tomgr 11: 273-275, 1987.
7) Pringle KC, Sato Y, Soper RT: Magnetic resonance imaging as an adjunct to planning an anorectal pullthrough. J Pediatr Surg 22: 571-574, 1987.
8) DeVries P, Pena A: Posterior sagittal anorectoplasty. J Pediatr Surg 17: 638-643, 1982.
9) Pena A: Results in the management of 322 cases of anorectal malformations. Pediatr Surg Int 3: 94-104, 1988.
10) Horwitz JR, Marvin RG, Lally KP: Hirschsprung's disease and colorectal anomalies. Beck DE ed.: Handbook of Colorectal Surrgery. pp.175-197, Quality Medical Publishing, St. Louis, 1997.
11) Cox CS Jr, Lally KP: Congenital and pediatric anorectal conditions. Beck DE, Wexner SD ed.: Fundamentals of Anorectal Surgery. 2nd ed., pp.54-69, W.B. Saunders Company Ltd, London, 1998.
12) Ditesheim JA, Templeton JM Jr: Short-term v. long-term quality of life in children following repair of high imperforate anus. J Pediatr Surg 22: 581-587, 1987.
13) Ong NT, Beasley SW: Long-term continence in patients with high and intermediate anorectal anomalies treated by sacroperineal (Stephens) rectoplasty. J Pediatr Surg 26: 44-48, 1991.
14) Kiesewetter WB, Chang JT: Imperforate anus: a five to thirty year follow-up perspective. Prog Pediatr Surg 10: 111-120, 1977.
15) Swenson O, Donnellan WL: Preservation of the puborectalis sling in imperforate anus repair. Surg Clin North Am 47: 173-193, 1967.
16) Vade A, Reyes H, Wilbur A, et al.: The anorectal sphincter after rectal pull-through surgery for anorectal anomalies: MRI evaluation. Pediatr Radiol 19: 179-183, 1989.
17) Pena A, Hong A: Advances in the management of anorectal malformations. Am J Surg 180: 370-376, 2000.
18) Iwai N, Nagashima M, Shimotake T, et al.: Biofeedback therapy for fecal incontinence after surgery for anorectal malformations: preliminary results. J Pediatr Surg 28: 863-866, 1993.
19) Koch SM, Uludag O, Rongen MJ: Dynamic graciloplasty in patients born with an anorectal malformation. Dis Colon Rectum 47: 1711-1719, 2004.
20) Baeten CG, Konsten J, Heineman E, et al.: Dynamic graciloplasty for anal atresia. J Pediatr Surg 29: 922-925, 1994.
21) Tsugawa C, Hisano K, Nishijima E, et al.: Posterior sagittal anorectoplasty for failed imperforate anus surgery: lessons learned from secondary repairs. J Pediatr Surg 35: 1626-1629, 2000.
22) Diseth TH, Emblem R: Somatic function, mental health, and psychosocial adjustment of adolescents with anorectal anomalies. J Pediatr Surg 31: 638-643, 1996.
23) Boemers TM, de Jong TP, van Gool JD, et al.: Urologic problems in anorectal malformations. Part 2:functional urologic sequelae. J Pediatr Surg 31: 634-637, 1996.
24) Bai Y, Yuan Z, Wang W, et al.: Quality of life for children with fecal incontinence after

surgically corrected anorectal malformation. J Pediatr Surg 35: 462-464, 2000.
25) Hassink EA, Rieu PN, Severijnen RS: Adults born with high anorectal atresia: how do they manage? Dis Colon Rectum 39: 695-699, 1996.
26) Hassink EA, Rieu PN, Severijnen RS, et al.: Are adults content or continent after repair for high anal atresia?: a long-term follow-up study in patients 18 years of age and older. Ann Surg 218: 196-200, 1993.

(3) 二分脊椎（先天性脊椎奇形）

病　態
　二分脊椎は椎弓癒合不全によって生じる先天性奇形であって[1]，開放性脊髄髄膜瘤を伴うものが典型で，通常「二分脊椎」という場合にはこの型をいう。しばしば神経障害を生じ，成長につれて，脊椎側彎・前彎・前屈制限・腰痛などの障害も伴うようになるとともに，われわれの関係する排尿・排便障害をきたす[2]。
　発生頻度はわが国では出生1,000に対し0.3前後で，欧米に比べると少ない[2]。水頭症は開放性脊髄髄膜瘤の85％に合併し，脳室腹腔吻合術（V-Pシャント）が行われる[2]。

泌尿器障害
　膀胱機能が失われ尿意欠如・排尿困難・尿失禁を伴う。その結果，残尿によって膀胱炎を繰り返し，膀胱尿管逆流・腎炎から腎不全となる。したがって残尿を如何に減少させるかが本疾患の生命予後と直結している。この管理法には自己導尿が導入され良好な結果を得ている[1]。

排便障害
　本疾患は排便障害をも伴い排便の管理が大切になってくる。
　これに関しては，排便の指導，バイオフィードバック療法が大事であるが，中等度の場合は間欠的腸洗浄など，また盲腸ポートによる腸洗浄，重症の場合はストーマ造設が必要となる[3]。

第2編　大腸肛門機能障害の病態と病因別疾患

文　献

1) 宮本茂樹，相原正男，宇田川淳子ほか：二分脊椎による神経因性膀胱児の間歇自己導尿法による管理の経験——脊髄MRIによるtethered cordの証明．小児臨 41:531-534, 1988.
2) 陣内一保：二分脊椎児のリハビリテーション——最近の動向．総合リハ 18：25-29, 1990.
3) 後藤幸美，水谷裕美，奥谷洋美ほか：脊髄損傷症例の排便処理状況に関する検討——全国アンケート調査結果からみた自立を目的としたストーマ造設術の有効性．日本ストーマリハ会誌 8：1-10, 1992.

2. 全身疾患性

(1) Parkinson 病

　Parkinson 病は 1817 年 James Parkinson によって記された疾患で，主に中年以降に発症し，中脳黒質緻密層ドーパミン作動性の神経細胞の変性とそれによる線条体でのドーパミン含有低下によって生じる神経疾患の一つである。わが国における有病率は人口 10 万人に対して約 50 人といわれており，総人口より患者総数は 10 万人に近いと計算されているが，実際はもう少し多いものと思われる[1]。

　その発病年齢は 55 歳をピークに前後に広がる。初発症状は振戦が 60〜70％ と多いが，その他に歩行障害，動作緩徐で発症することもある。本症が完成した段階での症状は，振戦，筋固縮，寡動，歩行障害の四大徴候が 80〜90％ にみられる。振戦は安静時に自然に手がふるえる安静時振戦（resting tremor）で，これがあれば Parkinson 病と診断してもほぼ間違いないという特徴的な症候である。前傾姿勢も本症に特徴的である。四大徴候以外に特徴的なのは発病前からの便秘，単調な話し方と吃音，抑うつなどが早期に見られる[2]。さらに病勢が進展すると認知症と自律神経症状が出現する。

　本疾患の排便障害に関する文献は少ないが，国立静岡病院の看護師の発表[3] によると，神経内科系病棟における排便調査では，Parkinson 病による便秘の患者が最も多く 90％ を占める。排便障害の誘因となる種々の器質的異常の背景を持つ患者の排便障害の管理は非常に難しいが，問診表および排便に対するチェック表，フローチャートを作成して観察し記録するとよいということである。また在宅ケアについても長期にわたるため，家族を含めての適切な排便の指導を行う。

　今後は本疾患の増加とともに本症に伴う排便障害とその対策が大きく問題にされることと思われる。

治療法

　治療に関してはレボドパを初めとして有効な薬剤が多いため，早期の診断

が重要である。しかし現在の薬物では脳病変の進行を阻止できないために，8〜9年の経過で認知症や自律神経症状，薬効不安定や薬の副作用に対する対策が重要となる[2]。

薬物治療

薬剤としては次のような分類がある。以下に述べる薬剤の副作用によるParkinson様症状かどうかの鑑別診断ののち薬物治療を始める[4][5]。

①レボドパ（単剤・ドパ脱炭酸酵素阻害薬との配合剤）：ドパスト®，メネシット®など

②ドーパミン受容体作用薬：カバサール®，パーロデル®など

③抗コリン薬：アーテン®，パーキン®など

④塩酸アマンタジン製剤：シンメトレル®

薬剤によるParkinsonism（パーキンソン症候群）の出現が最近の向精神薬多用の時代には大変問題になってくる。

Parkinsonismをきたす主な薬剤[6]

【メジャートランキライザー】

　①フェノチアジン系：クロールプロマジン（コントミン®）など

　②ブチロフェノン系：ハロペリドール（セレネース®）など

　③ベンザミド系：スルピリド（ドグマチール®）など

【消化器疾患治療剤】

　①ベンザミド系薬剤：（ナウゼリン®）

　②H_2ブロッカー：（ガスター®　タケプロン®）など

【Ca拮抗剤】

　①降圧剤：ヘルベッサー®　カルスロット®など

文 献

1) 若山吉弘，高橋裕秀：パーキンソン病の治療．日医新報 3704：24-30，1995．
2) 柳澤信夫：パーキンソン病の診断と病態．日医師会誌 115：PK-1-3，1996．
3) 千石麗子，芹田里美，監物恵ほか：パーキンソン病患者の排便障害に関する看護．医療 42：17，1987．
4) 葛原茂樹：パーキンソン病／症候群治療薬．高久史麿，矢崎義雄：治療薬マニュアル 2005．pp.251-253，医学書院，東京，2005．
5) 水野美邦：パーキンソン病の内科的治療．山口徹，北原光夫：今日の治療指針薬2003．

pp.610-613，医学書院，東京，2005．
6) 藤本健一：精神内科——薬によるパーキンソニズム．地域医学 8：436-441, 1994.

(2) 糖尿病

　糖尿病（Diabetes mellitus）が末梢神経を侵すことはよく知られており，この中には当然直腸肛門を支配する神経も含まれている．しかしわが国ではこれに関する文献はほとんど見当たらず，主に外国文献によって紹介する．

　糖尿病の患者が消化器症状を現す例は多く，Feldman は糖尿病患者の 76% で消化器症状が現れ，そのうち便秘が 60% で最も多いと述べ，括約不全は糖尿病患者の 20% にみられる [1]．Pintor によると体神経の障害が括約不全に多く関与するが，自律神経障害も伴っており [2]，これが特に内括約筋障害に関与すると証明したのは Schiller であり [3]，Russo によると急性過血糖により外括約筋と直腸のコンプライアンスの障害が起こり括約不全が招来され [4]，さらに Deen によって直腸の感覚の障害があることも証明され，これは直腸内在神経の障害によるものであるとされている [5]．まだ症状が現れない初期の段階にも副交感神経の障害が認められ [6]，また肛門管の知覚神経の閾値障害が初期症状として現れる [7]．内外括約筋の障害のみでなくさらに肛門挙筋の障害もあり，病期が長いほどこの障害が進行し [8]，初発症状は便秘が主であると述べられている [9]．

　現在わが国では糖尿病が爆発的に増加しており，このような状況では下部消化管とりわけ直腸─肛門機能障害患者の増加が高齢に伴う機能障害と相まって増加する恐れがある．糖尿病性神経障害は他の糖尿病の合併症に比して合併頻度が高く最も早期に発症し，多彩な臨床症状を呈して糖尿病患者の QOL を著しく低下させる．しかし厳格な血糖コントロールのみでは神経障害の発症・進展を完全に阻止することは不可能である [10]．この対策としては，現在国ぐるみで取り組まれているメタボリックシンドロームの抑制効果が得られるかどうかが大きく関与していくと考え，その効果に期待する他ないようである．

第2編　大腸肛門機能障害の病態と病因別疾患

文　献

1) Feldman M, Schiller LR : Disorders of gastrointestional motility associatied with diabetes mellitus. Ann Intern Med 98 : 378-384, 1983.
2) Pintor MP, Zara GP, Falletto E, et al.: Pudendal neuropathy in diabetic patients with incontinence. Int J Colorectal Dis 9 : 105-109, 1994.
3) Schiller LR, Santa CA, Schmulen AC, et al.: Pathogenesis of fecal incontinence in diabetes mellitus. N Engl J Med 307 : 1666-1671, 1982.
4) Russo A, Botten R, Kong MF, et al.: Effect of acute hyperglycaemia on anorectal motor and sensory function in diabetes mellitus. Diabet Med 21 : 176-182, 2004.
5) Deen KI, Premaratna R, Fonseka MM, et al.: The recto-anal inhibitory reflex: Abnormal response in diabetics suggests an intrinsic neuroenteropathy. J Gastroenterol Hepatol 13 : 1107-1110, 1998.
6) Cozzolino D, Salvatore T, Giugliano D, et al.: Sensorimotor evaluation of ano-rectal complex in diabetes mellitus. Diabetes Metab 17 : 520-524, 1991.
7) Epanomeritakis E, Koutsoumbi P, Tsiaoussis I, et al.: Impairment of anorectal function in diabetes mellitus parallels duration of disease. Dis Colon Rectum 42 : 1394-1400, 1999.
8) Erckenbrecht JF, Winter HJ, Cicmir I, et al.: Faecal incontinence in diabetes mellitus: Is it correlated to diabetic autonomic or peripheral neuropathy? Z Gastroenterol 26 : 731-736, 1988.
9) Zeuzem S, Caspary WF : Diagnostik der autonomen diabetischen neuropathie des gastrointestinaltrakts. Dtsch Med Wochenschr 117 : 1285-1289, 1992.
10) 中村次郎：糖尿病性神経障害の治療戦略．日医新報 4205：37-42, 2004．

3. 腸管病変性

（1） 腫瘍性病変

腸管病変から来る排便障害

　結腸・直腸・肛門に生じた腫瘍は増大するにつれて狭窄を引き起こし，次第に排便障害が生じる。腫瘍には良性のものと悪性のものがあるが，まずは病歴と身体検査，内視鏡検査，腹部単純 X 線検査，腹部エコー検査，CT 検査により病変を発見する。また狭窄は腫瘍によるだけではなく，炎症性腸疾患（潰瘍性大腸炎・クローン病）・子宮内膜症・憩室症などによっても起こり，病状の進行は概して緩徐である。逆に急激に生じるものとして腸捻転がある。この多くは S 状結腸，次いで横行結腸，また盲腸にも起こり，自然に解消する症例もある。この他の腸管癒着症，また腸管以外の病変が原因になることもある[1]。腫瘍の種類等については今回は省略する。

非開腹手術に伴う機能障害

　直腸の腫瘍の切除は悪性にしろ良性にしろ可能な限り開腹せず経肛門的に行うことが多いが，文献的にみてみるとその術後の機能障害については術式によって違いが生じる。

　アプローチとしては経肛門的，経括約筋的，経仙骨的の 3 通りがあり，経肛門的アプローチ以外は後方アプローチとして一括される。

　経肛門的切除について進藤はその特徴について述べているが，機能障害については言及していない[2]。この点については，機能障害をきたすような大きな腫瘍は本術式の適用外であるので機能障害をきたすことはないと考えられている[3]。

　経括約筋的方法については柏木が述べているが，括約筋の機能障害はきたさないと述べ[4]，岩垂も特に言及していない[5]。

　高橋らは傍仙骨式直腸切除の手術式を紹介し，括約筋を切開しない代わりに，上方に向かって大殿筋を 5〜6 cm 切開することがこの方法の特徴で，これにより比較的良好な視野が得られると述べている。この術後の機能障害に

ついては，括約筋に手を加えないために夜間の soiling などの排便障害がないが縫合不全例はあると述べている[6]。後方矢状肛門直腸形成術（PSAP）は小児の鎖肛に対する術式として Pena が発表し[7]，一つの革命的な手術であるといわれている。さらにこれを成人に応用すると，肛門機能の温存に有効であると述べられている[8]。

開腹手術の術後障害

直腸がん術後の結腸と直腸の動きや輸送能について，吉川らは大腸のシンチグラフ検査により調べた。それによると術後早期には横行結腸より肛門側の輸送時間の短縮と直腸領域の排便率の低下が頻便の原因となるが，術後の経過とともにこの状態は改善されると述べた[9]。

種々の機能検査から判明されたこの障害の病態は，肛門管静止圧の低下，直腸コンプライアンスの低下，知覚障害，吻合部口側腸管の異常律動運動，吻合部口側腸管の輸送能の低下などが主な要因として述べられている。ただしこういった機能障害は術後6ヵ月すれば次第に解消してくる。その実態は直腸容量の回復，コンプライアンス，内肛門括約筋機能圧の確立であると Lee は述べている[10]。

直腸手術後の排便障害，特に便の保持能力を改善させるためのJパウチが工夫されている。この術式の利点をマーカーの通過検査で調べると，最大耐容量やコンプライアンスの増大，口側腸管の spasm の緩衝の結果として，吻合部でマーカーの通過がスムーズになると述べられている[11]。山本らはJパウチは長ければ貯留能は増大するが，逆に排便障害をきたす症例が増加するので，5 cm の長さが適当であるとした。また端―端吻合であっても結腸径の大きな群が良好な結果を得ている[12]。

さらに下部の腫瘍で通常は Miles となる症例に対して，これを切除し，腸管を吻合する術式として，山田らはこの腫瘍を内肛門括約筋をともに切除するが，外肛門括約筋を含めてその他の肛門の部分を温存する内肛門括約筋切除術 (Intersphincteric Resection：ISR) を行い，その結果について発表している[13]。それによると total ISR においても，内括約筋がすべて切除されるにもかかわらず，肛門管最大静止圧（MRP）が維持されている。ただし術後3ヵ月 MRP は著明に低下するが，徐々に上昇し，術後12ヵ月にはある程度の圧を維持する。肛門管最大随意圧（MSP）も術後3ヵ月では退化がみられたが，術後12

ヵ月ではほぼ術前に近い値に戻った．ただし従来の肛門温存術式に比べてISRは術後の排便障害によるQOLの有意な低下があることが報告されている．今後この術式が標準術式として認められるためには，直腸切断に比べて術後QOLが良好であることが証明されることが必要である[13]．

大腸全摘後の小腸—肛門吻合においては同じくJパウチを造ることが常識となっている．

McIntyreは炎症性腸疾患で手術後10年間経過した69例中脱落した8例を除いた61例中50症例で日中便漏れがなく，10例に軽い括約不全があり，1例は非常に悪い結果であったと報告している．結論としてJパウチ吻合により長期間経過後排便状態が悪化することはないと紹介している[14]．

文 献

1) Peter JD, Susan G : Etiology of acquired colorectal disease : constipation. Wexner SD, Duthie GS ed. Constipation, 2nd ed., pp.15-23, Springer, London, 2006.
2) 進藤勝久：直腸癌に対する経肛門的切除術．手術 50：1375-1380，1996．
3) 寺本龍生，渡邊昌彦，山本聖一郎ほか：経肛門的局所切除術．手術 50：1361-1366，1996．
4) 柏木宏，小西文雄：経括約筋的局所手術の要点．手術 50：1381-1386，1996．
5) 岩垂純一：直腸腫瘍に対する経括約筋的切除．手術 50：1387-1395，1996．
6) 高橋慶一，森武生，安野正道：傍仙骨式局所切除術．手術 50：1397-1402，1996．
7) Pena A, Devries PA: Posterior sagittal anorectoplasty: Important technical considerations and new applications. J Pediatr Surg 17: 796-811, 1982.
8) Hamdy H, Abdul Wahab AM, Fakhroo A, et al.: Posterior sagittal anorectoplasty in adults. Br J Surg 81 : 601-602, 1994.
9) 吉川周作，藤井久男，中野博重：大腸シンチグラム検査（Colonoscintigraphy）を用いた直腸癌術後便通異常の検討．日本大腸肛門病会誌 50：572-583，1997．
10) Lee SJ, Park YS : Serial evaluation of anorectal function following low anterior resection of the rectum. Int J Colrectal Dis 13 : 241-246, 1998.
11) 鈴木純，森田隆幸，吉崎孝明ほか：直腸癌手術後の排便機能障害の病態と治療．消化器科 31：374-381，2000．
12) 山本哲久，望月英隆：超低位前方切除術並びに肛門手術後の排便障害．臨消内科 15：1143-1148，2000．
13) 山田一隆，緒方俊二，佐伯泰慎ほか：肛門括約筋切除術．外科治療 95：149-152，2006．
14) McIntyre PB, Pemberton JH, Wolff BG : Comparing function results one year and ten year after ileal pouch-anal anastomosis for chronic ulcerative colitis. Dis Colon Rectum 37 : 303-307, 1994.

第2編　大腸肛門機能障害の病態と病因別疾患

（2）大腸憩室症

疫　学

　大腸憩室症は欧米では20世紀初頭に男女とも，とりわけ女性で急増した。歴史的にみるとPainterはその原因は低残渣食からくる腸管の過緊張によるものであるとして，食事の偏在に対する警告を発した。アフリカではその発生率が低く，高繊維食に憩室に対する阻止作用があると述べている[1]。

　わが国では，井上を班長とする厚生省特定疾患・特発性腸管障害調査研究班憩室症分科会が本疾患を担当して，1975年から1990年までの間に大規模調査が行われた[2]。これによると日本ではその16年間で発生率は当初の6.5%から17.1%と2.6倍の増加率となり，この増加傾向はさらに続いている。男女比は欧米では20世紀の前半で1.6〜3.1であり，20世紀後半ではかえって女性の方が高頻度となったという報告もある[3]。井上班の調査対象となった施設では男女比は2.1から1.6に低下した。

病　態

　大腸憩室症は結腸の壁の一部が内側から外側に向かって突出し袋状になったもので，真性憩室と仮性憩室に分かれる。真性憩室は腸管の全層が憩室を形成するもので，先天性であり発生例数が少ない。通常，右結腸に単発的に発生し従来，日本人を含む東洋人に多い。

　仮性憩室の特徴は後天性であり，症例数が多い。筋層は欠如する。本来欧米人に多いが，日本人も増加傾向にある。発生部位はS状結腸が最も多く，次は回盲部が多い。腸管の全周からみての発生部位は腸間膜の反対側の大腸紐と紐との間で血管が腸壁を貫くところに発生する。

　発生過程の生理学的な特徴としては，腸管の痙攣による収縮が強まり内圧が高まることによって上記の腸壁の最も弱い部分が膨らみだす。腸管の内腔が狭くなっているS状結腸が好発部位になっているのはこの理由によるのであろう。さらにS状結腸に多発しやすい理由としてはこの部分で便が次第に固形便になってこれを移動させるためより高い圧が生じることによるのであろう。

　また，わが国における大腸憩室症の特徴を述べると，盲腸から上行結腸の

ものが 69.3％，両側型と左側方のものは 16.8％および 13.9％であった。ただし，右側のものは若年者が多く加齢とともに左側および両側型の頻度が高くなる。

またわが国でみられる憩室症では発生個数も比較的少なく，すなわち単発型が 34％で 2～9 個の散発型が 53％である一方，10 個以上の群発型は 13％であった。しかし，わが国でも加齢とともに右側型では変化がないのに対して，左側方では群発型が多くなる[2]。

同様に杉原も 1980 年代に診た 615 人の憩室患者のうち 429 人（69.8％）が盲腸から上行結腸型，98 人（15.9％）が S 状結腸から下行結腸型，88 人（14.3％）が両側型であると述べ，また同じく若年者は右側に多く左側は高齢者に多く，そして男女にも個数の差はないと発表した[4]。

高野はさらに 82 症例を 1982～2000 年の間に，同一個体につき約 10 年の間隔をおいて憩室の腸管の部位における個数の変化を精査した。その結果，初回の検査においては男女とも右側型であった憩室がその数を増し，また，両側性に発展するという evidence を出している[5]。

憩室症の発生要因を解明する一つの手がかりは，Marcus による憩室前期（pre-diverticular state）の概念の提起である[6]。すなわち大腸憩室が発生する前の腸管においてその造影像を観察すると，辺縁の spasm が始まりこの収縮像が固定化され，そこから憩室が発生する。彼はこの X 線像を concertina 様像と呼んだ。これはわが国においても IBS 様の症状を呈する患者によって時に散見するところであり，この理論は誤りではないと思われる。ただし日本における右側型の憩室の発生は先天的な要因が強いと考えられている。

大腸憩室が有症状であるか無症状であるかについてであるが，憩室症が憩室炎に移行した場合は症状が出るのは当然で，この要因ははっきりと区別すべきである。井上の調査によると合併症のない憩室症の 638 例では腹痛が 40％で最も多く，次いで腹痛以外の腹部症状，腹痛を伴わない便通異常であり，残りの約 20％は無症状であった[7]。杉原は 60％以上の症例で無症状であるとしているが，これは本症の発見契機によって異なり，人間ドックで発見されたものは無症状の場合が圧倒的に多い。また便通は 55％が正常で，便通異常では下痢が多く，病型による差はないと述べている[4]。ただし，佐々木は本邦に多い右側型で下痢の頻度が高いと述べている。腸管内圧については，憩室の存在する部位で腸管内圧の上昇があり本症の成因の一つにあげられて

いる。特に本邦に多い右側型大腸憩室症で，下痢を訴える症例では上行結腸の内圧が高い値を示す[8]。

次に問題となるのはこういった症状が大腸憩室症に伴う腹部症状なのか，大腸憩室とは無関係に生じた症状なのかである。大腸の過敏状態から憩室症が生じ，症状もIBS様症状を呈することも考えられるがこの断定も難しい。Rome III 診断基準でもIBSの症状は大腸憩室とは無関係であるとしている。以上のことから井上らも合併症のない憩室症例にみられる症状の大部分は憩室症の存在とは無関係なものとしており[2]，欧米でも Tompson は同様な結論を得ている[9]。

診 断

腹部触診において強く収縮した腸管，多くは左下腹部に強く収縮したS状結腸を圧痛ある硬結として触れる。

検査は，注腸X線検査，全大腸内視鏡検査，胃透視後の腹部単純X線検査，腹部CTなどで大腸癌や他大腸疾患の検診・検査中に偶然発見されることが多い。

治 療

大腸憩室の原因となっている腸管の収縮を解除する目的で次のような生活改善，保存療法を行う。
・暴飲暴食を避ける。
・過労，過激な体動を避ける。
・センナを成分とする刺激性下剤の服用は避ける。
・腸管刺激を伴う浣腸を避ける。
・腸管を刺激する内容物となる動物性の食事を減らし，便の量を増やすため内圧を低下させる食物繊維を多くとる。
・便秘，下痢にならないように注意する。

薬物療法としては，腸の痙攣をとる目的で過敏性腸症候群に用いられる薬剤の服用，便秘の場合は腸管を刺激せず便の量を増やす下剤を服用する（第2編 4-(3) 過敏性腸症候群——58頁，5編 2. 排便障害と薬剤——206頁を参照）。

大腸憩室症が憩室炎に移行した場合には消化のいい食物を摂取する。食事量を減らしあるいは絶食とする。炎症症状があれば抗生剤，疼痛を伴う場合

は消炎鎮痛剤，出血がある場合は止血剤を投与する．食事制限，輸液，輸血などを行う．

合併症

最後に憩室の合併症について述べると，その頻度は欧米に比べると低く，憩室炎，膿瘍形成，腹膜炎，穿孔，通過障害，イレウス，出血などがあるがここでは省略する．

文献

1) Painter NS, Burkitt DP : Diverticular disease of the colon : a deficiency disease of western civilization. BMJ 22 : 450-454, 1971.
2) 井上幹夫：大腸憩室疾患の疫学と臨床．日本大腸肛門病会誌 45：904-913, 1992.
3) Parks TG : Natural history of diverticular disease of the colon. Clin Gastroenterol 4 : 53-69, 1975.
4) Sugihara K, Muto T, Morioka Y, et al.: Diverticular disease of the colon in Japan: a review of 615 cases. Dis Colon Rectum 27 : 531-537, 1984.
5) Takano M, Yamada K, Sato K, et al.: An analysis of the development of colonic diverticulosis in the Japanese. Dis Colon Rectum 48 : 2111-2116, 2005.
6) Marcus R, Watt J : The 'Pre-diverticular state'. Br J Surg 51 : 676-682, 1964.
7) 井上幹夫：疫学．吉田豊，井上幹夫編：大腸憩室疾患——基礎と臨床．南江堂，東京，1990.
8) 佐々木大輔，吉田豊：下痢の病態生理——消化管運動と下痢．Medicina 21：1362-1363, 1984.
9) Thompson WG, Patel DG, Tao H, et al : Does uncomplicated diverticular disease produce symptoms? Dig Dis Sci 27 : 605-608, 1982.

4. 結腸性

(1) 機能性便秘

便秘の定義

　便秘を定義するに先立って便秘と排便障害を区別しておかなければならない。排便障害には便が出にくい場合と出すぎる場合がある。そうなると単純に考えると便が硬いから出にくい，下痢で軟らかいから出やすいと考えられがちだがけっしてそうではなく，硬い便でも漏れることはあるし，逆に下痢便でも出にくいというようなことが多々ある。したがって排便障害を熟知することがまずは大事になってくる。排便障害は出やすい場合と出にくい場合があるが，便秘は排便障害の一部に含まれており，狭義の便秘は結腸あるいはさらに上部の消化管の異常が原因になるが，中枢性や全身性の場合もある。一方狭義の排便障害は英語では outlet obstruction といわれ，直腸肛門の障害に起因するものと考えてもよい。以上，排便障害は便秘と狭義の排便障害の二つに大別されるが，まずは便秘，すなわち結腸性またはそれ以上の消化管あるいは全身的な理由で便が出にくい病態について述べる[1]。

　便秘という言葉は従来から一般的に使われ，病態としても存在し，患者も数多くみられるという広範な意義を持つ病態である。便秘の定義であるが，以前は何日も便が出ないことであったが，では何日出ないと便秘であるという定義があるわけではない。例えば1週間に1回しか便が出ない人がいても，それでその人が健康を保ち普通の生活ができれば，その人にとっては正常といえる。そこで最近の定義では，便が出ずに苦しいという状態は病的であり，これを便秘ということにしている。

　Rome III の機能性便秘*の診断基準については，機能的胃腸障害の中の C3 で次のように述べられている[2]。

　1. 次の項目の2つまたはそれ以上を含んでいるもの——a. 便通の少なくとも25%でいきまなくてはならない。b. 便通の少なくとも25%で便は塊状か硬便である。c. 便通の少なくとも25%で便通の後に残便感が残る。d. 少なくとも便通の25%で直腸肛門に閉塞感がある。e. 便通の少なくとも

25％で手助けをしなければならない。例えば指でかき出すまたは骨盤底を押さえる。f. 1週間の便通が3回未満である。
2. 下剤を用いない限り軟便は滅多に出ない。
3. IBSの診断基準には十分各項目を満足しない。

＊その診断がつく少なくとも6ヵ月前から症状が始まり，少なくとも3ヵ月間は存在した。

便秘の種類

便秘は腸管の運動抑制，低下によって生じる。便秘は一種類の病態であると考えられがちだが，いくつもの種類に分けることができる（表1）。

①食事性の便秘

高繊維食を摂取することによって腸内容すなわち便の量が増え腸管運動が亢進し便通が良くなる。逆に低残渣食によって，また摂取量の減少によって腸管に対する刺激性が少なくなり，腸管の運動低下をきたし，水分が余分に吸収されて便秘となる。現代の食事はその材料，調理，好みなどにより低繊維化の傾向が強い。普通，1日12～13gの粗繊維が必要とされているが，われわれの調査では2～3gしか摂られていない[3]。これに加えてスタイルを良くするための減食（ダイエット）も特に便秘の原因となっている。

②習慣性便秘

不規則な生活からくるもので，とりわけ夜ふかし，朝寝坊が原因となっている。その結果，朝食を摂らず胃結腸反射が起こらず，また排便に行く時間がなくなり排便を抑制して便秘となる（図1-1, 1-2）。現代はますます夜ふかしの傾向になっており，日の出とともに起き，日が沈んだら休むという日周リズム（サーカディアンリズム）が乱れている。国際線のパイロットや客室乗務員などのように時差の中で働く人や夜間に働く人など，職業が原因で便秘を起こす人も増えている。

③低緊張性便秘

老齢，運動不足，食事摂取量の不足，全身性の疾患などが原因となり，腸管の緊張が低下し便秘となる。便が溜まれば溜まるほど腸管は拡張し，収縮の刺激が弱まり，大腸が拡張しますます便秘となる。極端な場合は巨大結腸あるいは直腸型の便秘と合併して現れる。最近の高齢化に従って増えている便秘のタイプである。

第2編　大腸肛門機能障害の病態と病因別疾患

表1　便秘の分類と原因

便秘の分類		一般にいう便秘の主な原因	大腸肛門機能障害で分類した主な原因
急性便秘	一過性単純便秘	食事、環境、ストレスなど	一過性の痙攣性便秘あるいは下痢
	器質性便秘	腸閉塞（大腸がん、直腸がんなど）、炎症性疾患（急性虫垂炎、胆嚢炎、急性腹膜炎など）	肛門疾患
慢性便秘	常習性便秘　弛緩性便秘	食物繊維摂取不足、運動不足、不規則な排便習慣が背景にある	
	直腸性便秘	高齢者や長期臥床、女性、多産経産婦	高齢者や長期臥床、女性、多産経産婦
	痙攣性便秘	排便を我慢する習慣、高齢者、浣腸の濫用	括約不全、Rectocele
		過敏性腸症候群	過敏性腸症候群、直腸過敏症
	症候性便秘（全身疾患に伴う）	糖尿病、甲状腺機能低下症、脳血管障害、うつ病、脊髄障害、電解質異常、尿毒症、肺気腫など	
	器質性便秘あるいは他に分類できない便秘	大腸がん、直腸がん、左記の術後癒着障害、他臓器疾患による腸の圧迫	外傷（肛門括約筋の損傷など）、出産、骨盤内臓器下垂、直腸がん術後障害、奇異性括約筋運動障害、神経因性骨盤臓器症候群
	薬剤性便秘（便秘を起こしやすい薬剤）	・無機物（アルミニウム塩、カルシウム塩、ビスマス、タンニン酸、鉄剤など）→収れん作用 ・降圧剤→抗コリン作用 ・降圧剤→副交感神経を遮断することにより腸管の緊張を低下 ・抗不整脈剤→抗コリン作用、カルシウム拮抗作用による腸管運動の低下 ・抗うつ剤、抗精神病薬、パーキンソン病薬→抗コリン作用 ・麻薬→小腸、大腸の運動抑制・消失	

4. 結腸性／（1）機能性便秘

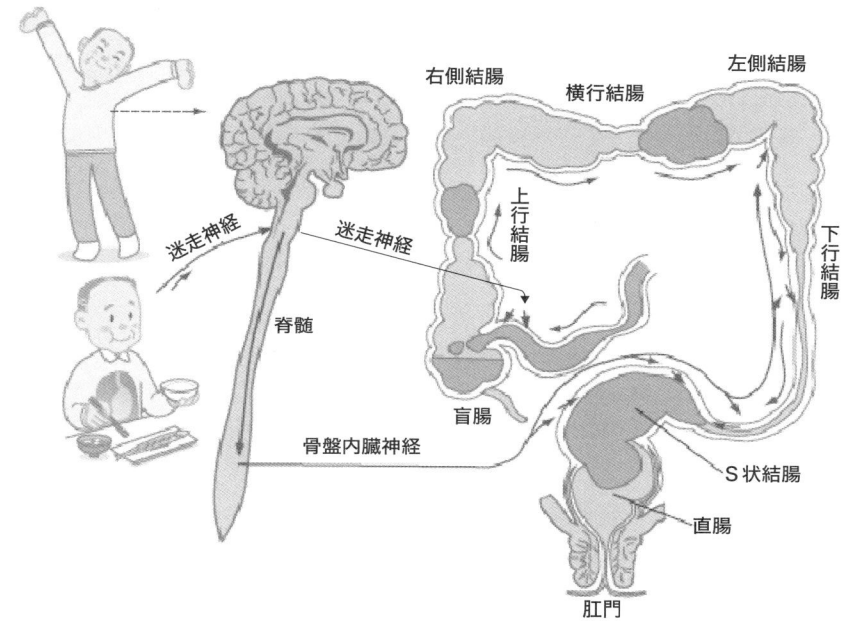

朝きちんと起きて朝食や水を摂るとそれが刺激となって左側結腸が強く収縮し，便を一気に直腸まで進める。

図 1-1　胃結腸反射

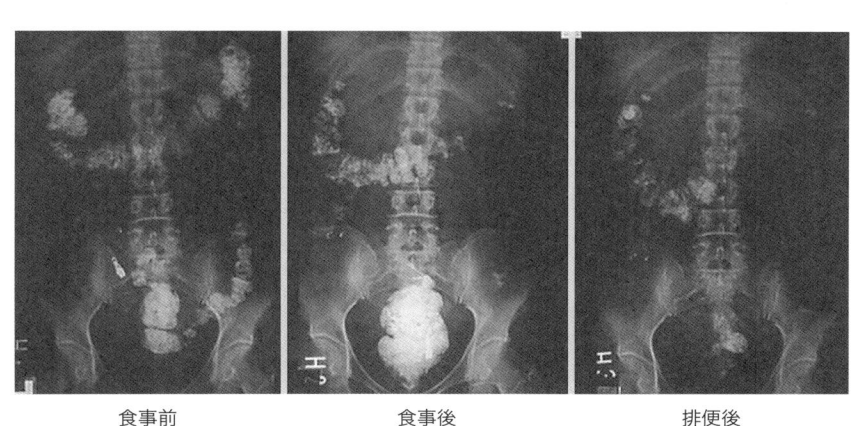

食事前　　　　　　　　食事後　　　　　　　　排便後
胃結腸反射が起こるのを，食事と一緒に摂ったバリウムの動きで観察したもの。
図 1-2　胃結腸反射の検査

④過敏性大腸

　消化器系の心身症の代表的なものである過敏性腸症候群（irritable bowel syndrome, IBS）と同一の病態である。従来は欧米で多発するといわれていたが，最近ではわが国でも多い病態で，現在の日本人のほとんどが多少なりともこの状態にあるといっても過言ではない。この疾患は家族的要因や個人の素因に種々の誘因が加わって増悪するが，特にストレスによって誘発，増悪する。型としては便秘型，下痢型，便秘・下痢交代型，ガス型，粘液型の5型に分かれる。IBSの便秘型および交替型で便秘の時期がここで述べている便秘の病態に一致する。なお，IBSについては独立した疾患として別項で詳しく述べる（第2編4-(3)過敏性腸症候群——58頁参照）。

　IBSの他に，次の医原性の項にも関連する型として，わが国で頻用されている下剤の弊害としての過敏性大腸がある。下剤には現在市販されているものに医家向けのものを加えて数多くの種類があるが，いずれにせよその中の多くにセンナが含まれている。センナにはアントロキノンが成分として含ま

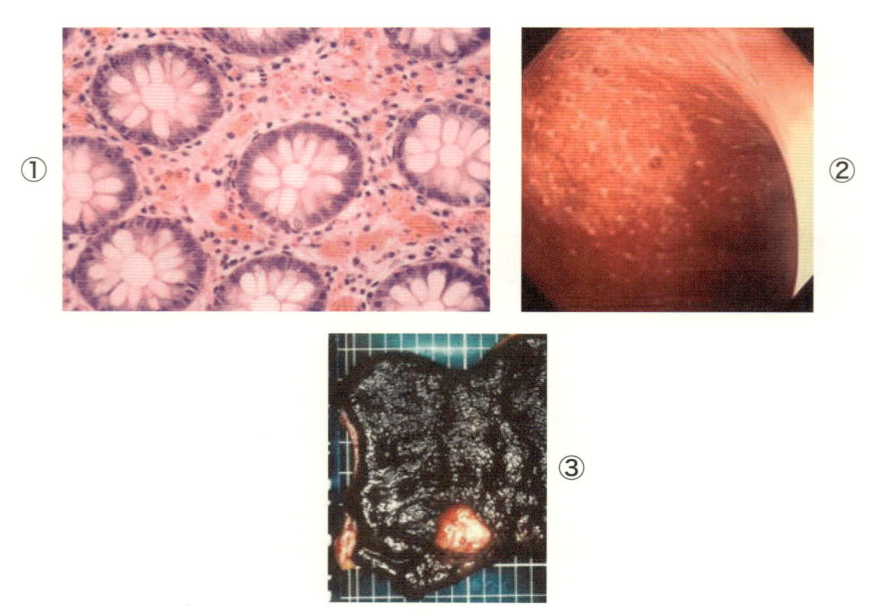

センナなどの刺激性下剤の連用により，メラニン色素が大腸の壁に沈着し（①），最初は褐色になり（②），進行すると真っ黒になる（③）。

図2　メラノージスコリ

れ，腸管に対して強い刺激性を有している。このセンナ等の下剤は短期間の使用では便秘に対する改善に有効性を示すが，長期連用されると腸管は過緊張の状態となって収縮したままとなり，かえって便秘が強まる。これを解決しようとセンナを増量するとますます緊張が強まり便秘も強まっていく。また長期間の使用によって腸管の粘膜内にメラニン色素が沈着し，腸管が黒くなるというメラノージスコリの状態になる（図2）。

⑤医原性（薬剤性）

最近の高齢化とともに，血管血行障害，脳神経障害，代謝障害，精神神経障害などの症例が多発し，再発・増悪防止のために薬剤の長期投与を受けコントロールされている場合が多い。そしてこれらの薬剤の多くに便秘作用があって，薬のせいとは気付かないまま便秘状態になっている人が多い。青壮年者でも例えば胃疾患に対する投薬などを受け，その副作用として便秘状態になっている人が少なくない。

以上述べてきたこれら何種類もの便秘の原因によって生じた病態は一個人に一つずつではなく，いくつもの要因が重なり合って生じており，またそれらが絡み合って慢性化している場合がほとんどである。そのためこれを解決するのは簡単ではなく，医師と患者ともに多大の努力と期間を要する。また完全に治療することは不可能なことも多い。そこでこれを防止するには若い頃から便秘の習慣を無くすような生活をしておくことが必要である。すなわち便秘は一種の生活習慣病で，これを予防し早期に治しておくことが医学の面からのみでなく，個人的にも社会的にも今後大切な課題となってくる。最近の新聞広告にみられるような安易に薬剤や特殊な食品に頼るという弊害が今後大きくなってくることが危惧される。

便秘の疫学

便秘の発生率についての日本の文献はまだ見当たらない。アメリカの文献[4]によると，そこでは400万人以上が便秘の状態になっており，これは人口の約2％に当たる。したがって便秘は消化器疾患の中では最も頻度の高い疾患ということになる。このうち200万人から300万人が医師から下剤を処方されている。便秘が原因のために入院した患者は年間92,000人という統計が出ている。また年間900人がこれで生命を失っており，女性の発生頻度は男性の3倍で，年齢的には65歳以降で著しく増加傾向にある。白人より有色

人種で1.3倍多く，南部の人，低所得者，学歴の低い人たちやその家族に多い。社会的階層や年齢などがその発生にどういう影響を与えているのか，例えば食事の内容，食物繊維の量の多寡，また精神的な影響などが加わっているかということもわかっていない。Sonnenbergはそういった便秘の病態を社会的に捉えるべきであると強調している[5]。

便秘のコスト計算であるが，Rantisらによると，罹患して病院にかかり診断のために要する費用が平均して約2,752ドル，51人の患者ではそれから合計すると14万369ドル要したことになり，やはり巨額の治療費を要している[4]。これからわかるように，治療費だけみても個人的，社会的に膨大なコストがかかっていることがわかる。

便秘の診断

便秘の原因としては，まずは腸管の腫瘍である大腸がんや大腸ポリープ，肉腫などがある。次にクローン病や潰瘍性大腸炎に代表される炎症性腸疾患，虚血性大腸炎などによる通過障害，その他には腸管癒着等による腸閉塞状態などがあり，機能的な便秘について述べるにはまずこれらの器質的疾患を除外することが必要となってくる。機能的な便秘症例の治療に当たっては器質的疾患を除外するために腹部X線，腹部エコー，注腸透視，最近発達した内視鏡といった検査で，腸管あるいはその周囲の器質的疾患を完全に除外することが必要である。

①診　察

便秘の診察はまず病歴の聴取から始まり，便に関しては排便の回数，便の性状の二つに分けられる。便の性状はブリストル便性状スケール[6]を参考にしている（表2）。これは便の性状を絵で見ることができタイプ別に分けられている。医療側の記載や判断に役立つのみならず，患者自体がこれを使うことによって患者と治療側が完全に共通した基準を持つことができる。例えば患者が書く日誌にも必ず付図として付けているので，当初の便の判断とともにその後の治療の経過をみる上でも，患者と医療側の共通した判断基準として非常に有用である。

便の回数は人によって一定している傾向にあるが，何日以上排便が無いのが便秘かという点では，定義の項でも述べたように便が出ないための苦しみがあることがまずは条件となる。例えば4日以上便が出ないということにな

4. 結腸性／(1) 機能性便秘

表2　ブリストル便性状スケール

×	タイプ1		木の実のようなコロコロした硬い固まりの便（出にくい）
×	タイプ2		短いソーセージのような固まりの便
×	タイプ3		表面にひび割れのあるソーセージのような便
◎	タイプ4		表面がなめらかで軟らかいソーセージ，あるいは蛇のようなとぐろを巻く便
○	タイプ5		はっきりとした境界のある軟らかい半分固形の便（出やすい）
×	タイプ6		境界がほぐれてふわふわと軟らかいお粥のような便
×	タイプ7		固まりのない水のような便

（文献6）をもとに作成）

れば平均から逸脱しているといえるが，苦しみを伴わねば病的だとはいえないものの一応記録はしておく。さらに最近はIBSの傾向にある人が多く，便の回数や硬さが不規則で，便秘になったり下痢になったりを繰り返す人が少なくない（便秘・下痢交替型）ことにも注意する。

さらに便秘がいつから始まったか，すなわち生来なのか，学童期，思春期，成人または老齢になってからかというような期間の因子も大切である。

またどのような理由で便秘になるか，その増悪因子として例えば生活ストレス，食事，運動などの影響についても聞いておく。生活の内容として，職業，生活リズム，生活の変化，下剤を含めて常用しているその他の薬剤，とりわけ刺激性下剤を使っていればその種類，使用期間，使用量を詳しく聞いておく。病院で処方を受けているまたは高齢者施設から投薬を受けていれば薬の内容を正確に確認できる。刺激性下剤の使用は，これを継続したままでは便秘を治すことはできない大変重要な因子となる。食事の質と量，食事の習慣，おおよその繊維の量を推定できるところまで情報を得ておく。生活と排便との関係も聞いておく。

腹部症状として，腹満，疼痛，それの苦しみ，QOLへの影響も聞いておく。腹部に関する既往症，他疾患，全身疾患とその服薬の状況，女性では月経との関係，妊娠，出産時の排便の状況も聞いておく。腹部所見としては，腹満，圧痛，便塊をよく診る。圧痛ある硬結は特に過敏状態の時に触診することが

第2編　大腸肛門機能障害の病態と病因別疾患

できる。これは必ずしも便塊を触れるということではなく，収縮した腸管を圧痛ある硬結としてみる。これはとりわけ左下腹部，次に右下腹部，上腹部に触れることが多いが，いずれも結腸に沿って存在する。また，患者にそれと腹痛との関係を確認する。さらに直腸指診によって直腸内の便の有無，性状，大きさ，直腸の拡張，逆に狭小，周囲臓器の正常や異常，とりわけ仙骨神経に沿っての圧痛を診る。

　次に診察を肛門に移し，括約筋の性状を静止時の拡がりあるいは狭さで診る。拡がりは弛緩状態として感じ，狭さは硬いのか狭窄があるのか動きが悪いのかということを，肛門を閉めたり緩めたりさせて確認する。内括約筋の形態と動きに異常がないか，外括約筋，肛門挙筋も同様に異常がないかを診ておく。また以前の外傷，手術，分娩その他による欠損や菲薄化による直腸・肛門の機能異常はないか，所見の記載とともに内圧測定，肛門エコーのデータも付け加える。

②腹部単純レントゲン検査

　これも便秘の診断にとって必須で，立位と臥位の2枚を撮る。圧痛ある硬結，その他異常のある部分にはあらかじめ水性のマジックインクでマーカーとして印を付けておき，後でこれがどの部分の腸管に一致するかを確かめる（図3）。腹部エコー検査でもこのマーキングは利用できる。腹部Ｘ線によっ

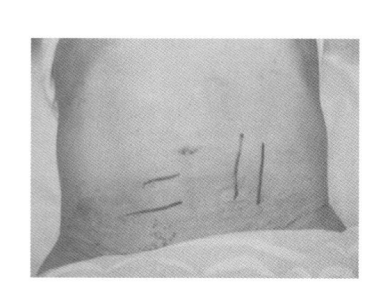

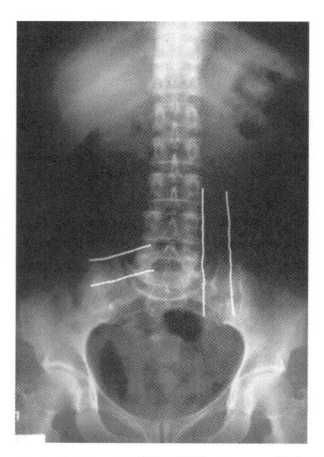

触診された左右下腹部の圧痛ある硬結部位をマーキングし，Ｘ線撮影によって腸管であることを確認する。

図3　腹部Ｘ線検査による診断

て便の貯留，その部位，量，質を確認する．ガスについても同様である．

　立位によって胃との関係状態を診る．すなわち胃が横行結腸や脾彎曲内のガスや便によって圧迫されていないかなどを診る．便秘の場合は往々にして患者はこれを胃の症状として，例えば胃痛，圧迫感，張り，食事ができないなどと訴えるが，これはしばしば結腸の内容による胃の圧迫によってこのような症状が招来されていることが少なくない．このような患者はすでに胃の精査を受けており，特に異常が無かったか軽度の慢性胃炎があるということで服薬中である．ただしそのような圧迫の所見があっても胃自体に疾患がある場合もあるので，いずれにしても胃の内視鏡検査は欠かせない．

③大腸内視鏡検査，注腸X線検査

　以上述べた機能的疾患から器質的疾患を除外するためにこの二者のいずれかは欠かすことができない．どうしてもできない事情があれば少なくとも便潜血反応で出血性病変がないかを確かめ，また大腸ファイバースコピーが施行できない身体的理由があればCT撮影により腸管を画像的に再生するVirtual colonoscopyを行う．

④マーカー法

　ペレットという非透過性のマーカー（図4）を飲ませ，その後，腹部単純X線撮影を行い，そのマーカーの残存位置や数から便秘の状態を検査するものである．その際，臍を左右中心に十字に縦と横に分けて4分割する．そして右下が回盲部，右上が上行結腸から肝彎曲，左上は横行結腸から脾彎曲，左下は下行結腸からS状結腸，直腸の部位に当たると推定し，毎日マーカーの進み具合と排泄の具合を残存のペレットを数えることによって診断する．これで5日後にもなお結腸にペレットが残存すれば便秘と診断とすることになる．

　1969年にHintonらは，健常者では3日以内に最初のマーカーが排出され，5日以内に80％のマーカーが排出されることを明らかにした[7]．その後，種々の検討がなされたが，1981年にArhanらは20個のX線不透過のマーカーを内服した後24時間毎に腹部単純X線検査を行い，それぞれのフィルムの残存マーカー数からmean transit timeを算定した[8]．1987年にMetcalfらは，X線の被曝量を減らすために3種類のX線不透過マーカーを20個ずつ24時間毎に3日間服用し，4日目に腹部単純X線検査を行ってmean colonic transit timeおよびsegmental colonic transit timeを算出した[9]．

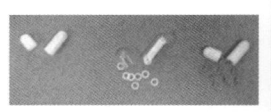

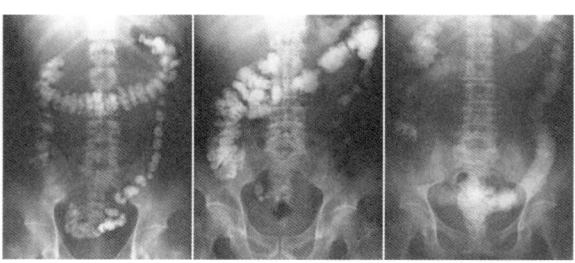

第2編　大腸肛門機能障害の病態と病因別疾患

マーカー　　　　　　正常例　　　　　便秘型　　　　　下痢型

検査前日の朝・昼・夕食後にバリウム 10ml ずつと X 線不透過マーカー（各 20 個）を飲んでもらう。翌日，朝の排便を我慢してもらい，腹部 X 線撮影を行い，腸管の動きと形態を診る。

図4　マーカー法——経口バリウム造影検査法

　諸外国ではこのような状況であったが，わが国では一般的に Arhan らの方法が用いられていることが多いが[7)8)]，この方法はあくまで結腸性の便秘に用いられるものである。また欠点として，先述したように単に腹部を 4 分割して結腸の部位を判断するというのは，あくまで推定部位で，完全には一致しないことも多い。例えば回腸にマーカーが残存した場合に S 状結腸と間違えるというような小腸と大腸との読み違いが生じる。横行結腸下垂，S 状結腸過長がある場合は両者の区別がつき難い。また直腸と結腸との判別も難しい[10)]。

　2 番目の欠点は，outlet obstruction がある場合，結腸ではスムーズに通過しても直腸で遅滞してしまい，直腸ではどのぐらいのスピードで通過しているのかがわからないということである。これはマーカーによる結腸造影によって outlet obstruction の質的診断までも行おうとすることは間違っているということである。ただし outlet obstruction を示唆する一つの資料となることは確かであり，したがって結腸型，直腸型いずれの便秘においても，この方法は欠くことのできない検査法だと考えてよい。また，結腸の遅滞が起これば小腸にも逆行性に遅滞の現象が起きるが，これと小腸自体に運動障害がもともとある場合との判別もなされなければならない[11)]。直腸の通過障害すなわち outlet obstruction があれば結腸の通過も阻害される障害もあるが，この他に，直腸と結腸ともに通過障害や運動障害がある症例も見逃してはいけない[12)]。

⑤結腸内圧測定

結腸の運動を内圧の変化から見る場合もある。川崎は，腸内圧曲線から運動係数（MI）を求め，高MI群，中間群，低MI群の3群に分類し，この3群の腹部症状と便の性状から高MI群は痙攣性便秘，低MI群は弛緩性便秘に相当し，また中間群も痙攣性便秘に類似するということを発表している[13]。

ただし，全結腸の内圧測定は学術的には有意義だと考えられるが，実際の臨床に応用するという点では，全結腸に内視鏡を入れてトランスデューサーを導入しなければならないということ，検査や食事を制限して長時間腸管の安定を保たなければならないことなどから臨床的実用性からは程遠いものであろう。

便秘に及ぼす精神的要因

便秘には腸管を動かす自律神経が関与していることは疑いのないことである。例えば下半身麻痺の患者で，結腸，直腸の運動障害によって便秘が生じるということは当然のことである[14]。しかし，こういった明らかな大きな器質的疾患がわからない例でも便秘の患者をよく調べてみると，しばしば神経障害を伴うことが多い。例えば多発性硬化症，帯状疱疹，ビタミンB欠乏症，さらには精神疾患(統合失調症，うつ状態，人格障害等)でも便秘を招来する[15]。実はこれには，腸管運動に関与するVIP（血管作動性ペプチド）やCGRP（カルシトニン遺伝子関連ペプチド）等が大いに関わっていることが証明されている[16][17]。また便秘患者では，腸管神経層の異常なども証明されており[16][17]，Monoclonal抗体の異常も証明されている[18]。神経障害の簡単なテストとしては，便秘患者の汗腺反応（sweat gland test）などが臨床として手軽に応用できるものであろう。

それと便秘には，先ほど述べた精神的要素が大いに関与しており，特に人格障害との関連性がDevroedeなどによって証明されている[19]。島田らは60歳以上の高齢者には便通異常が多く[20]，名尾によれば70％にみられるということであるが，その中でもいわゆる弛緩性便秘が多いという特徴があるとのことである[21]。そして，心身医学的にも抑うつ，あるいはうつ状態に大いに関係があると述べている[21]。

こういった便秘症例66例を分析すると，精神的要因としてはうつ状態が40％を占めており，便秘によって生じる腹満，腹痛，排便困難といった苦悩

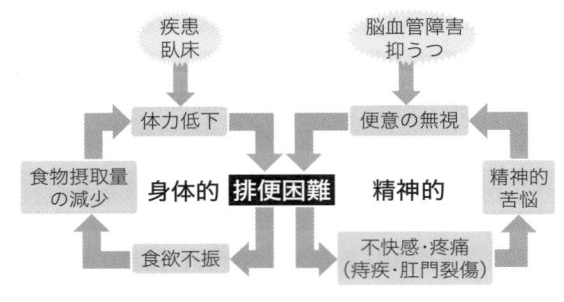

第 2 編　大腸肛門機能障害の病態と病因別疾患

Wilkins (1968) をもとに作成

図 5　高齢者における便秘の悪循環

から，ますますうつ状態となっていくという悪循環が形成される[20]。この向精神的治療には心理療法や抗うつ剤投与があり，かなりの治療効果を得ていると報告されている[20]。

　Wilkins は，肛門疾患と便秘の関係についても述べ，若い頃の痔疾患を放置すると高齢時にきわめて進行した状況となるとしている[22]。これは高齢者における括約筋や骨盤底筋の緩みや運動障害と相俟ってますます強度になる。例えば痔核の場合，脱出が強くなると便が出にくくなるので余計いきむようになり，その結果，痔核が進行する。また肛門が受けた外傷によって炎症を起こし，それが治癒して繊維化し，これによってますます便が出にくくなる。この結果生じる肛門の症状の増強からますます排便に対する嫌悪感が強まり，トイレに行かなくなり，それにより便通障害が進行していくという，高齢者の肛門疾患と排便障害との悪循環が生じる[22]（図 5）。

治　療
①保存療法

　こういった便秘の治療だが，非常に慢性化し強度になっているにもかかわらず，便秘は今まで社会的にも医学的にも疾患として考えられておらず，患者個人としても自分は病気ではないという考えから便秘をなおざりにしている場合が多い。そのため安易に下剤に頼り，ますます慢性化していき，したがってほぼ全例が長期にわたって下剤を使用している。多くの場合は薬局で薬を買い求め使用することになるが，その使用下剤を調べてみると，刺激性下剤を使用している例が圧倒的に多く 90％を占め，非刺激性下剤のみの使用

はわずか2％である。入手先をみると，薬局のみならず民間療法薬として病院からも処方されている。この際の下剤の選択は，家族が勧める，友人・知人が勧める，あるいは家族が使用しているといったことが非常に多い。購入した薬局からも漢方薬だから副作用は無いと説明を受けている人も少なくない。薬の作用についてまったく説明を受けていないケースが53％と半数を占める。説明を受けているケースでも，この薬でスムーズに便が出るようになる，便が軟らかくなる，おだやかに効くなどといわれ，刺激性という欠点の説明なしに買い求めているのが大多数である[23]。

しかしこれを連用すると腸管はますます痙攣性となる。すなわち痙攣性便秘の要素が強まり，どんどん服薬量を増やしていくか，もっと刺激性の強い薬に移行していくことになる。もちろんこの間に心理療法や生活療法を付け加える努力はされるが，指導を十分受けていなかったり，勝手に中断してしまうなどで十分な効果が上がらない。食事療法も同様で，低残渣食を続けたり，相変わらず不規則だったりする。

このようにして刺激性（センナ系）下剤を長期連用することによって，腸管の粘膜にメラニン色素が沈着し，はじめは褐色だが次第に黒ずんで，20年もすると真っ黒になり，いわゆる melanosis coli の状態になる。これ自体はとりわけ腸管に害は及ぼさないといわれているが，アウエルバッハ神経叢に大きく器質的な変化を与えるとの研究もある[24]。

一般の医療機関や老健施設などでも無差別にこの刺激性下剤が使われ，ますます便秘を助長し，ごく高度の便秘となりどうしようもなくなってしまう。こうなると別項で述べる直腸型便秘（outlet obstruction syndrome）を合併するようになる（第2編 5-(1) Outlet obstruction syndrome——78頁参照）。このような状態に至るのを避けるためには，若い頃から便秘の習慣を無くすよう生活を改善することが一番で，こういった啓蒙を国レベルで強力に行うことが必要である。

食事療法としては，
1. 食物繊維を多く摂り，目安は1日20〜25gとする。
2. 穀物，芋類，豆類，野菜，果実，海藻，きのこ，種実類を取り混ぜて摂取する。
3. 主食は白米でなく五分づき米とし，麦や雑穀を添加し量・質共に十分摂るようにする。

4. 食パンは胚芽パン，玄米パン，ライ麦パンなどがよい。
5. 野菜は毎食摂るようにして1日350gを目安とする。高齢者では加熱して軟らかくしたものがよい。
6. 水分は冷たい水を1日500ml以上は飲むようにする。
7. 脂肪は適量で，ゴマなどの種実類もよい。
8. 腸を刺激するために柑橘類，牛乳，ビタミンB_1を多く含む穀類・豆類を摂る。
9. 腸内の善玉菌を増やすために乳酸菌やオリゴ糖も積極的に摂るようにする。

などである[25]。

　薬物療法としては，以上に述べたように下剤には刺激性と非刺激性の2種類があり，後者は副作用の無い点ではよいが効果が弱いという短所がある。したがってこの単独使用では不十分で，これに腸管の動きを良くする薬剤を組み合わせて用いるとよい。下剤も数種類の作用の異なる非刺激性下剤を組み合わせて処方する。さらには刺激性下剤からの離脱には，刺激性下剤をごく少量ずつ数種類含む薬物をその移行期に用いる。これはタバコからの離脱にニコチンガムを用いるようなものである。そうはいってもなかなかその離脱が難しい場合があるので，やはり上に述べたように若い頃から便秘にならないようにする予防が第一で，この点での強力な啓蒙が必要である。

　さらに食事療法，薬物療法に加えて，運動療法，バイオフィードバック療法などを加味する[26)27)]。これは特に直腸型便秘を合併している場合に有効である。これでどうしても排便が得られない場合は手術療法になる。

②手術療法

　便秘の手術には結腸部分切除やS状結腸切除といった手術が頻回に行われていた時代もあったが，これはまったく不十分で，効果があったとしても再発しやすい。そこで大腸の亜全摘が行われるが，これもしばしば不十分で長期にわたっては再発しやすいということで行われなくなった。

　最近行われている術式は全結腸切除・直腸回腸吻合術だが，やはり便秘に再度陥るということと，逆に強い下痢になってしまうという症例もあり，なかなか術式として定着していないといえる。手術に踏み切らなくてはならない症例でも，術前に十分検討して手術を行うことが必要であろう[28)29)30)]。

文　献

1) Wexner SD, Duthie GS : Constipation. Etiology, Evaluation, and Management. Second Edition. Springer, London, 2006.
2) Longstreth GF, Thompson WG, Chey WD, et al. : Functional bowel disorders. Gastroenterology 130 : 1480-1491, 2006.
3) 高野正博：排便障害．クリニカ 21：69-75，1994.
4) Rantis PC, Vernava AM, Daniel GL, et al.: Chronic constipation : is the work-up worth the cost?. Dis Colon Rectum 40 : 280-286, 1997.
5) Sonnenberg A, Koch TR: Epidemiology of constipation in the United States. Dis Colon Rectum 32 : 1-8, 1989.
6) O'Donnell LJD, Virjiee J, Heaton KW: Detection of pseudodiarrhoea by simple clinical assessment of intestinal transit rate. Br Med J 300: 439-440, 1990.
7) Hinton J, Lennard-Jones J, Young A: A new method of studying gut transit times using radio-opaque markers. Gut 10 : 842-847, 1969.
8) Arhan P, Devroede G, Jehannu B, et al.: Segmental colonic transit time. Dis Colon Rectum 24 : 625-629, 1981.
9) Metcalf A, Phillips S, Zinsmeister A: Simplified assessment of segmental colonic transit. Gastroenterology 92 : 40-47, 1987.
10) 堀川陽子，島谷智彦，三重野寛ほか：放射線非透過性マーカーを用いた消化管運動機能検査．消化器科 30：695-701，2000.
11) MacDonald A, Baxter JM, Bessent RG, et al.: Gastric emptying in patients with constipation following childbirth and due to idiopathic slow transit. Br J Surg 84 : 1141-1143, 1997.
12) Baldi F, Ferrarini F, Corinaldesi R, et al.: Function of the internal anal sphincter and rectal sensitivity in idiopathic constipation. Digestion 24 : 23-28, 1982.
13) 川崎雅敏：慢性機能的便秘の腸内圧からの型分類と臨床症状およびDefecographyによる検討．日本大腸肛門病会誌 50：405-414，1997.
14) Menard G, Bausano G, Corazziari E, et al.: Large-bowel transit in paraplegic patients. Dis Colon Rectum 30 : 924-928, 1987.
15) Johanson JF, Sonnenberg A, Koch TR, et al.: Association of constipation with neurologic diseases. Dig Dis Sci 37 : 179-186, 1992.
16) Gattuso JM, Hoyle CH, Milner P, et al.: Enteric innervation in idiopathic megarectum and megacolon. Int J Colorect Disease 11 : 264-271, 1996.
17) Cortesini C, Cianchi F, Infantino A, et al.: Nitric oxide synthase and VIP distribution in enteric nervous system in idiopathic chronic constipation. Dig Dis Sci 40 : 2450-2455, 1995.
18) Schouten WR, Kate FJ, Graaf EJ, et al.: Visceral neuropathy in slow transit constipation: an immunohistochemical investigation with monoclonal antibodies against neurofilament. Dis Colon Rectum 36 : 1112-1117, 1993.
19) Devroede G, Girard G, Bouchoucha M, et al.: Idiopathic constipation by colonic

dysfunction. Dig Dis Sci 34 : 1428-1433, 1989.
20) 島田章, 高野正博, 松尾雄三ほか：老年期うつ状態における便通異常について. 心身医 31：449-456, 1991.
21) 名尾良憲（編）：便秘と下痢. ライフ・サイエンス出版, 東京, 1984.
22) Wilkins EG: Constipation in the elderly. Postgrad Med J 44 : 728-732, 1968.
23) 高野正博：便秘症患者の分析——とくに下剤使用の実態について. 日本大腸肛門病会誌 43：473-479, 1990.
24) 豊原敏光, 高野正博, 黒水丈次ほか：排便障害症例における直腸粘膜の免疫組織化学的検討. 日本大腸肛門病会誌 52：778, 1999.
25) 高野正博：高野病院栄養室のアドバイス——便秘の人の食事療法. 高野正博：よくわかる高齢者の排便障害. pp.56-57, 弘文堂, 東京, 2007.
26) Chiotakakou-Faliakou E, Kamm MA, Roy AJ, et al.: Biofeedback provides long term benefit for patients with intractable, slow and normal transit constipation. Gut 42 : 517-521, 1998.
27) Karlbom U, Hallden M, Eeg-Olofsson KE, et al.: Resuits of biofeedback in constipated patients. Dis Colon Rectum 40 : 1149-1155, 1997.
28) Pfeifer J, Agachan F, Wexner SD: Surgery for constipation. Dis Colon Rectum 39 : 444-460, 1996.
29) Knowles CH, Scott M, and Lunniss PJ: Outcome of colectomy for slow transit constipation. Ann Surg 230 : 627-638, 1999.
30) Nicholls RJ, Kamm MA: Proctocolectomy with restorative ileoanal reservoir for severe idiopathic constipation. Dis Colon Rectum 31 : 968-969, 1988.

（2） 機能性下痢

定　義

　Rome III で機能性下痢の診断基準は，診断の少なくとも 6 ヵ月前から過去 3 ヵ月にわたって腹痛を伴わず軟便（粥状）または水様便が少なくとも 75％の便においてあることと定義されている[1]。

下痢の原因

　下痢の原因は全身性，腫瘍性，胃性，消化器内臓性，小腸性，大腸性などに分けることができる。

　　全身性――中枢神経障害，アレルギー性，甲状腺機能亢進，糖尿病，アジソン病，尿毒症，心不全，門脈亢進症など

　　腫瘍性――カルチノイドなど

　　胃性――無・低酸　ダンピング症候群など

　　消化器内臓性――膵疾患，肝疾患，胆道疾患など

　　小腸性――術後短腸症候群，乳糖不耐症，クローン病など

　　機能性――IBS 下痢型など

　　大腸性――感染性腸炎，炎症性腸疾患（潰瘍性大腸炎，クローン病），虚血性大腸炎，悪性腫瘍，放射線性腸炎，コラーゲン性腸炎など[2,3]

　消化管性の中でも数多いものに小腸性のものがあるが，小腸の運動の亢進でも低下でも下痢の原因となる。小腸運動を亢進させ通過時間を短縮するものにカルチノイド症候群，甲状腺髄様がん，甲状腺機能亢進などがある。逆に小腸運動の低下をきたすものには偽性腸閉塞，糖尿病，強皮症，甲状腺機能低下などがある。カルチノイド症候群ではセロトニンの分泌により消化管運動が亢進する。また分泌性下痢，浸透圧性下痢，脂肪性下痢においても小腸運動の異常から下痢をきたす[4]。

　これらの疾患で強度かつ長期の下痢が続くと栄養障害をきたし，いわゆる消化吸収障害といわれる病態となる。検査としてはまず糞便中の脂肪量の測定を行うが，全身状態として，貧血，浮腫，るいそうなどを伴い，先んじて栄養管理を行う必要がある[5]。

　これらの器質的疾患がなく下痢が連続するものが機能性下痢であり，次に

述べるようにしっかりと鑑別診断を行うことが重要となってくる。また腹痛を伴う IBS の下痢型については後ほど述べることとする。

診　断

本症の診断・鑑別診断を行うには，病歴，身体所見，便潜血反応，消化管の内視鏡検査，注腸透視等の検査等を行う。強度の下痢の場合には括約不全の症状が増悪する[6]。

心身症に伴う下痢の患者は，生来，家族的・遺伝的に心身症に罹患しやすい傾向にあり，これが抵抗力の弱い臓器の症状となって現れる。消化管がもともと弱い人ではここに心身症的病態が現れやすい。例えば小児期より胃腸が弱い，何らかの胃腸疾患に罹患したなどの既往歴があり，精神的，肉体的ストレスが誘因となって発症する。しかし患者自身はしばしばこういった病態についての気づきが悪く，失感情症（alexithymia）がみられやすいのも特徴である。

治療は，まず病態を検査で明らかにし，正しい診断をつけ，これを患者に十分説明し，患者を身体的，精神的両面からサポートすることが重要である。また環境整備を行い，必要であれば軽い安定剤を投与するが時にプラセボ等が奏効する。

薬物療法

薬物療法では，下記の止痢剤，整腸剤等を病態に応じ個々の患者に合わせて処方する。

①乳酸菌製剤（ビオフェルミン®）　これは下痢の際によく使用され，他の止痢剤，抗生剤とも併用が可能である。薬理作用は，糖を分解して乳酸等を産生し，腸内の pH を下げ，異常な発酵や腐敗を抑制し，有害菌の繁殖や侵入をも阻止する。抗生剤投与時に生じた腸内細菌の変化にも有効である[7]。

②天然珪酸アルミニウム（アドソルビン®）　細菌，有害物質，ガス，粘液などを吸着し，安全性が高い。乳酸菌製剤，収斂剤とともに用いる。

③タンニン酸アルブミン（タンナルビン®）　収斂作用のある止痢剤で，腸粘膜のタンパクと結合し皮膜を形成する。他の止痢剤と併用する。

④臭化メペンゾラート（トランコロン®）　腸管の過敏状態によくみられる痙攣と疼痛の緩和作用があり，特に IBS に適する。副作用に排尿障害，口

渇，眼調節障害がある．

⑤**塩酸ロペラミド（ロペミン®）**　止痢作用が強く，他剤で無効な症例に使用する．オピウムと同様に腸管緊張を高め，蠕動を抑制し，水分吸収を促進する．副作用に腹部膨満感，口渇，眠気がある．

⑥**ガラクトシダーゼ（ガランターゼ®）**　乳幼児の止痢剤として有用である[8]．

⑦**ポリカルボフィルカルシウム（コロネル®，ポリフル®）**　水分を保留し，糞便を形作る．下痢，便秘両方に使用できる[9]．

文　献

1) Longstreth GF, Thompson WG, Chey WD, et al.: Functional bowel disorders. Gastroenterology 130 : 1480-1491, 2006.
2) Burgel N, Bojarski C, Manertz J, et al.: Mechanisms of diarrhea collagenous colitis. Gastroenterology 123 : 433-443, 2002.
3) 細田四郎，中川雅夫：治療の実際——消化不良性下痢と治療．臨床と研究 61 : 153-156, 1984.
4) 佐々木大輔，吉田 豊：下痢の病態生理——消化管運動と下痢．Medicina 21 : 1362-1363, 1984.
5) 守田則一，都志見久令男，大中治：吸収不良症候群と慢性下痢．臨床消化器内科 11 : 473-485, 1996.
6) Read NW, Harford WV, Schmulen AC, et al.: A clinical study of patient with fecal incontinence and diarrhea. Gastroenterology 76 : 747-756, 1979.
7) 小林清典，勝又伴栄：抗生物質使用中の下痢に対する対処法．日本医事新報 3832 : 109, 1997.
8) 細江雅彦：止痢剤・整腸剤．臨床と薬物治療 11 : 884-885, 1992.
9) 水島裕：腸疾患治療薬．今日の治療薬，pp.765-777，南江堂，東京，2009.

（3） 過敏性腸症候群

　機能性腸疾患の中で下部消化管を代表するもので，また心身症の面からみても消化管の中でも代表的な疾患である。

歴史と名称
　わが国において過敏性腸症候群という疾病の概念は，過敏性大腸（irritable colon）という名称で第2次世界大戦後にアメリカの医学界から移入されたものである。それまでわが国では大腸の機能性障害を単純性便秘と下痢の二つに分けてきたので，いわば第3の病態が入ってきたということになる。それまでもこの病態は気づかれてはいて，腹痛と粘液便の排泄が主訴のものを粘液疝痛（colica mucosa）あるいは粘液性大腸炎（colitis mucosa）と診断するのが日常の診断場面における習慣であった。

　'Irritable colon' の病名を最初に用いたのは1929年のJordan & Kieferの報告であるといわれている[1]。わが国では過敏性大腸，刺激性大腸，大腸過敏症などといろいろな病名が使われている。この病態については1930年代になって研究が行われ始め，わが国では1967年の第53回日本消化器病学会にシンポジウムとして取り上げられ，以来 'irritable colon' という疾患概念が漸次一般化するようになった。病因としては身体的および心理的原因が考えられた[2]。

　その後，過敏状態の腸管は大腸のみでなく小腸にも及んでいることが主張され，過敏性腸症候群（irritable bowel syndrome：略してIBS）と称されるようになり現在に至っている。

症　状
　各説あるが，症状は従来から分けられている便秘型，下痢型，便秘・下痢交替型，ガス型，粘液型の5つのタイプ別に分けるのが適当であろう[3]。
　高野によると[4]，便秘型の症状は腹痛・腹満・残便感・睡眠障害の順に多く，下痢型では腹痛・腹満・腹鳴・残便感・テネスムス・睡眠障害の順に多い。交替型では腹痛・腹満・下痢・腹鳴・残便感・睡眠障害の順となっており，ガス型では腹痛・ガス・腹満・腹鳴・残便感の順となっている。

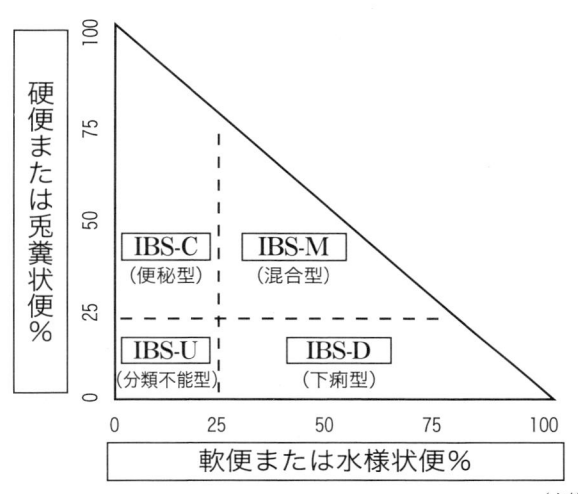

4. 結腸性／(3) 過敏性腸症候群

図1 Rome III における IBS の型別分類
（文献7）より引用）

×	タイプ1		木の実のようなコロコロした硬い固まりの便（出にくい）
×	タイプ2		短いソーセージのような固まりの便
×	タイプ3		表面にひび割れのあるソーセージのような便
◎	タイプ4		表面がなめらかで軟らかいソーセージ，あるいは蛇のようなとぐろを巻く便
○	タイプ5		はっきりとした境界のある軟らかい半分固形の便（出やすい）
×	タイプ6		境界がほぐれてふわふわと軟らかいお粥のような便
×	タイプ7		固まりのない水のような便

（文献8）をもとに作成）

表1 ブリストル便性状スケール

このようにいずれの型にしても腹痛が最多で，2番目がガス型を除いて腹満，3番目は残便感，腹鳴などである。ガス型についてはガスが溜まってお腹が痛い，苦しい，お腹が張るというのが主症状で，上に述べたように腹痛，残便感などを併存する。これとは別の病態としてガスが漏れる，臭いがする，したがって他人に嫌われるといった，いわば自己臭症といった病態があるが，これとIBSの型とは区別すべきものである。後者については後述するが，両者が混在する場合もありえる[5)6)]。

ちなみにRome III 基準[7)]ではIBSの亜型は，便秘型，下痢型，便秘・下痢混合型，分類不能型の4つに分けられている。Rome II基準で削除された混合型が独立したタイプとして復活することになった。Rome III では各亜型の判定基準も便秘型では硬便の，下痢型では軟便の頻度が25%を超えることとしており非常にわかりやすい（図1）。便の硬さもブリストル便性状スケール[8)]を用い，これもまた患者にとって非常に理解しやすく医療側と患者との相互理解がきわめて得やすいものとなった（表1）。

発生頻度

本症の患者はnon-patient群とpatient群に分けられる。すなわち症状はあるが病院を受診していない群と，訴えをもって病院に受診している群との2群である。世界で人口の10〜20%が本症を有しており女性に多いといわれている[7)9)]。

わが国では，昭和46年に井上らによって調査が行われており，IBSの症状を有する者は高校生で1.1%，大学生で3.1%，成人で2.3%であったと報告されている[10)]。

Thompsonによると対象とした健常者301例のうちの13.6%がnon-patientのIBSで，7%に胸やけを伴う非結腸性の痛み，3.7%に'painless diarrhoea' すなわち腹痛を伴わない下痢，6%に'painless constipation' すなわち腹痛を伴わない便秘がみられるという[11)]。すなわち対象者の3分の1の人が何らかの機能性の腸管症状を持っており，そのうち20〜50%がIBSであるということになる。またSandlerの統計[12)]では人口の14〜22%がIBSの症状を持っており，patient群になった率が62%，病院に行く理由となったものは腹痛，あと一つの要素として心因性の強い人達が病院を受診していると述べている。同様の発表がJohnsenによってもなされており精神症状，とりわけうつ病，睡眠

障害の人がより多く腹満や腹痛症状を持って病院に行っているということである[13]。この場合男性が28％，女性が35％と女性に優位であることも述べている。

Drossmanによると人口の17％がIBSで，とくに女性の比率が高くストレスが大いに影響を及ぼしている[14]。Horstらは女性がpatientとなる要因としては，症状を非常に強く感じる，重篤になる，日常生活を阻害するようになる，ためなどと述べている[15]。

現在一般の人口における有病率は，アメリカで20.9％，イギリスで男性10.5％，女性22.9％などとおおむね一般人口の10〜15％で，1年間の罹患率は1〜2％と概算されている。すなわちIBSはきわめて高頻度な慢性の消化器疾患であるといえ，臨床場面では消化器病の中で最も多い疾患で全体の19％を占める[16]。

わが国での頻度は，並木らは外来患者の5％，腸疾患患者の中で31％であるとしている[17]。

当院での一般人を対象とした調査では，IBSと思われる腹部症状を有する頻度は16.5％で，そのうち自分がIBSであると自覚している者は25.0％であった[18]。

いずれにしろこのIBSは，消化器病学の泰斗であるBockusをして「本疾患ほど名医としての腕のふるえる病気はない」と言わしめたほど対処するに難しい疾患である[19]。またIBSという単行本[20]の1頁目には象の絵が描かれている。これは要するに東洋でいう「群盲象を撫す」ということで，西洋でも実に対処の難しい疾患であることを如実に示している。

年齢分布

年齢的要因としては，佐々木[21]の調査によると10歳代から60歳代まで幅広く分布している。しかし男女とも30歳代にピークがあり60歳以上は少なくなっている。

性別に特徴的なタイプ

タイプ別にみると男性では下痢型の占める割合が高く，女性では便秘型の占める割合が多い。こういった男女の差はNaliboffによると脳の代謝に影響を受けているのではないかということである[22]。

IBSの型別に性別分布を高野の文献でみると，男性に下痢型，女性に便秘型が多く，便秘・下痢交替型は男女共にほぼ同数で，ガス型は女性に多い[4]。

　幼児のIBSについてはRome IIIの基準で，中学生で6％，高校生で14％とかなり高い頻度を示している[23]。Pooleらによると慢性下痢は稀ではなく，しばしばみられる病態である[24]。

診断基準

　機能性消化管障害（functional gastrointestinal disorders）という疾患の一群があり，明確な器質的変化がなく消化器症状が長期間続く，もしくは再燃・寛解を繰り返す疾患群であり，治療は未だ体系化されていない。その診断基準がmultinational working teamの作成したRome I基準であり，1992年に発表され広く用いられた。さらに1999年にはそれまでの研究結果にもとづく改訂がなされてRome II基準として発表され，2006年にはRome III基準が出された。

　過敏性腸症候群（irritable bowel syndrome；IBS）は，下部消化管における症候群である。Rome II基準におけるIBSの定義は，「腹痛あるいは腹部不快感が12ヵ月のうち連続とは限らない12週間以上を占め，その腹痛あるいは腹部不快感が排便によって軽快する，排便頻度の変化で始まる，便性状の変化で始まる，この3つの便通異常のうち2つ以上の症状を伴うもの」と定義されていた。

　今回のRome IIIの診断基準では，「再発する腹痛あるいは腹部不快感が過去3ヵ月の間で一月当たり少なくとも3日間あったもので，これが①排便によって症状が軽快する，②排便の回数の変化とともに始まる，③便性状（外

表2　IBSのRome III診断基準＊

過去3ヵ月間，月に3日以上にわたって腹痛や腹部不快感＊＊が繰り返し起こり，下記の2項目以上がある。

1. 排便によって症状が軽快する
2. 発症時に排便頻度の変化がある
3. 発症時に便形状（外観）の変化がある

＊6ヵ月以上前から症状があり，最近3ヵ月間は上記の基準を満たしている。
＊＊腹部不快感は，痛みとは表現されない不快な感覚を意味する。
病態生理学的研究や臨床研究に際しては，週に2日以上の痛み／不快症状があるものを適格症例とする。

（文献7）より引用）

観）の変化とともに始まる，この3つの排便異常のうち2つ以上の症状を伴うもの」と定義された（表2）[7]。

　このIBSを含めてRome IIIでは，下部消化管の症状はあるが器質的疾患が見出せない状態をC項目の機能性腸障害（Functional bowel disorders）に分類し，その上で特徴的な症候群（クラスター）を持つものをC1. 過敏性腸症候群（Irritable bowel syndrome），C2. 機能性膨満（Functional bloating），C3. 機能性便秘（Functional constipation），C4. 機能性下痢（Functional diarrhea）に細分している。簡潔にいえばC1を除き，腹痛の無い便秘あるいは下痢，または腹部膨満・ガスを主徴とする疾患群ということになる。これら4疾患の範疇に入らない患者は，C5. 非特異機能性腸障害（Unspecified functional bowel disorder）と診断する[7]。

　Rome IIIはこのように国際的に共通の診断法と疾患分類にもとづいて疫学と病態生理を解明し，新たな治療法を開発しようとするチームである。

　したがってわれわれがIBSの論文に接する場合には，対象が今回の新しいRome IIIの診断基準にもとづいた症例であるのか，以前の論文でRome II診断基準にもとづいているのか，または個人的な定義でIBSと分類しているものかを読み分けなければならない。

臨床所見

　IBSが呈する所見についてはRome IIやIII基準ではまったく言及されていない，すなわち症状がすべて診断の基準になっていることは上述した。ところがIBSの患者の腹部を触診すると左下腹部に縦に走る圧痛ある硬結を触れ，これが患者が訴える腹痛の部位とまったく一致し，時には右下腹部にも同様のものを触れることがわかった。

　この圧痛ある硬結は，この部の皮膚にマーキングして腹部X線を撮影すると，左下腹部では下行結腸下部に一致し，右では回盲部に一致することがわかる（図3）。この所見はこの部分にIBSの主な病態が存在または発生することを示唆しており，IBSの病態を解明するのに1つの指標となりえる重要な所見であると推測できる。

　したがってIBSの診断に当たっては，圧痛ある硬結の部位の記載とともに，その部にマーキングした腹部X線も必要に応じてデータに残しておく。この硬結は例えば大腸がんなどの器質的疾患とは違い，そう硬くなく表面は滑ら

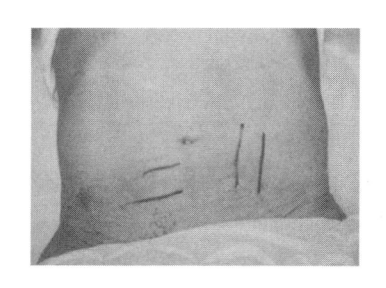

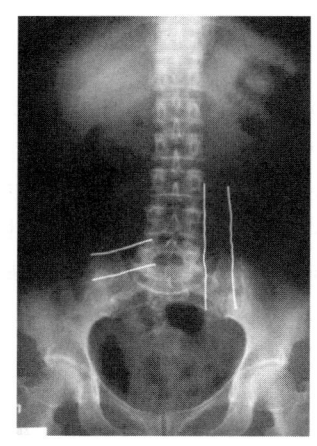

触診された左右下腹部の圧痛硬結部位をマーキングし，X線撮影によって腸管であることを確認する。

図2　IBSの腹部所見——腹部X線検査による診断

かで，腸管の走行に沿ってある程度の長さをもって触れるところから器質的なものではなく機能的な所見であるとわかる。したがってIBSの治療に当たる者はこれを発見・診察・鑑別する能力を備えなければならない。この圧痛ある硬結は疾患の経過に応じて消長し，疾患の経過・治療・予後の大きな指標となる。

経口バリウムによる結腸造影

　IBSの病態の把握には結腸の異常な動きの解明も主要な位置を占める。これを判定するものとして，別項で述べた（第2編4-(1) 機能性便秘——38頁）消化管内圧とともに結腸の造影による観察がある。これも以前から注目されていたものであって，本症の研究の初期には池見や川上らが腸管の異常運動を造影によって観察してきた[25)26)27)]。

　例えば川上らは結腸の蠕動運動を観察して，下痢型では食後に有意に蠕動波が増加し排便あるいは便意が催された[28)]。すなわち蠕動波が腸管の動きや排便に密接な関係を有している。一方便秘型では食後にも蠕動波はほとんど出現せず，遠位結腸にsegmental contractionが増加する。川上らはさらにIBSの胃結腸反射に注目し，胃結腸反射の発現パターンが便秘型と下痢型とでは異なり，それがIBSの病態に大きく関与しているのではないかと考えた。

すなわち下痢型では胃結腸反射は亢進し，便秘型では胃結腸反射が低下して肛門側結腸に不規則な収縮である非蠕動波が出現する。以上より propulsive wave である蠕動波による動的な現象をもとに IBS の型を分類し，その病態を解明しようとした。

　これらの考えを基礎にわれわれは腸管を結腸の造影とマーカーによるマーキングによって，その形態と内容の進行状況をともに1枚の写真で現わして病態を分類しようとした。

　方法は，まったく前処置なしに朝食・昼食・夕食と同時に 10cc のバリウムとそれぞれ形態の違う3種類のマーカーを摂取させ，その翌朝，腹部単純X線を撮影する。その後朝食を摂らせて撮影し，さらにその後排便をさせて撮影する。その前半の検査によって基本的な腸管の動き，後半の検査によって胃結腸反射の働きを見る。読影・計測は，結腸と直腸を16ヵ所に分け，各々における直径と形態を調べる。そうすると IBS の3つの亜型，すなわち便秘型，下痢型，便秘・下痢交替型において独特の形態を示すことがわかった。

　すなわち図3の略図にあるように，便秘型では下行結腸から S 状結腸までの spasm と，右側結腸における便の停滞・貯留を示す。下痢型では下行結腸から S 状結腸にかけての低緊張と結腸全体の径の縮小，それにもとづく全結腸にわたる通過の促進がみられる。混合型ではその中間の所見が現れるという3型に特徴ある所見を示す。これによって Rome III 基準における IBS の症状のみによる診断からさらに進んでレントゲン学的に得られた画像を計測し，各タイプの病態を客観的に示すことができる。

　以上，経口バリウム造影による分析は IBS の3亜型の特徴を示すのみならず，病態の解明や症状改善・増悪の要因，治療効果など，本症の経過観察に大いに役立つことがわかった[4]。ちなみにこの画像から得られた各タイプの病態の特徴は諸家の内圧から見た各型の特徴と一致しているのも大変興味深い[29)30)31)32)]。

高野による IBS 診断基準

　以上のことからわれわれは症状のみの Rome II や III の診断基準に加えて，腹部所見としての圧痛ある硬結と上に述べた経口バリウム造影剤による画像診断を加えて診断基準としている[4]（表3）。これによって IBS の症状と所見の両者を関連あるものとして捉え，正確な病態の把握が行え病態のさらなる

第2編　大腸肛門機能障害の病態と病因別疾患

▨ spasm

便秘型　　　　　　　　下痢型　　　　　　便秘・下痢交替型

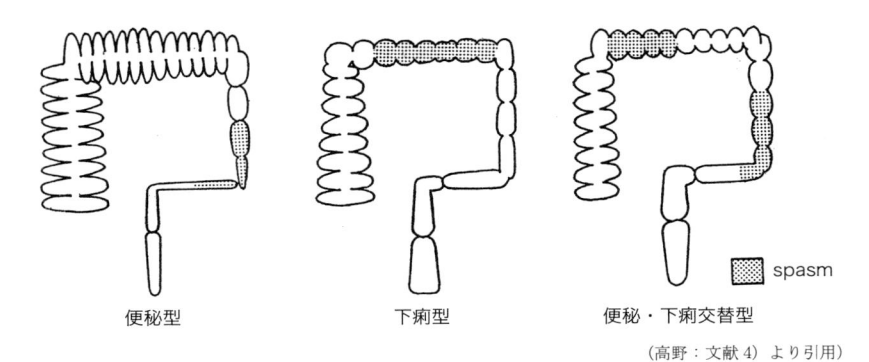

(高野：文献4) より引用)

図3　IBS 各型の大腸経口造影が示す特徴ある像

表3　Rome III と高野病院 の IBS 診断基準

Rome III 診断基準

過去3ヵ月間，月に3日以上にわたって腹痛や腹部不快感＊が繰り返し起こり，下記の2項目以上がある：

1. 排便によって症状が軽快する
2. 発症時に排便頻度の変化がある
3. 発症時に便形状（外観）の変化がある

＊腹部不快感は，痛みとは表現されない不快な感覚を意味する。

高野病院では，これに下記の2所見を加える
① 左右下腹部とくに左側に圧痛ある硬結を触れ，腹部 X 線撮影で下行結腸に一致する
② 経口バリウム造影検査にて型別に特有な形態を認める

解明の一助となっている。

　以上，少なくとも疾患と名づけるには症状に所見が伴うべきであり，そういった点で症状のみにより定義されている Rome II・III 診断基準には大きな弱点があり，これを補うものがなければならない。さもなければ Rome 委員会が目指す病態の解明や十分な治療効果を得ることも不可能に違いない。この点では松枝もいっているように，臨床的に重要なことは個々の患者が最も問題にしている症状が改善するか否かということである [33)]。したがってそれを正しく評価する方法がなければならず，松枝はこれには患者自身による global symptomatic assessment が適切と考えており，これに関してわれわれは症状・所見を加えて診断基準とした。

鑑別診断すべき疾患

　鑑別すべき疾患としては種々あるが，まずは器質的疾患として，大腸がんとその前駆病態の大腸ポリープ，炎症性腸疾患のクローン病や潰瘍性大腸炎などがある。ただしこれらの器質的疾患の症状として現れる，例えば出血や全身状態に及ぼす影響，食欲不振や体重減少，栄養障害，貧血などはIBSではけっして現れることはない。しかし表面的な症状として，また初期には互いにきわめて似た症状を呈することもあるので注意を要する。本症に伴いやすい非消化器症状として精神症状，例えば不眠，肩こり，目まいなどの不定愁訴いわゆる自律神経失調症があり，それらとも区別する必要がある。

　また未だはっきり認識されていない直腸の過敏状態で過敏性直腸症候群（Irritable rectum syndrome：IRS）と称すべき病態がある。その症状は残便感，排便頻回，排出困難，便柱の異常などである。しばしばIBSに併発しIBSの腹部症状が治療によって軽快した後もIRSのみが残存することが多い。したがって患者もその症状に苦しみ，難治性で医療側も治療に困難を感じる。症状は腹部症状が少なく，それに反して排便障害の症状が強い。所見は肛門内に指を入れると直腸はしばしば収縮して患者も不快感を訴えることがある。

　検査としては，直腸の過敏性によって直腸の耐容量の低下などが現れるが，大切な検査としてIRS特有の病態を観察する直腸残便造影がある。これは第1段階として直腸内に少量の造影剤を入れ直腸の状態を見る。次いで第2段階としていきませて排便をさせ上記のバリウムを排出させる。第3段階として浣腸を行いさらに便が残存しているかを見る。この3相の撮影によって直腸壁の過敏性，直腸の容量，便の有無，残便感の有無およびその性状を調べて種々の病態を鑑別する（表4）。IRSの詳細については第2編5-(9)過敏性直腸症候群（94頁）で述べる。

　治療は，直腸の過敏性を取り

表4　残便造影の結果により推定される病態

			残　便	
			(+)	(−)
I 排便前	残	(+)	正常 IRS	IRS
		(−)	正常 IRS	正常
II 排便後	便	(+)	Out. Obst. IRS	IRS
		(−)	排便力低下 or 感覚低下	正常
III 浣腸後	感	(+)	強度 Out. Obst. or 強度 IRS	IRS
		(−)	強度排便力低下 or 強度感覚低下	正常

除く保存療法として薬物療法, 排便習慣の改善などを行うが, とりわけバイオフィードバック療法によって直腸と肛門の動きを調整し過敏性を除去し排出を容易にさせる。詳細については第2編5-(9) 過敏性直腸症候群 (94頁) と第5編5.バイオフィードバック療法 (236頁) で述べる。

あと機能的疾患の中で鑑別診断を要するものの一つとして, 神経因性骨盤臓器症候群 (Neurogenic intrapelvic syndrome : NIS) がある[34]。病態はS2, S3, S4から現れる仙骨神経と, それと同じレベルから現れる骨盤内臓神経の両方が障害を受ける病態が現すsyndromeである。その結果, 直腸肛門の知覚と運動, とりわけその共働作用が失われ, outlet obstruction syndromeの一つとしての排便困難が起こる。これによって口側の結腸に強く便を排出しようとする運動が起こりspastic colonの病態をとり, その結果IBSと同様の腹部症状を呈することがある。こういった排便障害, 腹痛・腹満といった腹部症状の他に肛門の奥に感じる会陰痛, 括約不全などの症状も加わるのがこの疾患の特徴である。

この神経因性骨盤臓器症候群 (NIS) の治療であるが, こういったsyndromeの種々の病態を諸検査によって把握し, 各症候を種々の保存療法の組み合わせで治療する。その中でバイオフィードバック療法を含めたリハビリ治療が大きな部分を占める[34]。

IBSの原因

①ストレス

正常人においても腸管の動きは精神状態によって大きく左右されるのは周知のことだが, IBSの患者では特にこれが著しく約半数の患者で腹痛の発症に精神的要因が関わっているのがわかる。こういった人たちは元来心気症または転換性性格や神経症性格を持っており, これが, 例えば結婚生活, 社会生活, 経済状況, 家族関係が困難な状況に陥った時にIBSとして発症する。Drossmanによるとこのような症例の80％がIBSとして発症している[35]。

②うつ状態

うつ状態やうつ病性障害がIBSの要因になっていることが非常に多く, IBSの下痢型・交替型で約7割, 便秘型では約6割, ガス型・分類不能型では約3割を占めている[36]。すなわちうつ病性障害はIBSにおいて最も重要な心理的障害と考えられる。ただしガス型は他のタイプとは異なる心理状態を

呈しており，不適格傾向はガス型に最も多く認められる一方，過剰適応傾向は便秘型に最も強く認められる。また松本らによると抗うつ剤はいずれのタイプのIBSにも高い有効性を示す[36]。

③心因の見つけ方

並木は，心因よりみてIBSの病態の発生に関わる精神的病態を，1．単なる心配状態，2．不安緊張タイプ，3．心気症タイプ，4．抑うつタイプ，5．転換反応タイプ，6．強迫タイプ，7．精神病的反応タイプ，に分けた[17]。

この心因の発見方法としては，(1) 理学的所見による方法，特に皮膚の発汗など自律神経の異常，(2) 質問用紙を用いた心理テスト，例えばCMIやエゴグラムなど。CMIは特に神経症的傾向を見つけるのに適し，エゴグラムは自我状態，過剰適応傾向を判断する。ZungのSDSはうつ状態を見つけるのによい。(3) 問診を通して見つける方法で，これらによって特に病前の性格，体質，増悪・緩解因子などを聞き出して治療を開始するなどの方法がある[10][37]。

脳腸相関の病態

福土によるとIBSは腹痛と便通異常を主体とする持続性の下部消化管症状であるが，器質的疾患を同定しえない機能的疾患であるという概念の症候群である[38]。IBSは，1．消化管運動異常，2．消化管知覚過敏，3．心理的異常の3つの病態を特徴とする。これまでこの病態は各々独立して検討されてきたが研究の結果，IBSの主要な病態生理は脳機能と消化管機能の相互関連すなわち脳腸相関の異常と考えられつつある。この脳腸相関に関与する一元的に説明しうる物質として，ストレスのcommom mediatorとして重視されるcorticotropin-reliesing hormone（CRH）が上げられる[39]。これらホルモンを介しての脳腸の機能的悪循環がIBSの発生機序であるということを示唆している。今後はこのデータを蓄積することがIBSの本体を解明する鍵になると考えられる[38][40]。

また，positron emission tomography（PET）を用いた検討により，大腸伸展刺激時のヒト消化管知覚の脳内プロセシングと神経伝達が明らかになりつつある[41][42]。すなわちこれをみると健常人では賦活の中心が前帯状回であるのに対し，IBS患者では前頭前野であり，IBSの消化管知覚の脳内プロセシング異常が示唆される[43]。Lawalらによっても腸管伸展刺激の中枢神経系への

影響を機能性 MRI で客観的に評価しようとする試みがなされている[44]。

QOL の阻害

　IBS は生命の予後という点ではきわめて良好であるといわれているが，患者の日常生活に支障をきたし QOL を低下させる要因となることが多い。患者の社会的適応を見てみると，男性の 45%，女性の 20% で非適応群がある。日常の活動制限を調査してみると，就業，通院，家事，通学などに関して health-related quality of life に支障があり，この発現にはストレスが大きく関与していると述べられている[45]。これに対処するには種々の療法の組み合わせを行うとともに，患者のストレスや不安を積極的に取り除くことが必要である。

　患者の 3 分の 1 は，4 週間の観察期間中に少なくとも 1 日あるいは 1 回，IBS のために休務を余儀なくされており，当人の社会活動が阻害されている。このように IBS の社会に対する悪影響は大きい[16]。

腸炎後 IBS

　以前より腸炎後に IBS を呈する患者がいることが認められていた。最近ではこういった病態，特に炎症性腸疾患の緩解期や治療期にみられる IBS 状態が注目を浴びている。発生のメカニズムとしては直腸粘膜の炎症があり，しかもストレスが負荷されると筋層間神経叢の機能が低下し，それが記憶される[46]。その機序そのもの，あるいは類似の現象が IBS の根底にあるのではないかと研究が進められている。また IBS の経過中に炎症性腸疾患が発生する危険度は，対照群の 16.3 倍であるといわれている[47]。

　当院の調査では大腸炎と診断された入院患者 43 名のうち 15 名が炎症消失後も排便や腹部症状を訴え，退院後も通院を継続したが，そのうち Rome III の診断基準に合致した患者は 31% にあり，不安感など心理的影響の関与が示唆された[48]。

治　療

　IBS の治療においては，IBS をその程度に応じて軽度，中等度，重症の 3 つに分けて対応するのが最も適当である。

　軽度のものでは外来で基本的な検査の後，病状の簡単な説明を行って食生

活を含めた生活の是正を促し，一般の腸管運動調整剤の投与により治療する。

中等度の場合は基本的検査の後，できれば IBS 患者会などに入会を勧めてそのプログラムに応じて職員とともに定期的に学習会を開き，疾患の病態，生活療法，食事療法，薬物療法，その他自律訓練法や太極拳などを学習する。このような治療は集団療法といえるが，その目的は症状の自己コントロールにある。IBS の患者には内向的な性格の者が多いので集団療法の中で他人の体験などを受動的に聞くことによって自分の疾患の病因や病態などに気づく。そしてこの気づきによって症状の軽快を得るというプロセスをとる。

重症の場合は症状は強く長期にわたり難治性で，心因相関が複雑かつ深層に及ぶ。このため心療内科の専門医の長期にわたるかなり intensive な治療が必要となる。これには諸種の精神療法を含めて，また向精神薬・抗うつ剤の選択が必要となり，時には入院治療を必要とする[4]。

以上の3ランクに分けた重症度ごとの治療法については，心身医学会から治療のガイドラインが出ており，これに沿って治療を進めるのが最も妥当である[49]。

薬物療法

IBS の治療の中で薬物療法は大きな位置を占めているが，その中でもまずは便通の調整が第一となる。この際，西洋薬のみでなく漢方薬あるいはそれと西洋薬との併用も有効性を高める。

さらに薬物療法は対症療法として，ストレスによる刺激や緊張を軽減し，腸の過敏状態を取り除くことにより，ある程度便通異常や腹痛などの症状を改善する目的で行われる。

①作用別薬物分類

当院で使用している作用別の薬物分類を以下に掲げる。

1. 便形状の改善薬としては，ポリカルボフィルカルシウムがある。食物繊維の作用を強力にしたような薬で，下痢の場合は便中の余分な水分を吸収して便を固め，便秘の場合は吸収した水分を保つことによって便が固くなるのを防ぐ。

2. 消化管運動調節薬としてはトリメブチンマレイン酸塩があり，消化管運動を調節して，下痢，便秘，腹痛を改善する。

3. 整腸剤としては，ラクトミン，ビフィズス菌，酪酸菌があり，腸内細菌

のバランスを整え，便の異常発酵を防ぐ。

　4．自律神経調整剤としては，トフィソパム，ガンマーオリガノールがあり，ストレスなどによる自律神経の乱れを整え，腸管の過敏状態を抑えたり不安，緊張を軽減させる。

　5．止痢剤としては塩酸ロペラミドがあり，大腸の蠕動運動を抑制して下痢を止める。

　6．下剤は大腸の蠕動運動を高めるものや，大腸の水分吸収を妨げて便を軟らかくするものがあり，排便を促す。センナ，アロエなどの成分を多く含む刺激性下剤は緊張した腸をますます緊張・収縮させて，排便をさらに困難にしたり症状を悪化させるため，服用されている場合は極力中止し，酸化マグネシウムなどの塩類下剤やジオクチルソジウムスルホサクシネート・カサンスラノールなどの浸潤性下剤でのコントロールを心がける。

　7．消化管運動賦活剤としては，モサプリドクエン酸塩水和物，メトクロプラミドがあり，消化管の運動を促進させ便通異常を改善する。

　8．抗コリン剤としては，臭化メペンゾラート，臭化ブチルスコポラミン，臭化チキジウムがあり，平滑筋の収縮を抑制し，下痢や腹痛を和らげる。

　9．ガス除去剤としては，ジメチコンがあり，腸管内のガスを除去することで腹部の膨満感や腹鳴を抑える。

　10．抗不安剤，抗うつ剤は，ストレスや不安を和らげ，精神症状の改善を図るうえで有効な場合がある。抗不安剤としては，プラゼパム，ジアゼパム，フルタゾラム，アルプラゾラム，ブロマゼパム，フルジアゼパム，エチゾラム，ロフラゼプ酸エチルなどがある。抗うつ剤は効果があるまでに最低1週間，一般的には3～4週間を要する。三環形抗うつ剤にはアミトリプチリン塩酸塩，クロミプラミン塩酸塩，イミプラミン塩酸塩があり，非三環形抗うつ剤にはトラゾドン塩酸塩がある。四環形抗うつ剤にはマプロチリン塩酸塩，ミアンセリン塩酸塩，セチプチリンマレイン塩酸塩があり，SSRI（選択的セロトニン再取り込み阻害薬）にはフルボキサミンマレイン酸塩，パロキセチン塩酸塩水和物，SNRI（選択的セロトニン・ノルアドレナリン再取り込み阻害薬）にはミルナシプラン塩酸塩がある。

②漢方薬

　漢方薬を処方する場合としては，1．西洋薬の効果が乏しい場合，2．副作用のために西洋薬が使えない場合，3．患者が希望しその方が良いと判断さ

れる場合，4．経過や症状，状態などから漢方薬の使用が良いと判断される時，5．その他，積極的に証を診て漢方薬の使用が良いと判断した時である。

漢方薬に対する感受性，有効性は個人差があるので，薬物の量の調節には個別的な配慮が重要であり，特に副作用には十分留意する。ただし，漢方療法の欠点は体系的な精神療法がないことである[50]。

IBSの漢方治療では病型を問わず桂枝加芍薬湯を第一選択としている報告が多い[51)52)]。桂枝加芍薬湯は抗コリン剤に匹敵する薬理効果が期待できるとの報告がある[53)]。

表5 IBSの漢方治療

1. 痙攣性便秘型
 桂枝加芍薬湯が第1選択
 小建中湯，加味逍遙散，四逆散
2. 持続下痢型
 〈神経性下痢〉甘草瀉心湯が第1選択
  （半夏瀉心湯，生姜瀉心湯）
 〈水毒体質〉平胃散，胃苓湯
 〈脾虚〉六君子湯，啓脾湯
3. ガス型
 大建中湯，中建中湯，半夏瀉心湯
 茯苓飲合半夏厚朴湯
4. 心理的要因が大きい場合
 〈不安感〉
 柴胡加竜骨牡蠣湯（下痢には大黄を去る），
 桂枝加竜骨牡蠣湯，柴胡桂枝乾姜湯
 〈抑うつ状態〉香蘇散，半夏厚朴湯
 〈ヒステリー〉甘麦大棗湯，四逆散，抑肝散，
  加味逍遙散
5. 寒冷刺激に敏感な場合
 人参湯，真武湯，呉茱萸湯，
 当帰四逆加呉茱萸生姜湯，苓姜朮甘湯

山田寛幸：過敏性腸症候群．心身医 4：1135-1138, 1992 より引用

全国の18施設での共同研究によると，下痢型では半夏瀉心湯で74％，桂枝加芍薬湯で80％に"やや改善"以上の効果があり，便秘型では桂枝加芍薬湯で63％，桂枝加芍薬大黄湯で74％に"やや改善"以上の効果がある。便秘下痢交替型では桂枝加芍薬湯，桂枝加芍薬大黄湯でそれぞれ67％に"やや改善"以上の効果があったとの報告がある[54)]。

比較的頻度の高い病型の治療薬を表に示す（表5）。

成　績

IBSの長期成績および予後であるが，弘前大学の須藤らによると，1年以上経過した症例のアンケート結果では，自覚的に良くなったと回答した患者が61％，同じであるが22％，悪いが17％であった[55)]。受診までの病悩期間が長いものほど予後は悪かった。症状別の改善率は腹痛が54％，便通異常が64％であった。また下痢型の予後がやや悪かった。心理テストの結果では神経症的あるいはうつ状態にあるものは予後が悪かった。結論としてはまだ症状が継続している完治していない症例が多いことから，IBSの治療の目的は症状

の完全消失ではなく症状のコントロールに置くべきことが確認された[55]。

当院の調査では初診時に,症状では腹痛,心理的には緊張および抑うつの傾向が強いものほど改善困難であった[56]。

集団療法の効果については,1年間の集団療法後のアンケートの結果は,症状消失が18%,軽快34%,良かったり悪かったりが40%,不変が8%と,かなりの効果を得ている。効果があった点としては,①病気を理解することができた,②病気を治す場ができた,③同病者の意見が聞けた,④自分の病気の原因がわかった,などを挙げており,やはり集団療法に特有の効果があることを示唆している[4]。

メーヨークリニックの研究結果では,IBSの患者を29年間長期観察したが,その予後は良好である[57]。すなわち,診断後に発生した疾患,死因はすべてIBSとは無関係であった。カルテの記載内容をもとに治療者一患者関係を調べてみたところ,治療者一患者の関係の強さが高いほど,IBSの再発頻度や入院回数が低いという結果が出ている。IBSの予後は良好であるということと,強力な治療者一患者関係がIBS症状の再発を防ぐという結論に達している[57]。

文　献

1) Jordan SM, Kiefer ED: Irritable colon. JAMA 93:529, 1929.
2) 金久卓也,山本喜三郎:過敏性大腸とは何か——病態理解と概念規定の問題について.医事新報 2325:6-12, 1968.
3) 河野友信:消化器にまつわる心身症——過敏性大腸を中心として.現代の診療 24:298-303, 1982.
4) 高野正博:過敏性腸症候群の診断と治療.心身医 33:167-173, 1993.
5) 市川俊夫,松本芳昭,金沢文高ほか:過敏性腸症候群ガス型への森田療法の適用.消心身医 1:47-49, 1994.
6) 島田章,高野正博,松尾雄三:思春期の過敏性腸症候群の心身医学的側面——特に『ガス型』について.心身医 30:41-47, 1990.
7) Longstreth GF, Thompson WG, Chey WD, et al.: Functional bowel disorders. Gastroenterology 130:1480-1491, 2006.
8) O'Donnell LJD, Virjiee J, Heaton KW: Detection of pseudodiarrhoea by simple clinical assessment of intestinal transit rate. Br Med J 300: 439-440, 1990.
9) Thompson WG: The irritable bowel. Gut 25 ; 305-320, 1984.
10) 井上幹夫,伊藤健,松木邦裕:過敏性大腸症候群の臨床像とその診断および治療について.綜合臨 26:1118-1027, 1977.

11) Thompson WG, Heaton KW: Functional bowel disorders in apparently healthy people. Gastroenterology 79 : 283-288, 1980.
12) Sandler RS, Drossman DA, Nathan HP, et al.: Symptom complaints and health care seeking behavior in subjects with bowel dysfunction. Gastroenterology 87 : 314-318, 1984.
13) Johnsen R, Jacobsen BK, Forded OH : Associations between symptoms of irritable colon and psychological and social conditions and lifestyle. BMJ 292 : 1633-1635, 1986.
14) Drossman DA, Sandler RS, McKee DC, et al.: Bowel patterns among subjects not seeking health care. Gastroenterology 83 : 529-534, 1982.
15) van der Horst HE, van Dalmen AM, Schellevis FG, et al.: Do patients with irritable bowel syndrome in primary care really differ from outpatients with irritable bowel syndrome?. Gut 41 : 669-674, 1997.
16) 福土 審：過敏性腸症候群の疫学．臨消内科 15：1697-1700, 2000.
17) 並木正義，川上 澄，中川哲也：Irritable bowel syndrome（IBS：過敏性腸症候群）．p.16, 新興医学社，東京，1983.
18) 小林伸行，山田一隆，高野正博：過敏性腸症候群の心身医学的側面——疫学調査および予後調査を中心として．日本大腸肛門病会誌 55：527, 2002.
19) 河野友信，松永藤雄：過敏性大腸症候群．診断と治療 71：1621-1625, 1983.
20) Read NW: Irritable bowel syndrome. Grune&Stratton, LTD, London, 1985.
21) 佐々木大輔，阿部達也，須藤智行ほか：年代別にみた過敏性腸症候群の臨床的特徴——心身症外来患者およびJ村住民の調査から．心身医 33：161-166, 1993.
22) Naliboff BD : Sex-related differences in IBS patients: central processing of visceral stimuli. Gastroenterology 124 : 1738-1747, 2003.
23) Rasouin A, Lorenzo CD, Forbes D : Childhood functional gastrointestinal disorders: child/adolescent. Gastroenterology130: 1527-1537, 2006.
24) Poole SR：Irritable colon syndrome of infancy．Am Fam Physician 26：127-131, 1982.
25) 川上 澄：過敏性腸症候群（IBS）の治療をめぐって．Ther Res 6: 891-899, 1987.
26) 池見酉次郎，中川哲也：Irritable colon syndrome．内科 16：232-236, 1965.
27) 池見酉次郎，中川哲也，河野友信ほか：過敏性大腸症候群．診療 21：202-210, 1968.
28) 川上 澄，佐々木大輔，石岡 昭ほか：過敏性腸症候群．内科 56：69-77, 1985.
29) Connel AM : The motility of the pelvic colon. Part II. Paradoxical motility in diarrhea and constipation. Gut 3 : 342-348, 1962.
30) Thompon WG : The irritable bowel : one disease, or several, or none? Read NW ed.: Irritable bowel syndrome. pp.3-5, Grune & Stratton, London, 1985.
31) Sasaki D, Kido A, Yoshida Y : An endoscopic method to study relationships between bowel habit and motilities of ascending and sigmoid colons. Gastrointest Endosc 32 : 185-189, 1986.
32) 佐々木大輔：大腸内圧．日本大腸肛門病会誌 39：806-813, 1986.
33) 松枝 啓：病態生理からみた過敏性腸症候群（IBS）の治療効果の正しい評価法．G.I.Res 7 : 70-75, 1999.
34) 高野正博：会陰痛を主訴とする仙骨神経障害の病態の解明に向けて——仙骨神経障

害症候群．日腰痛会誌 11：186-192, 2005.
35) Drossman DA, Sandler RS : Irritable bowel syndrome: the role of psychosocial factors. Stress Medicine 10 : 49-55, 2006.
36) 松本浩二朗，美根和典，金沢文高ほか：過敏性腸症候群の病型と心理的評価の関連についての研究．心身医 34：307-317, 1994.
37) 岡 孝和：過敏性腸症候群における心因の見つけ方．心身医療 3：36-41, 1991.
38) 福土 審：過敏性腸症候群の病態生理：消化管生理学と神経科学の進歩から．日消病会誌 98：1137-1145, 2001.
39) Mayer EA, Raybould HE: Role of visceral afferent mechanisms in functional bowel disorders. Gastroenterology 99 : 1688-1704, 1990.
40) 福土 審，本郷道夫：過敏性腸症候群における脳腸相関の病態．心身医 39：160-166, 1999.
41) 福土 審：ストレスと脳腸相関．医事新報 4193：27-32, 2004.
42) Hamaguchi T, Kano M, Rikimaru H, et al. : Brain activity during distension of the descending colon in humans. Neurogastroenterol Motil 16 : 299-309, 2004.
43) Silverman DH, Munakata JA, Ennes H, et al. :Regional cerebral activity in normal and pathological perception of visceral pain. Gastroenterology 112 : 64-72, 1997.
44) Lawal A, Kern M, Sidhu H, et al. :Novel evidence for hypersensitivity of visceral sensory neural circuitry in irritable bowel syndrome patients. Gastroenterology 130 : 26-33, 2006.
45) 河村 朗：過敏性腸症候群と QOL．臨消内科 15：41-45, 2000.
46) Jacobson K, McHugh K, Collins SM : Experimental colitis alters myenteric nerve function at inflamed and noninflamed sites in the rat. Gastroenterology 109 : 718-722, 1995.
47) Garcia Rodriguea LA, Ruigomez A, Wallander MA, et al. : Detection of colorectal tumor and inflammatory bowel disease during follow-up of patients with initial diagnosis of irritable bowel syndrome. Scand J Gastroenterol 35 : 306-311, 2000.
48) 高野正博，松尾雄三，廣松矩子ほか：大腸炎後 IBS 様状態に関する一考察．心身医 42：108, 2002.
49) 小牧 元，久保千春，福土 審編：過敏性腸症候群：心身症診断・治療ガイドライン．pp.12-40, 協和企画，東京，2006.
50) 河野友信：各科領域における心身症と漢方の有用性（25）内科領域 過敏性腸症候群．心身医療 4：384-387, 1992.
51) 山本 巖：東医雑録（1）pp.300-338, 燎原書店，東京，1985.
52) 榎村陽太郎：便通異常の和漢薬による治療．漢方研 239：358-362, 1991.
53) 水野修一，永田勝太郎，吉田勝彦ほか：過敏性腸症候群に対する桂枝加芍薬湯エキスの治療効果．診断と治療 73：1143-1152, 1985.
54) 高橋恒男：過敏性腸症候群の漢方方剤による治療．第1回臨床東洋医学研究会講演記録集，臨床東洋医学研究事務局，1985.
55) 須藤智行，阿部達也，吉田 豊ほか：過敏性腸症候群の予後関連因子の検討．心身医 34：98, 1994.

56) 高野正博, 小林伸行, 林田秀樹ほか：過敏性腸症候群の初診時症状と長期経過との関連——便秘型の多変量解析による検討から. 心身医 41：29-35, 2001.
57) Owens DM, Nelson DK, Talley NJ：The irritable bowel syndrome:long-term prognosis and the physician-patient interaction. Ann Intern Med 122：107-112, 1995.

5. 直腸性

(1) Outlet obstruction syndrome

　以前は，大腸性便秘といえば大腸全体の動きが悪くて便がたまるという考え方しかなかったが，最近では出口の障害，すなわち直腸肛門機能の障害によって便が出にくいという outlet obstruction というグループに属する疾患群があるという考えが西洋から入ってきた。わが国でもそういった認識が高まり，固定してきた。以前からこういう疾患があったと思われるが，見逃されてきた面と，日本人の生活の欧米化や高齢化により，欧米的な病態が発生し増加してきたということに起因すると思われる。

　この病態の最も根源になるのは骨盤底を形成する肛門挙筋・肛門・直腸の3者の異常，それを支配している神経で特に仙骨神経や，こういった体神経のみでなく仙骨の同じ高さから由来する骨盤内臓神経といった自律神経の異常または両者の合併に由来するものであろうと考えられる。これにはさらに上位の中枢神経，例えば心身症的な病態もこれに加味されていると思われる。ただし実際の疾患としての現れ方はいくつかあって，それぞれはっきりとした臨床像をとる。すなわち肛門に由来するもの，直腸に由来するもの，肛門挙筋に由来するものとがあり，これらはそれぞれ機能的なもの，器質的なもの，この2者が混在しているものがある。ここではその代表的なものについて述べる。肛門の器質的疾患については別項（第2編 6. 肛門性——97頁）で述べてあるので省略する。

　まず直腸に起因するものには直腸粘膜脱，直腸脱，不顕性直腸脱，直腸粘膜脱症候群（直腸孤立性潰瘍），Rectocele，過敏性直腸症候群（IRS），直腸機能低下型便秘，先天性巨大結腸症などがある[1)2)]。そして肛門挙筋の障害の多くは仙骨神経障害に由来するものであるが，これらの病態についてそれぞれの項で述べる。

文　献
1) 高野正博：排便機能障害の診断と治療．消化器科 31：343-350, 2000.

5. 直腸性／(1) Outlet obstruction syndrome・(2) 直腸粘膜脱

2) 高野正博：消化管症候群——その他の消化管疾患を含めて（下）Outlet obstruction syndrome. 別冊日本臨床 領域別症候群シリーズ 6：757-761, 1994.

(2) 直腸粘膜脱

　直腸粘膜脱は，肛門から直腸の粘膜が脱出してくる，またはすっかり脱出してしまったもので，これ自体でも発生するが，別項で述べる種々の肛門手術後，例えば Whitehead 術後でも多発する．最近は高齢化に伴う粘膜脱の症例が増加している．

病　態

　病態は，Parks が述べているように，一方は直腸粘膜だけが出てくる粘膜脱の状態があり，もう一方は痔核すなわち静脈瘤が粘膜によって被われている状態とがある[1]．この両疾患はともに大変頻度の高いものであるが，両者間にはさまざまな程度の移行形が存在する．直腸粘膜脱はこの一端で粘膜だけが脱出してくるもので，いずれの年齢にも出現するが特に高齢者においてみられる．一方，痔核は粘膜下の血管が膨らんで，これが塊状となり肛門外へ脱出する．すなわち後者は塊状に脱出してくるのが特徴で，これに対して粘膜脱は血管瘤の成分が少なく，もっぱら粘膜のみが脱出してくる状態である．

　程度としては内痔核と同じ Goligher の分類を用い grade 1 は脱出してこない，grade 2 は排便時脱出するが自然に戻る，grade 3 は粘膜が出てきて用手的に還納しなければならない，grade 4 は脱出したままで元に戻らない，の4つに分けられる．

治　療

　治療法も痔核に準じた grade に応じ，grade 1：保存療法，grade 2：注射療法・その他の外来処置，grade3・4：手術療法，となる．最近では自動器機を用いた環状粘膜切除術である PPH 法や中国由来の ALTA 療法[2] などによって簡単でかなり永続的な効果が得られる方法もある．手術法も痔核に準じた結紮切除法であるが，粘膜脱の程度が強い反面，肛門上皮の形成が非常に悪いために肛門上皮の形態的および機能的役割を十分果たすことができない慢

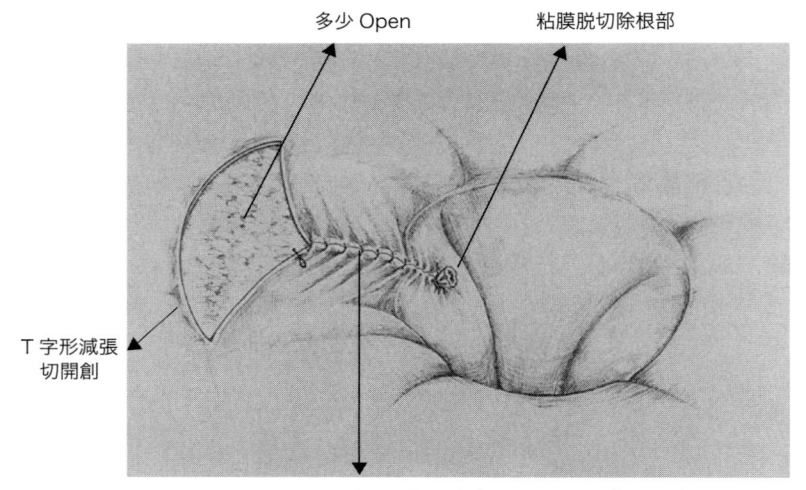

第 2 編　大腸肛門機能障害の病態と病因別疾患

図中ラベル：
- 多少 Open
- 粘膜脱切除根部
- T字形減張切開創
- スライドした肛囲皮膚によって肛門管を形成

図 1　直腸粘膜脱に対する結紮切除 Sliding Skin Graft（LESSG）法の完成図

性の症例がある。このような症例では WHA 粘膜脱術で述べる粘膜切除 SSG，あるいは筆者が述べている縦結紮切除 SSG 法（LESSG 法）が非常に有効である[3]。後者は従来のごとく粘膜の結紮切除を行うが，その欠損部に肛門周囲の皮膚を図 1 のように移動させて覆い肛門管を形成する方法で縦 SSG と称し，より簡便に十分な効果が得られる。

文　献

1) Parks AG: Hemorrhoidectomy. Welch CE, Hardy JD: Advanse in Surgery. vol5, pp.17-18, Year Book Medical Publishers Inc, Chicago, 1971.
2) Takano M, Iwadare J, Ohba H, et al.: Sclerosing therapy internal hemorrhoids with a novel sclerosing agent. Comparison with ligation and excision. Int J Colorectal Dis 21: 44-51, 2006.
3) 高野正博：直腸粘膜脱（ホワイトヘッド術後直腸粘膜脱を含む）に対する結紮切除 Sliding Skin Graft (LESSG) 法の新しい試み．日本大腸肛門病会誌 39：742-748，1986.

(3) 直腸脱

病　態

　直腸周囲の結合織の弛緩により直腸が脱出してくるもので，骨盤内諸臓器の下垂や会陰下垂を伴うことが多い．便が出にくいといきんで便を出す，いきむと直腸脱になるという状態から，さらにいきまないと腸のみが出てきて便が出ない，いきむと直腸脱が悪化するという悪循環を呈する．また，直腸脱は精神障害者，例えば統合失調症患者にも現れやすい．さほどでなくても排便に対するこだわりが強い人にも現れやすい．

　従来，発生する年齢別にそれぞれ小児期，青年期，成人期，老人期のものとあったが，最近は高齢期のものが激増している．その中でも女性が圧倒的に多い[1]．すなわち最近直腸脱が増えてきているというのは，女性の高齢者に多発するようになったということである．

　直腸脱の病態は種々考えられるが，骨盤内の諸組織との関連性が著明で，しかも高齢者では会陰下垂，すなわち肛門挙筋の下垂がその本体であると考えられる．直腸脱の原因としては諸説あり，その1つは骨盤底筋，肛門括約筋，骨盤筋膜の脆弱によるもの，次はRipstainらの直腸重積説があり[2]，3つ目はMoschcowitzらが主張するダグラス窩ヘルニア説[3]，すなわち一種の滑脱ヘルニアとする説，4つ目はS状結腸・直腸移行部の過長症の部分の習慣的重積によるとの説がある．5つ目の説は，筋電図の研究で排便時に骨盤底の反射性緊張が低下しているというデータをもとに，排便反射における肛門挙筋・肛門括約筋の機能の失調が原因であるとするものである．このように発生因についていろいろな説があるが，岩垂も述べているように各年齢層に共通に説明するものがなく，いくつもの因子がさまざまな程度に介入して起こってくると考えられている[4]．最近は6番目の説として女性の高齢者に多発するところから，先述したように仙骨神経の機能低下による肛門挙筋の筋力低下と下垂化の両者の悪循環によるもの，すなわち仙骨神経が弱まることにより骨盤底が下降する，これによりさらに仙骨神経が引き伸ばされ弱力化するというメカニズムが原因となっていると考えられるようになった[5]．もちろんこれに骨盤底の諸筋・筋膜等の脆弱化も病態として加わっていると考えられる．

仙骨神経障害と肛門挙筋の下垂との悪循環説にはParksが既に1966年に述べている[6]。この誘因の1つは骨盤内の筋膜，繊維，靭帯によって支えられている子宮が摘出されると，この骨盤底筋の下垂が進行する。2つ目の誘因としては，とりわけ女性または高齢者で腹筋など腸管運動の低下による排便時のいきみの低下がある。また3番目の誘因としては出産なども関連があると思われる。

分　類

直腸脱の型別分類であるが，TuttleをはじめAltemeierら[7]の説がある。a) 直腸粘膜あるいは直腸の一部分のみが脱出する不完全直腸脱（incomplete prolapse），b) 直腸全層が全周性に脱出する完全直腸脱（complete prolapse）——これには直腸が脱出するときに肛門管が正常位にあるものと，肛門管も直腸下端とともに翻転脱出するものとがある——，c) 直腸内で上部直腸の重積下垂が起こっているが，肛門外には脱出してこない不顕性直腸脱（concealed prolapse），の3つの型に大別される。不顕性直腸脱については次項で詳しく述べる（第2編5-(4) 不顕性直腸脱——84頁）。

荒川の集計によると，本邦の827例では，完全直腸脱が最も多く558例（67.5％），不完全直腸脱216例（26.1％）がこれに次ぎ，不顕性直腸脱も22例（2.7％）にみられた[8]。

直腸脱の治療

治療としては荒川や岩垂，高野が述べているとおり数多くの術式があるが，肛門輪を縮める経肛門的縫縮，切除，経会陰的直腸固定，経会陰的直腸肛門挙筋形成，直腸結腸骨盤内固定など，単に固定するものと，剥離してから固定するものとがある。骨盤底の強化，腸管切除，ダグラス底挙上閉鎖，またはその組み合わせとなる。経腹的なメッシュによる直腸固定，Ripstein法が従来米国では広範に用いられていたが，最近は腹腔鏡による直腸の剥離固定やメッシュ挿入等が行われている。いずれも脱出とそれに伴う病態を解決するという点で合目的ではあるが，術後合併症等は術式により千差万別である。

わが国で行われている術式も経腹的と経会陰的に大きく分けられる。経腹的には直腸剥離，挙上，仙骨あるいは大腰筋膜固定，腸膜底の挙上，経腹的骨盤底形成術があり，経会陰的としてはわが国では特に肛門科医によって

Gant‐三輪法（絞り染め法）が行われている。経腹的手法は再発率が低く5%以下で，直肛機能の改善という点でも成績が良いと報告されている[9]。わが国で行われている経腹的手術にはBacon変法が多い。経会陰的または経肛門的方法は非常に再発率が高く，Gant‐三輪‐Thiersch法では14%となっている[9]。Thiersch法は他法に本法を加えることにより再発率の低下と括約不全による便漏れの防止の2点で有効である[9]。経肛門的手法の優れた点は，リスクが高い認知症やその他の全身合併症を伴う高齢者にも容易に行われ侵襲が少ないということで，たとえ再発しても再手術が十分可能であるという利点がある。Gant‐三輪法で用いられる紐の材料としては，以前から銀線，絹糸，ナイロン糸等が用いられてきたが，最近ではある程度収縮性があり異物反応の少ない合成繊維のメッシュが用いられることが多い[10]。

ただし，こういった高齢者の直腸脱手術については今後もますます増加することが予想され，またこういった直腸脱には直腸肛門機能障害が少なからず随伴し，直腸脱と直腸肛門機能障害が一体となっている病態なので，これに関しては排便機能改善も同時に考慮した手術とリハビリの両者の組み合わせで治療されるべきである。

直腸脱に伴う直腸肛門機能障害の治療

直腸脱があると①括約筋が引き伸ばされ，②収縮力が弱まり，③直腸脱が出てくるという悪循環が形成され，直腸脱に伴う括約不全が進行すると便漏れやガス漏れが起こる。仙骨神経障害があると骨盤底の下垂をきたし直腸脱を生じるという病態もある。また直腸脱があると排便障害をきたし排便時のいきみが会陰下垂となり，これらの病態が三つ巴の悪循環を形成する。さらにはこれに伴って他の骨盤内の諸臓器，すなわち泌尿器である膀胱・尿道，生殖器である子宮・膣の脱出が，直腸脱に伴って多臓器にわたって多発するようになる[11]。これらの1つを治してもまた次の1つが現れ，さらに1つとモグラ叩き的な現象を呈する。これを筆者は骨盤内全臓器の造影によって確かめ，最近はdynamic MRI, multiple CT, 3 dimention CTによって確かめている。

治療は，病態が軽度から中等度のものでは上述した直腸脱の術後のリハビリによって改善させることが必要となる。基本的なリハビリはバイオフィードバック療法である。筆者は直腸脱術後の括約不全に対してまずバイオフィ

ードバック療法を行い，これで改善しない場合は括約筋形成術を行った後，バイオフィードバック療法を行うという方式で200例中98例の改善を得たという優れた成績を納めている．さらには直腸脱に伴う骨盤内の特に骨盤底筋の異常な運動があり，直腸脱が排便障害の一因となっているとするいくつかの研究や論文があり，それをバイオフィードバック療法で改善することによって，さらに直腸脱に伴う排便障害の改善と，直腸脱の再発が防止される．

文　献
1) 高野正博：直腸脱の治療——直腸縫縮・括約筋形成術式．手術 46：923-929, 1992.
2) Ripstein CB, Lanter B: Etiology and surgical therapy of massive prolapse of the rectum. Ann Surg 157：259-264, 1963.
3) Moschcowitz AV: The pathogenesis, anatomy, and cure of prolapse of the rectum. Surg Gynecol Obstet 15：7-12, 1912.
4) 岩垂純一，隅越幸男，小野力三郎ほか：治療1——直腸脱の病態と治療．日本大腸肛門病会誌 42：981-986, 1989.
5) Takano M, Hamada A: Evaluation of pelvic descent disorders by dynamic contrast roentgenography. Dis Colon Rectum 43：4-11, 2000.
6) Parks AG, Porter NH, Hardcastle J.: The syndrome of descending perineum. J R Soc Med 59：477-482, 1966.
7) Altemeier WA, Culbertson WR, Schowengerdt C, et al.: Nineteen years experience with the one stage perineal repair of rectal prolapse. Ann Surg 173：993-1001, 1971.
8) 荒川広太郎：直腸脱の現況．日本大腸肛門病会誌 32：224-229, 1979.
9) 竹村　浩，土屋周二，小林俊介：経肛門的アプローチによる手術——とくにGant-三輪法・Thiersch法併用手術．日本大腸肛門病会誌 35：476-482, 1982.
10) 竹山政美，上坂裕香，伊藤伸一郎ほか：Gynemesh PSRを用いた骨盤臓器脱手術 Tension-free Vaginal Mesh（TVM）の試み．日女性骨盤底医会誌 4：40-48, 2007.
11) 高野正博：会陰痛を主訴とする仙骨神経障害の病態の解明に向けて——仙骨神経障害症候群．日腰痛会誌 11：186-192, 2005.

（4）不顕性直腸脱

病　態

主な病因は常習性便秘で，排便時に強くいきむ状態が続き，上部直腸の固定の減弱をきたし直腸内で直腸の重積を起こすようになったものである[1]．この疾患は直腸脱の前段階なのか，まったく関係のない病態であるかについ

ても今なお議論されているところである[2]。

診　断

　直腸脱では脱出を訴え，診察では異常に弱い括約筋力から直腸脱を疑い，トイレでいきませて脱出をみて診断することになるが，この疾患ではこれと異なり外部から病変を観察することはまったく不可能である。本疾患ではその排便障害の特徴である排便でいきんでも奥がふさがって便が出ないという特異な症状から本症を疑い，まず直腸内に指を入れ，いきませて腸内の重積またはその傾向があるかをみる。文献的には指診で前方に膨らみがあるものが31例中12例(38.7%)，全周性の脱出をみることができるのが18例(58.1%)，指診でまったく異常がないのが1例(3.2%)だったと報告されている[3]。さらに直腸鏡下でいきませて重積を観察する。一番重要な検査法はディフェコグラフィーで確かめることである。すなわち静止(still)の状態からいきみ(strain)の状態に至った時の直腸壁の変化をみて，3cm以上の重積があれば本疾患と診断する。ディフェコグラフィーの所見はsensibility 81%，specificity 90%である。このディフェコグラフィーの像は直腸固定術によって消失する。

治　療

　治療はまず食事療法，薬物療法などによって便通を良くし，排便時の怒責を避けるよう指導する。手術療法としては直腸の重積部の縫縮を行うことになるが，これにはPPHも簡便かつ有用な手段である。しかしこの疾患の実体は未だ判然としたものではなく，rectoceleや直腸下垂といった他の疾患の現れの一部にしか過ぎないのではないかとも考えられ，さらなる研究が望まれる。

文　献

1) Hoffman MJ, Kodner IJ, Fry RD: Internal intussusception of the rectum: Diagnosis and surgical management. Dis Colon Rectum 27 : 435-441, 1984.
2) Christiansen J, Hesselfeldt P, Sorensen M: Treatment of internal rectal intussusception in patients with chronic constipation. Scand J Gastroenterol 30 : 470-472, 1995.
3) van Tets WF, Kuijpers JH: Internal rectal intussusception: Fact or fancy? Dis Colon Rectum 38 : 1080-1083, 1995.

(5) 直腸粘膜脱症候群

病　態

　直腸粘膜脱症候群（mucosal prolapse syndrome；MPS）は，はじめ孤立性直腸潰瘍（直腸孤立性潰瘍）として報告された。1832年にCruveilhierが初めて報告し，1939年にはSt. Marks HospitalのLloyd Daviesがsolitary ulcer of the rectumの名称を用い，1969年Madiganらが独立した病態として発表した。本症は潰瘍性病変のみでなく，肛門や直腸の排便機能異常などの症状を呈するため，1975年にRutterとRiddellがsolitary ulcer syndrome of the rectum（SUSR）の名称を提唱した。ところが多様な病態を呈しているにもかかわらず発生機序にrectal mucosal prolapseによる慢性刺激が大きく関わっていることから，1983年にDu Boulayらがmucosal prolapse syndrome of the rectum（MPSR）の名称を提唱し使われるようになった[1)2)]。

　本疾患の特徴は，①病理学的に粘膜固有層に特徴的なfibromuscular obliteration（線維筋症）を認める[2)]，②発生部位は直腸を中心にみられ，特に前壁中心にみられる，③過度のいきみ（straining）による粘膜の脱出あるいは重積が原因と考えられる，④肉眼的には平坦型（flat type），隆起型（polypoid type），潰瘍型（ulcerative type），深在嚢胞性大腸炎型（colitis cystica profunda）に分けられる[1)]，の4点である。

　症状は，排便回数が多い，排便時間の延長，残便感，便秘などの便通異常と血便で，強いいきみが認められるものも半数と言われている[3)]。中～高年に多く，上記の症状の他に粘膜の脱出，下着の汚れ，排便障害などがよくみられ，内痔核などの肛門病変に合併している率が高い[1)]。その他の合併症としてはRectocele，会陰下垂などが報告されている[4)]。

　排便障害の病態は，いきんだ時に恥骨直腸筋の弛緩が十分に得られず，肛門管が開かない，すなわちいきみと恥骨直腸筋の動きの不連続性が注目されており，このことはディフェコグラフィーによって確認される[5)]。Keighleyらの報告でも排便時のいきみによってむしろ恥骨直腸筋の収縮がみられるとしている[6)]。

　原因としては，先述したように強いいきみが原因となっている。さらにその元の原因は，出産や仙骨神経障害が関与するという説や，直腸重積あるい

5. 直腸性／(5) 直腸粘膜脱症候群

は骨盤底筋群の緊張などの説がある。また Kuijpers らは，怒責時に直腸肛門角 (ARA) が開大しない群と，開大するが直腸粘膜が重積する例があると発表している[7]。

診　断

所見は，内視鏡的に直腸下部前壁に平坦，隆起性，潰瘍性などの病変を認める。単発のものもあるが多発の場合もある。潰瘍の形はいろいろで円形や楕円形，不整形，縦走形などがあり，辺縁の発赤や盛り上がりがみられるものが多い。時間の経過としては初期の非潰瘍期と後期の潰瘍期に分けられる[8]。

鑑別診断すべき疾患に，クローン病，潰瘍性大 (直) 腸炎，偽膜性大腸炎，虚血性大腸炎，出血性直腸潰瘍，単純性潰瘍などがあるが，良性のポリープあるいは大腸がんなどもこれに加える。

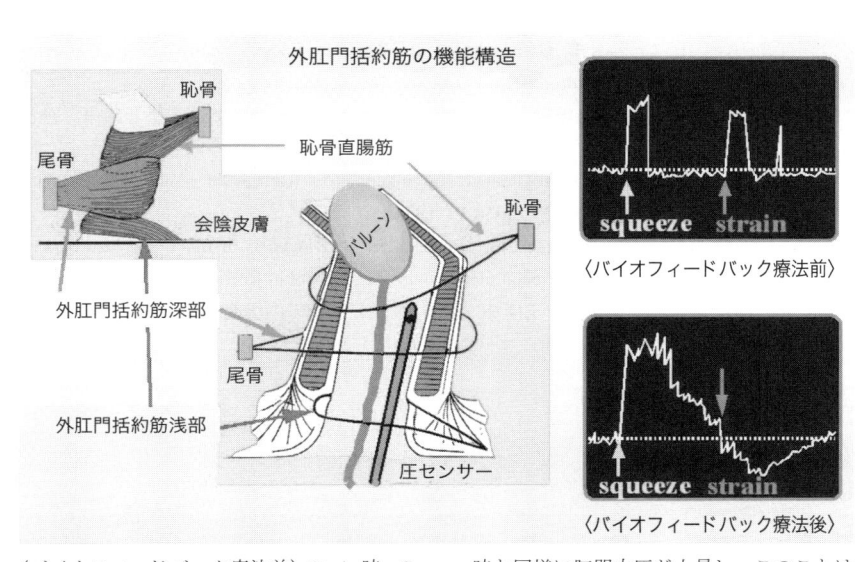

(バイオフィードバック療法前) Strain 時，Squeeze 時と同様に肛門内圧が上昇し，このことは肛門括約筋が弛緩せず，むしろ収縮していることを示す (奇異性収縮)。
(バイオフィードバック療法後) Strain 時，肛門内圧は静止圧より下降し，このことは肛門括約筋が弛緩したことを示す。

図1　奇異性収縮による排便困難におけるバイオフィードバック療法

治 療

　まずは保存療法として排便時のいきみを控えさせ排便習慣を改善させる。すなわちトイレでのいきむ時間を短くするように努力させる。薬物療法としては緩下剤の投与，食事療法としては食物繊維の摂取などである。バイオフィードバック療法も有効である（87頁図1）。病態が軽度の場合はこれらの方法が効を奏する。さらに病悩期間，症状，病態などが進行した症例では外科的切除あるいは直腸固定により約半数の症例で改善があった[6]。これは Gant-三輪法，輪ゴム結紮法（McG）あるいは PPH 等が行われるが，施行後も保存療法の継続が必要である[5]。

文 献

1) 杉山茂樹，長廻 紘：直腸・肛門部病変（3）直腸粘膜脱症候群．臨牀消化器内科 8：2101-2109，1993．
2) 高野正博，隅越幸男：孤立性直腸潰瘍（Solitary Ulcer of the Rectum）の典型的な1例．胃と腸 8：505-508，1973．
3) 第128回大腸肛門病懇談会：直腸粘膜脱症候群およびそれに準ずる病態とその対策．日本大腸肛門病会誌 48：365-379，1995．
4) Tsiaoussis JE, Chrysos E, Glynos M, et al.: Pathophysiology and treatment of anterior rectal mucosal prolapse syndrome. Br J Surg 85 : 1699-1702, 1998.
5) 東 光邦，隅越幸男，岩垂純一ほか：Muucosal prolapse syndrome の病態と治療．胃と腸 25：1295-1300，1990．
6) Keighley MRB, Shouler P: Clinical and manometric features of solitary rectal ulcer syndrome. Dis Colon Rectum 27 : 507-512, 1984.
7) Kuijpers HC, Schreve RH, ten Cate Hoedenakers H: Diagnosis of functional disorders of defecation causing the solitary rectal ulcer syndrome. Dis Colon Rectum 29: 126-129, 1986.
8) 長廻 紘，佐藤秀一，村田洋子ほか：直腸粘膜脱症候群の内視鏡診断．胃と腸 25：1283-1294，1990．

（6） Rectocele

はじめに

　1965年にはじめて Redding が直腸と膣の壁が薄くなり，ヘルニア状態となることが排便障害の原因になると述べて rectocele という病態の存在を示した[1]。1968年には Sullivan も，排便障害を訴える患者を注意してみると

rectocele の頻度が最も高かったと述べている[2]。Rectocele について Redding は肛門疾患と合併する[1]，Sullivan は直腸粘膜脱と合併していることが多い[2]，と述べている。Cupps は rectocele の病態を進行させる要因として老化，排便困難，出産をあげている[3]。

Rectocele の症状としては残便感が最も多く，次いで狭窄感，用手排便，詰まった感じ，ひっかかった感じなどが挙げられ[4]，Khubchandani らによってもその多彩な症状が興味深く述べられているが[5]，排便に際し指で膣壁を押さないと排便できないことが，この疾患の特異的な症状である。

腹部症状としては腹満や腹痛，排便障害としては便秘，排便頻回，下剤使用，括約不全などがあり，中でも括約不全の合併は非常に高率でほぼ全例にみられる[4]。便の性状は硬い，細いなど，いわゆる大腸過敏症の症状を伴うことが多い。肛門疾患の合併は 84 例中 63 例で，特に内痔核が多く，直腸肛門機能検査では，静止圧，随意圧ともにやや低い[4]。

診 断

ディフェコグラフィーは本疾患の診断に大きな意義をもっている。静止時や吊り上げ時では意味がなく，いきみの時に rectocele を観察する。これに関する定義としては pouch が 3 cm 以上前方に突出する場合を rectocele とする[6]。しかし前方に便が引っかかって出にくいという症状が無ければ，単に pouch

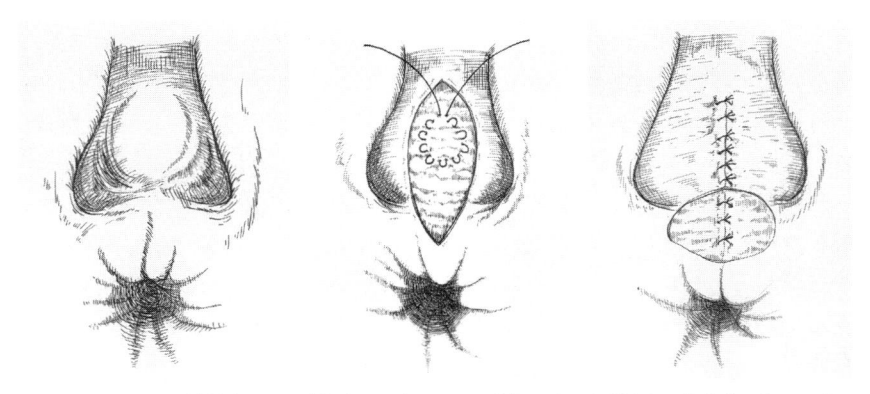

左）膣壁からみた括約筋直上から膣後壁にかけて pouch 形成，これは肛門より入れた指によって確かめることができる。中）直腸前壁 pouch にタバコ縫縮を加えた後，右）弛緩した前方の括約筋縫縮を行う。

図1 直腸前壁 pouch のタバコ縫縮とともに加えられる前方括約筋形成術

があっても rectocele という診断をつけてはならない。Rectocele では直腸肛門の運動障害，つまり直腸と肛門の運動の連携が失われていることがしばしばみられ，それも観察する。Rectocele が膣の上部にあるもの，中部にあるもの，下部にあるもの，両方にまたがっているものなど，発生部位にも多少の違いがある。さらに下方で括約筋に及ぶものは，前方括約不全の状態をも呈し，前方括約筋形成術を加えなければならない（図1）。また本疾患では括約筋の運動が paradoxical になるという報告[7)8)]もあり，骨盤内の諸臓器の下垂（会陰下垂）の部分現象として現れることが多く，注意を要する[9)]。この点でディフェコグラフィーは rectocele の診断において大きなウェイトを占めている。さらに術後もディフェコグラフィーによって症状・病態の改善を観察し，その改善が不十分であればフォローし，リハビリ療法を加えなければならない。

治 療

治療の第一歩は患者へ病態を詳しく説明することにある。軽度のものは保存療法により症状を治めることができる。すなわち胃結腸反射を利用して排便を規則正しくし，便の硬さの調節を食事療法または薬物療法によって行う。薬物療法は主として下剤の調節にある。次の段階はバイオフィードバック療法で，これによって便をスムーズに出す訓練を行う。これでだめな場合は手術の適応となるが，経肛門的手術か経膣的手術のいずれかが行われる。経肛門的手術の特徴は，他の肛門疾患の合併があれば同時に治すことができ，欠点としては直腸内に創ができるので術後感染の危険性がある。経膣的手術の特徴としては傷が汚染されないので感染が少なく，前方括約筋形成術を同時に行うことができるが（図1），欠点としては膣に創ができることがあげられる。

われわれはかねてより経膣的手術を選択し施行してきた。ただし，最初は直腸膣壁に形成された pouch 部分の縫縮のみを行ってきたが，治癒率は100%ではなかった[4)10)]。そこで不成功例をよく調べてみると pouch が括約筋まで及んでいるという所見を得て，現在は前方括約筋形成術を同時に行い，良好な成績を得ている。

術後は創感染に注意し，創治癒後は便の排出訓練と肛門を締める訓練（バイオフィードバック療法）を施行している。治療成績については，術前に排便障害，残便感がみられた症例72例のうち，術後も症状が消失しなかった症例

は 9 例のみで，用手排便は 18 例中 4 例へと減少した[4]。

合併病変

上記したように内外痔核やスキンタグの合併が多い。一期的にできるものは一期的に，できないものは二期的に治療を行う。特に，肛門前方の病変は rectocele の膣側より行う手術の創と合致するので，穿孔の危険性があり，一期的に行うことは極力避けている。

Rectocele に伴う特有の障害として括約筋運動の異常（奇異性運動）があり，これは当然のことながら rectocele の手術では治すことはできないので，バイオフィードバック療法によって正常な括約筋運動を回復させる。この疾患も骨盤内の諸臓器の下垂（会陰下垂）の部分現象として現れることが多く注意を要する[8]。この詳細については別項で述べる（第 2 編 5-(8) 奇異性括約筋運動——93 頁）。

文 献

1) Redding MD: The relaxated perineum and anorectal disease. Dis Colon Rectum 8 : 279-282, 1965.
2) Sullivan ES, Leaverton GH, Hardwick CE: Transrectal perineal repair: an adjunct to improved function after anorectal surgery. Dis Colon Rectum 11 : 106-114, 1968.
3) Capps WF Jr: Rectoplasty and perineoplasty for the symptomatic rectocele: a report of fifty cases. Dis Colon Rectum 18 : 237-244, 1975.
4) 高野正博：Rectocele の病態とその包括的治療および成績．日本大腸肛門病会誌 53：984-993，2000．
5) Khubchandani IT, Sheets JA, Stasik JJ, et al.: Endorectal repair of rectocele. Dis Colon Rectum 26 : 792-796, 1983.
6) 宮崎道彦，黒水丈次，豊原敏光ほか：Rectocele の大きさと手術適応．日本大腸肛門病会誌 55：47-51，2002．
7) Johansson C, Nilsson BY, Holmstrom B, et al.: Association between rectocele and paradoxical sphincter response. Dis Colon Rectum 35 : 503-509, 1992.
8) Mellgren A, Lopez A, Schultz I, et al.: Rectocele is associated with paradoxical anal sphincter reaction. Int J Colorect Dis 13 : 13-16, 1998.
9) Takano M, Hamada A: Evaluation of pelvic descent disorders by dynamic contrast roentgenography. Dis Colon Rectum 43 : S6-S11, 2000.
10) 高野正博，藤好建史，高木幸一ほか：Rectocele（直腸膣壁弛緩症）39 例の分析．日本大腸肛門病会誌 41：796-802，1988．

第2編　大腸肛門機能障害の病態と病因別疾患

(7) 肛門挙筋症候群

病　態

　肛門挙筋の収縮が強く，排便時にも肛門挙筋が弛緩せず排便障害をきたす疾患である。ただし Rome III 診断基準で述べられている levator ani syndrome はこれとはまったく異なり，肛門挙筋の痛みを訴える症例群としている。両者の混同がないように肛門挙筋の収縮を伴うものを levator spasm syndrome, 同部の疼痛のあるものを levator pain syndrome と称すべきだと思う。
　病態は肛門括約筋の異常に強い痙攣で，排便の時に本人の意志で弛緩が得られない。この継続的な痙攣状態はさらに長期にわたると同筋の恒常的な硬化，肥大へと進んでいく[1]。
　症状は強い排便障害で括約筋全体の痙攣を伴うこともあり，これを弛緩させようとしても患者の力ではできない。

診　断

　診断は，直腸と肛門の内圧などの生理検査によって肛門内圧の上昇，肛門管の延長，肛門狭窄を診るなどに加え，ディフェコグラフィーによる画像診

〈指針〉
1. 括約筋上部，すなわち肛門挙筋の肥大と痙攣
2. 肛門管の延長
3. 括約筋圧が強力で圧痛を伴い，肛門の奥に行くに従って増加

〈大腸検査〉
1. 大腸過敏症様の大腸痙攣
2. Melanosis coli

〈ディフェコグラフィー〉
1. 肛門管腔の延長と狭小
2. 造影剤排出障害
3. 鋭角となった直腸肛門角

〈内圧測定〉
1. 直腸圧とくに肛門管圧の上昇および肛門管延長

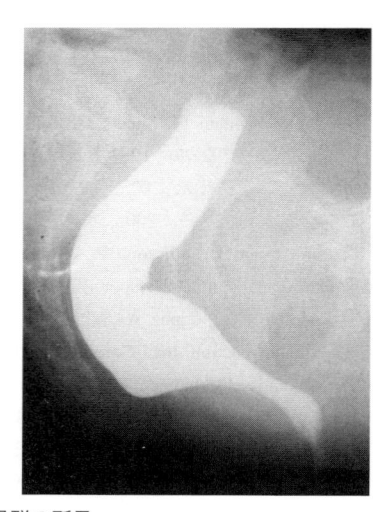

図1　肛門挙筋症候群の所見

断で肛門挙筋の緊張・肥大を診る（図1）。

治療

　治療は，機能的な痙攣状態である場合は保存療法を行う。すなわち括約筋の攣縮を取り除く内服薬，便通の改善をはかる下剤，排便習慣の指導などを行うが，温熱療法など種々の理学療法も有効である。ここで大いに有効なのは括約筋の攣縮を弛緩するバイオフィードバック療法である。

　しかしこういった保存療法に反応しない症例や器質的変化，すなわち肛門挙筋の肥大が強い場合には，肛門後方で肛門挙筋切開術を施行する[2]。ただしこれが有効な症例も多いが十分な効果が得られない症例もあり，こういった症例では神経因性の症例が含まれることも示唆している。また精神的要素が強い患者もあり，この場合は特殊な精神療法を必要とする。

文献

1) Bleijenberg G, Kuijpers HC: Treatment of the spastic pelvic floor syndrome with biofeedback. Dis Colon Rectum 30 : 108-111, 1987.
2) Wasserman IF: Puborectalis syndrome (Rectal Stenosis Due to Anorectal Spasm). Dis Colon Rectum 7 : 87-98, 1964.

（8）　奇異性括約筋運動　(Paradoxical movement of the sphincters)

　患者が肛門を締めようとしても締まらずに開き，反対に開こうとしても開かずにかえって締まる状態になる[1]。患者にとっては，便が漏れると同時に反対に便が出にくいという困惑した状態となる。Rome III 診断基準では F3：Functional defecation disorders の中の F3a：Dyssynergic defecation に相当するものであろう[2]。

　この大部分は機能的しかも習慣性のものであるため，もっぱらバイオフィードバック療法によって治療する。ただし中には心因性の要因が大きく関与している心身症の病態を持つもの，また中には精神病が考えられる症例もある。これらの症例ではバイオフィードバック療法ではなかなか効を奏しない症例もあり，この場合は心療内科医または精神科医の助けを借りることも多い[3]。

文　献
1) Johansson C, Nilsson BY, Mellgren A, et al.: Paradoxical sphincter reaction and associated colorectal disorders. Int J Colorect Dis 7 : 89-94, 1992.
2) Bharucha AE, Wald A, Enck P, et al.: Functional anorectal disorders. Gastroenterology 130 : 1510-1518, 2006.
3) Henry MM, Parks AG, Swash M: The anal reflex in idiopathic feacal incontinence: an electrophysiological study. Br J Surg 67 : 781-783, 1980.

（9）　過敏性直腸症候群

病　態

　直腸の過敏が強いため残便感，便意頻回，便漏れなどの症状が生じる病態がある。直腸の知覚亢進で，それに運動機能障害を伴っている。この病態は今まで1つの疾患として認識されていないが，最近は直腸の過敏状態があるという研究までは進んできているようである[1]。

　しかし筆者はこれを1つの独立した病態であると考え，表題のごとく過敏性直腸症候群（Irritable rectal syndrome；IRS）と名付けている。もちろんこの病態は過敏性腸症候群（IBS）の病態の一環として現れることも多いが，IBSが治療によって改善した後も直腸の過敏状態が残るということが多い。この原因は最近のセンナなどを含む刺激性下剤の乱用に起因することも多いが，IBSと同様に心因性因子の関与がある症例もあり，また不適当な排便習慣から来ることも多い。

　しかし，現在でもIBSの研究者の間ではこの2つの病態，すなわちIBSとIRSの区別がつかず，例えばIBSの過敏性をみる研究でも直腸の過敏性を観察している論文が多い[2][3][4]。これは誤りで，その機能の違い，神経支配の面からも異なった消化管で，完全に区別すべきものであり，例えば結腸の過敏性を観察するには，結腸を対象とした検査とその結果の分析を行うべきである。

診　断

　直腸の過敏性をみるためには，内圧や感覚を調べる生理機能検査を行うことになる。これには直腸肛門反射や仙骨神経伝導時間などがあり，これに

5. 直腸性／(9) 過敏性直腸症候群

表1　新残便造影施行法

第1段階
　前処置を行わずに，造影剤（ガストログラフィン 10 ml＋温水 40 ml）を注入し，直腸からS状結腸にかけて便が残ったままの状態を観察し，正面と側面から造影する。同時に残便感の有無を聴取する。
第2段階
　その後，排便を促し，正面・側面の撮影を行い，残便感を聴取する。
第3段階
　GE 浣腸後，第1段階と同様の処置をとり，造影を行い，残便感を聴取する。

【評価項目】
　各段階における
　　①残便感の有無と強度
　　②便の有無と形態
　　③直腸壁の過敏状態
　　④便の排泄能

表2　残便造影の結果により推定される病態

			残　便	
			(＋)	(－)
Ⅰ 排便前	残	(＋)	正常 IRS	IRS
		(－)	正常 IRS	正常
Ⅱ 排便後	便	(＋)	Out. Obst. IRS	IRS
		(－)	排便力低下 or 感覚低下	正常
Ⅲ 浣腸後	感	(＋)	強度 Out. Obst. or 強度 IRS	IRS
		(－)	強度排便力低下 or 強度感覚低下	正常

直腸感覚検査・内圧検査やコンプライアンス検査が加わる。画像診断としては本疾患特有の過敏性をみるための独特な検査法として，筆者は残便造影を行っている。これは直腸造影の一種で3回に分けて撮影する。第1段階は前処置を行わずに造影剤としてガストログラフィン 10 ml と温水 40 ml を直腸内に注入し，直腸に便が存在する状態を観察する。第2段階は排便を促し，排

便後撮影する．第3段階はグリセリン浣腸を行い，排便させて撮影する．評価項目はこれら3相各々で，便の有無と直腸の形態，直腸壁の状態，便の排泄，残便感をみる（表1）．これによって直腸の動き，排出能，直腸壁の過敏状態，直腸の感覚を観察して，表2のごとく種々の病態を鑑別する．以上の組み合わせによって表2のごとくIRSのみならずその他のoutlet obstructionの病態をかなり客観的に判断することができる．

治 療

治療は，まず薬物によって直腸の過敏を取り除き，腸管の動きを正常化し，便の硬さを調整し便通の習慣を整える．これにバイオフィードバック療法を加えて直腸の過敏を取りスムーズな排出を行う訓練も行うが，これはかなりの効果がある[5]．

文 献

1) Mertz H, Naliboff B, Munakata J, et al.: Altered rectal perception is a biological marker of patients with irritable bowel syndrome. Gastroenterology 109 : 40-52, 1995.
2) Slater BJ, Plusa SM, Smith AN, et al.: Rectal hypersensitivity in the irritable bowel syndrome. Int J Colorect Dis 12 : 29-32, 1997.
3) Kullmann G, Fielding JF: Rectal distensibility in the irritable bowel syndrome. Ir Med J 74 : 140-142, 1981.
4) Whitehead WE, Holtkotter B, Enck P, et al.: Tolerance for rectosigmoid distention in irritable bowel syndrome. Gastroenterology 98 : 1187-1192, 1990.
5) 高野正博：IBS様症状を示す3病態の鑑別診断と治療．消心身医 14 : 60-69, 2007.

6. 肛門性

(1) 痔核・痔瘻・裂肛・各種肛門疾患

　肛門疾患領域での排便障害は，これまでわが国ではまったくというほど臨床研究の対象になっていない．しかし，消化管の出口である肛門病変が排便に大いに関与し，排便障害を引き起こしていることは間違いない．

　肛門疾患には痔核・痔瘻・裂肛の三大肛門疾患のほか，肛門ポリープ，肛門狭窄，Whitehead 術後粘膜脱や痔疾術後に代表される術後障害（Whitehead の場合は粘膜脱か肛門狭窄かに分かれる）などといった疾患が排便障害にどのように関与しているか，客観的に把握することが大切である．

　最近，特に肛門疾患の中で一番多い痔核の脱出が排便障害に大いに関与していることが，臨床的に1つ1つの症例で感じられる．すなわち便を出そうとしても肛門が脱出してくる痔核で塞がり排便が妨げられる．もちろん病変の大きさなども関係するが，病歴や症状，所見から判断し，患者に肛門疾患と排便障害の関係を説明し，適当な治療を行う必要性を感じる．

　すなわち肛門疾患があれば排便障害をきたし，逆に排便障害があればいきんで肛門疾患を生じるという悪循環を呈することがある．この肛門疾患を治療するには，排便障害との悪循環を断ち切ることが大切で，最近特にこういった病態の頻度が増えてきており，これを早めに予防することが望ましいと考える．もちろん，肛門疾患にもいろいろな病態があり，その程度や範囲なども異なっているので，疾患別，またその亜形，その程度，部位などをきちんと把握する一方で，排便障害の程度も正確なエビデンスにもとづいて判断するべきである．

　先述したように文献が少ないので，筆者がかつて行った879名の肛門疾患のアンケートに基づいたデータをもとに述べる[1)2)]．

　なお，上記二者の因果関係については，肛門疾患が先で排便障害が後なのか，排便障害のために痔疾患が生じているのかという問題があり，これについて考察した発表もいくつかあるので紹介する．

　以下，疾患別に排便障害が共存している率について述べる．

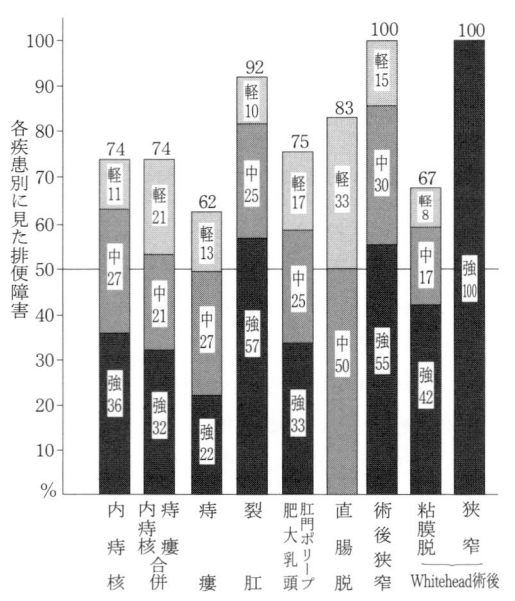

図1 肛門疾患別にみた排便障害の有無と程度

痔核

　痔核には，かなり高率に排便障害が伴っている．内痔核・直腸粘膜脱症例263例中，軽度のものまで含めると74%に排便障害が合併しており，強度，中等度の排便障害はそれぞれ36%，27%に生じている（図1）[1]．

　痔核の亜型に関しては，脱出の程度がⅠ度からⅣ度までGoligerの分類で分けられているが，脱出の程度が強くなるに従って当然肛門が痔核によって塞がれるので，排便障害の程度も強くなると考えられる．ただし，今回は全症例がⅡ度，Ⅲ度の脱出を伴う症例であったので，これをGrade別に表すことができなかった．これに関しては詳細なデータが必要であろう．

痔瘻

　痔瘻では排便障害の合併率がやや少なく，痔瘻症例153例中62%で，程度は軽度，中等度，強度のいずれもみられる．内痔核と痔瘻の合併例では，排便障害を伴う率は内痔核と同様に74%であるが，その程度をみると強度のものは内痔核と痔瘻単独の場合の中間を示すが，軽度の排便障害は単独の場合より2倍程多い（図1）[1]．

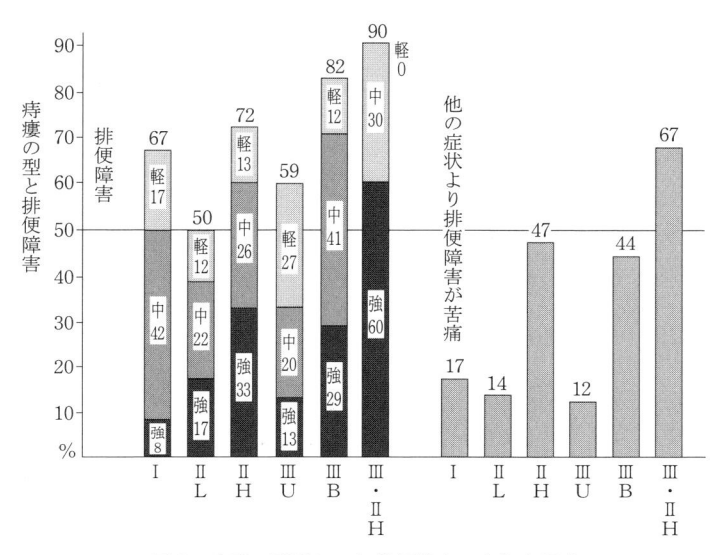

6. 肛門性／(1) 痔核・痔瘻・裂肛・各種肛門疾患

図2 痔瘻の型別にみた排便障害の有無と程度

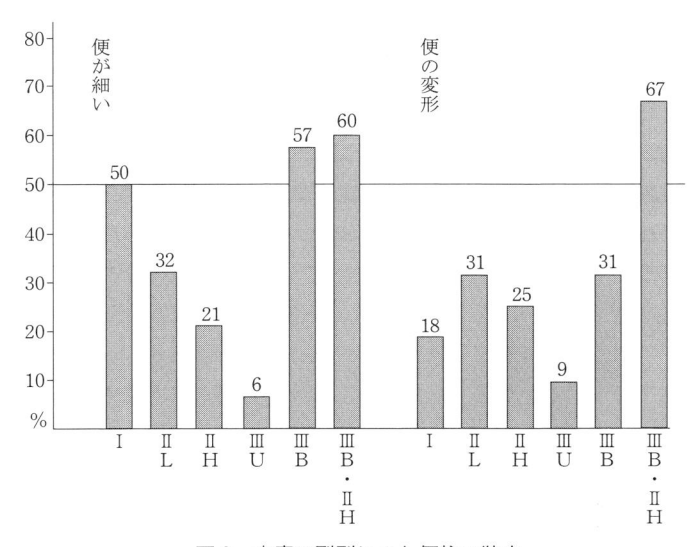

図3 痔瘻の型別にみた便柱の狭小

　痔瘻を隅越分類による亜型別にみると，排便障害の合併率はⅡL，ⅢUでは低いが，ⅡH，ⅢB，Ⅲ・ⅡH合併で高率である（図2）[1]。便柱狭小も同じような傾向を示す（図3）[1]。顕著にⅢUで低く，Ⅰ，ⅢB，ⅢB・ⅡH合

併で高いというのは，痔瘻の括約筋に及ぼす範囲が広いほど排便障害を引き起こしているということである．Ⅰ型で高いのは，裂肛から二次的に生じることが多く，その場合，疼痛と狭窄を伴っていることによるものであると思われる．括約筋の侵襲の部位は，Ⅰ型では内肛門括約筋となるため狭窄をきたしやすい．Ⅱ型は外肛門括約筋の浅い所に発生するので，比較的括約筋は機能障害を受けない．ⅡHは直腸の狭窄を生じやすいので，排便障害が起きやすい．ⅢUは外括約筋の深い所も侵すが，片側ではさほど影響を受けない．ⅢBではこれが両側になって外括約筋の大部分が硬化するので，排便障害を高率にきたす．Ⅲ・ⅡHはⅢで括約筋が，ⅡHで直腸が侵されるので障害が非常に強い．Ⅳはこの調査にはなかったが，肛門挙筋が侵され，これも特有な排便障害をきたすことが考えられる．

裂　肛

　裂肛では排便障害の併存率が高く114例中92％で，しかも強度のものが多く57％を占める（図1）[1]．

　裂肛の亜型についてみると，狭窄があるもの，すなわち狭窄型と狭窄・脱

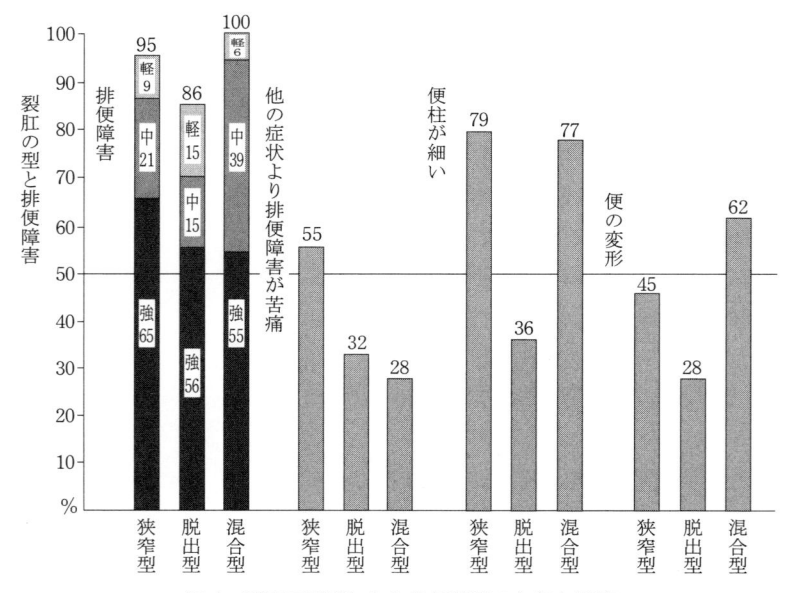

図4　裂肛の型別にみた排便障害の有無と強度

出の混合型が，狭窄のない脱出型，脆弱型，症候型よりも合併率が高く，狭窄型と脱出型が共存する混合型ではさらに排便障害の率が高く100%となっている（図4)[1]。

各種肛門疾患

その他，今回の調査では，肛門ポリープ・肥大乳頭，直腸脱，術後狭窄，Whitehead術後障害（粘膜脱，狭窄）の疾患が含まれた。

全肛門疾患を通して排便障害が有ると答えたものは75%で，そのうち強度のものが12%，中等度が26%，軽度が37%で，無しは25%と高率に排便障害を訴えている。ただし，その他の症状よりも排便障害が苦痛であるという人は少なく28%である。その他の症状とは主症状の疼痛，脱出，出血，排膿などであると思われるが，そういった症状が苦痛であると訴えた者が72%で，主症状が苦痛の主たるものとなっている（図5)[1]。

疾患別にも差があるが，やはり脱出よりも狭窄を伴うものに排便障害の率と程度が高い。便柱狭小・便の変形・残便感もこれと一致した傾向を示す。すなわち狭窄が肛門疾患に伴う排便障害の一番強い要因となっている。しかし

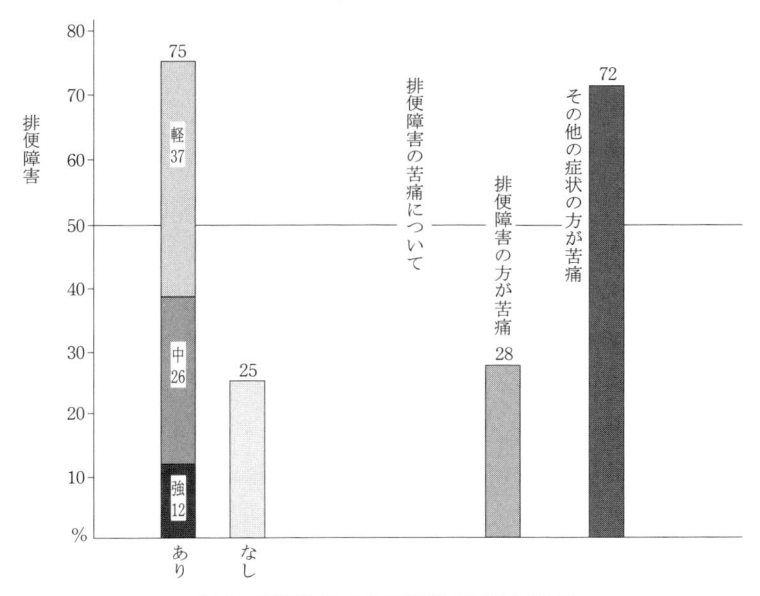

図5 肛門疾患の排便障害の有無と程度

第2編　大腸肛門機能障害の病態と病因別疾患

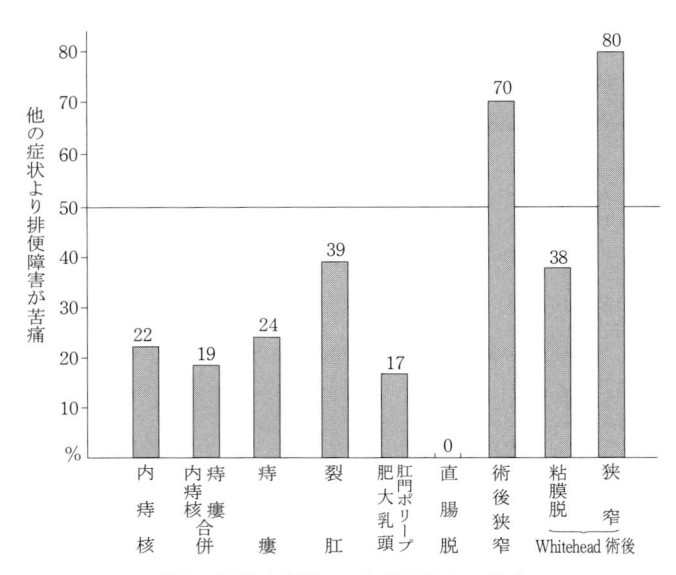

図6　肛門疾患別にみた排便障害の苦痛

（他の症状より排便障害が苦痛　%）

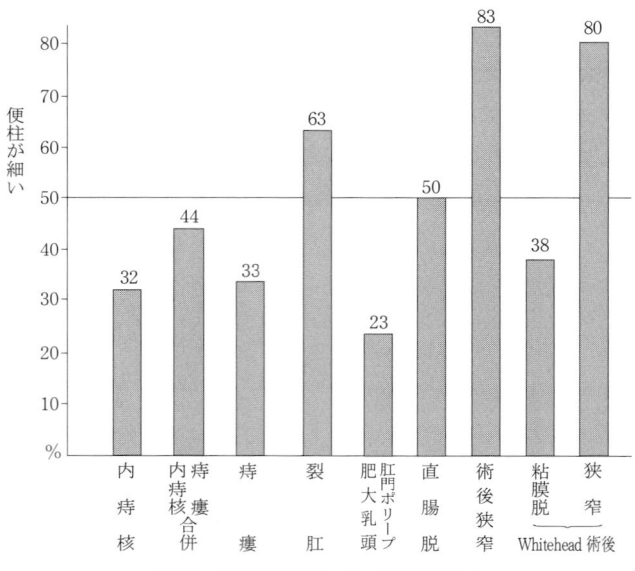

- 内痔核：22
- 内痔核痔瘻合併：19
- 痔瘻：24
- 裂肛：39
- 肥大乳頭肛門ポリープ：17
- 直腸脱：0
- 術後狭窄：70
- 粘膜脱（Whitehead術後）：38
- 狭窄：80

図7　肛門疾患別にみた便柱の狭小

（便柱が細い　%）

- 内痔核：32
- 内痔核痔瘻合併：44
- 痔瘻：33
- 裂肛：63
- 肥大乳頭肛門ポリープ：23
- 直腸脱：50
- 術後狭窄：83
- 粘膜脱（Whitehead術後）：38
- 狭窄：80

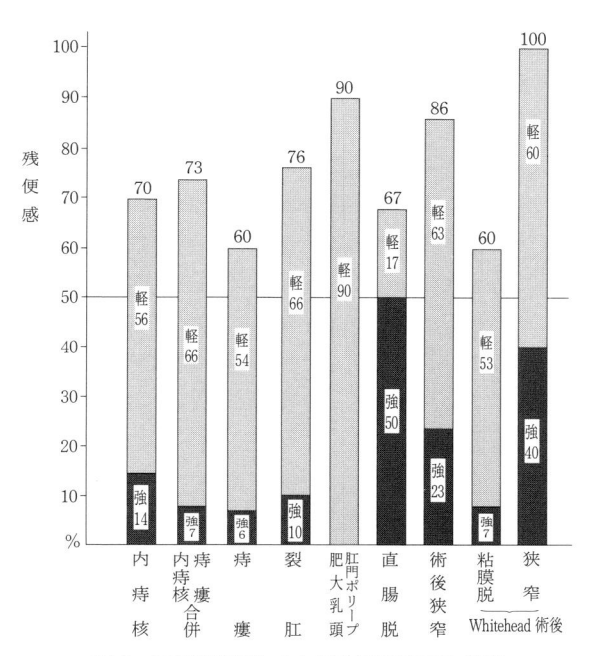

6. 肛門性／（1）痔核・痔瘻・裂肛・各種肛門疾患

図8 肛門疾患別にみた残便感の有無と程度

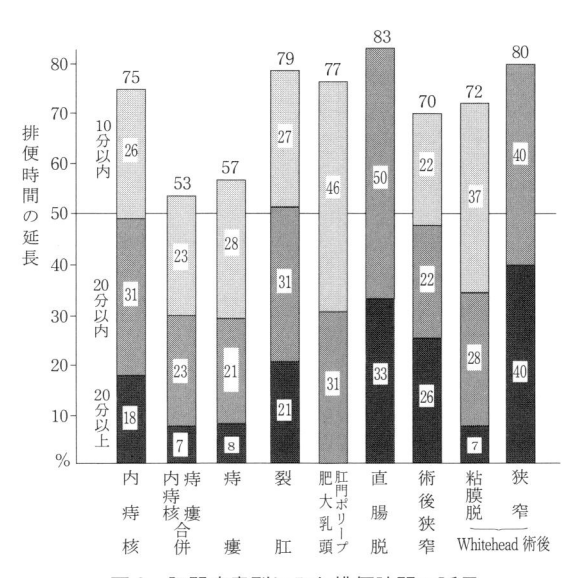

図9 肛門疾患別にみた排便時間の延長

第２編　大腸肛門機能障害の病態と病因別疾患

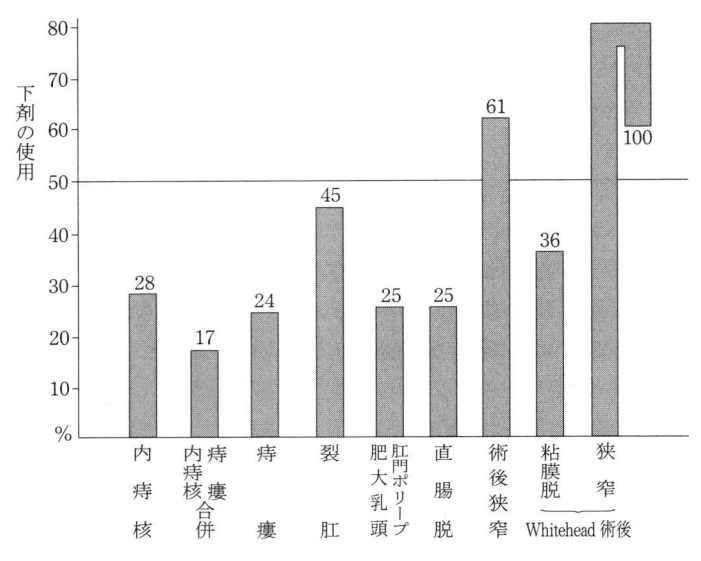

図10　肛門疾患別にみた下剤の使用

他の病態や症状も少なからず関与していることがわかる。肥大乳頭・肛門ポリープでの合併率は13例中75％で，軽・中・強度の排便障害が等しく分布している（図1)[1]。直腸脱では6例中83％でこれもかなり高率だが，強度のものはなく中等度のものと軽度のもののみである。術後狭窄では，併存率が非常に高く23例中100％で，その程度も強度のものが55％と多い。Whitehead術後障害のうち粘膜脱では15例中67％と少ないが，強度のものは42％と多い。Whitehead術後狭窄は5例中100％で，しかも全ての症例が強度のものであった。

　患者の排便障害に対する苦痛に関しては，他症状に比べて排便障害の方が苦痛であるという率は低く，内痔核では22％，痔瘻で24％，裂肛では39％となっているが，術後狭窄では非常に高率で70％を示し，Whitehead術後狭窄では80％を示す（図6)[1]。便柱狭小に対する苦痛に関しては，これも他の症状より排便障害が苦痛であるという率や分布とほぼ一致している。便柱狭小が苦痛であるという例は術後狭窄で多い（図7)[1]。残便感は各疾患ともに高率で，痔核の70％，裂肛の76％と高く，低いものは痔瘻の60％などである（図8)[1]。排便時間の延長も同様の傾向を示している（図9)[1]。

　下剤の使用については痔核と痔瘻でそれぞれ28％，24％と低いが，裂肛で

45%,術後狭窄で 61%,Whitehead 術後狭窄で 100%と高くなっており,やはり狭窄が強まるにつれて下剤使用者が多い(図 10)[1]。

考　察

　以上のことから,排便障害はいずれの疾患でも高率に現れる。特に狭窄を伴う場合が最も多く排便障害の原因になっている。しかし,脱出を伴うものでも程度は低いものの,頻度としてはかなり高く排便障害が現れる。これら二者はいずれも括約筋の運動障害をきたして排便障害をもたらす。

　したがってこれらの疾患ではその時の原疾患と排便障害の程度,その他の状況に応じて可及的に治癒させる,または改善させることが必要である。特に最近では高齢者が増加し,加齢自体が排便障害の 1 つの要因となる。しかも高齢になるに従って肛門疾患もその発生率と程度が高くなるので,早めの対応が必要である。この点では今まで以上に肛門専門医やプライマリケア医の認識が必要であろう。

　両者の因果関係,すなわち肛門疾患が先か排便障害が先か,ということであるが,Read によれば長期間の排便障害があるからといって,肛門疾患の発生率が高い訳ではないと述べている[3]。

　Hancock らの調査でも排便障害は痔疾患が現れた後に出現し,排便障害が痔疾患を招くことはないと述べている[4]。肛門内圧の高い人が痔疾患になるという説もあるが,この関係もはっきりしていない[5]。Sun の 1990 年の発表[5]では,痔核に関しては,痔核が膨張し,肛門内圧が上昇し,したがって便が出にくくなると報告している。

　1968 年と 1973 年,Lord は痔核の治療に対して肛門拡張を提唱している。この原理は肛門内圧の過剰な高まりが痔核の症状を引き起こすということである[6,7]。この術式に対する有効性については,いろいろ疑問がもたれている[8]。主にヨーロッパで行われ,良い成績が得られていたが,一部分の患者では,この術式の施行後,便失禁が起こっており,ある発表では 40%に起こったと言われている[9]。

　以上より,両者のどちらが先かということになれば,痔疾患が存在することが排便障害の発生を促すと結論づけることができるであろう[10]。

文　献
1) 高野正博,隅越幸男,佐藤昭二ほか：肛門疾患にみられる排便障害——前編 各種肛門疾患における排便障害の特徴．日本大腸肛門病会誌 26：1-11，1973．
2) 高野正博,隅越幸男,佐藤昭二ほか：肛門疾患にみられる排便障害——後編 排便障害の手術前後における消長について．日本大腸肛門病会誌 26：143-149，1973．
3) Read NW, Sun WM: Hemorrhoids constipation and hypertensive anal cushions. Lancet 1：610, 1989.
4) Hancock BD: Internal sphincter and the nature of hemorrhoids. Gut 18：651-655, 1977.
5) Sun WM, Read NW, Shorehouse AJ: Hypertensive anal cushions as a cause of the high anal canal pressures in patients with hemorrhoids. Br J Surg 77：458-462 1990.
6) Lord PH: A new regime for the treatment of hemorrhoids. Proc R Soc Med 61：935-936, 1968.
7) Lord PH: Diverse methods of managing hemorrhoids: dilatation. Dis Colon Rectum 16：180-183, 1973.
8) Mazier WP: Hemorrhoids. Mazier WP, Levin DH, Luchtefeld MA, et al.: Surgery of the Colon, Rectum and Anus. pp.229-254, W.B. Saunders Co, Philadeplhia, 1995.
9) McCaffrey J: Lord treatment of hemorrhoids: four year follow-up of fifty patients. Lancet 1：133-134, 1975.
10) 張東銘，王玉成主編：盆底与肛門病学：Proctology and Pelvic Floor Disorders. pp.376-377, 貴州科技出版社，中国，2002．

(2)　括約不全

疫　学

括約不全は直腸肛門機能障害の中の1つであり，個人的にも社会的にも，医療・医学の面からも大きな問題の1つである．ただしわが国ではまだ社会的にタブー視されており，最近になってやっとマスコミでも取り上げられるようになったばかりで，対応できる施設はほんの僅かに過ぎず，患者は自分で悩み苦しんでいるのが実情である．

先般も筆者が新聞の医療欄の「便漏れで困っている」との質問に回答したところ，全国からの問い合わせが585件にのぼったが，このことでもいかに患者の個人的悩みの段階に止まっているかが伺われる．

括約不全の発生率は0.1〜5%であるといわれている[1)2)3)4)]．Nelsonらは地域社会の2570世帯で調査を行い，153人（2.2%）に括約不全の症状があり，

そのうち30%が65歳以上，63%が女性で，36%が硬便でも漏れる，6%がガスが漏れる程度であったと報告している。またJohansonとLaffertyの調査では，18歳以上の症例の18.4%が括約不全であった[5]。年齢とともに括約不全の率が高くなり，そのうちの34%の人が受診している。また23%の人はパットを当てており，11%の人に生活の制限があり，12%の人が何らかの薬を服用していると述べている。以上彼らによると想像以上に発生率は高く，その程度も強いにもかかわらず，患者が周りの人に打ち明けず，医者にも相談していないことがわかった。またプライマリーケアの科を受診した患者の13.7%が括約不全の患者であった。

Nelsonはオッズ比の95%信頼限界値は女性で1.51で，身体的に制限を受ける症例が1.8%，一般健康状態悪化の症例が1.64%と述べており[6]，表面化しないがいかに社会的・経済的にも重大な疾患であるかがわかる。

定　義

括約機能のコントロールが失われ，または排便感覚が低下しているために排便していいと認められている時と場所において排便できずにいる，またはその結果ガス，硬便，下痢が制御しようとしても漏れてしまう疾患である。

客観的な定義としては無意識的な括約筋機能の制御の喪失である。これは便の硬さ・便通・便の性状・直腸の容量・直腸のコンプライアンス・直腸の感覚・骨盤底機能などが関与している[6]。

便やガスが直腸に下りてくると，直腸と肛門が拡張し直腸の内容はさらに肛門管まで降りる。そこで肛門上皮の感覚によって直腸内容が判断され，その時その内容を通すことが望ましくないなら陰部神経の運動神経を通して，肛門挙筋と括約筋が収縮し，後者によって直腸肛門角が鋭角となり外括約筋によって肛門が締まり漏出を防ぐ。これが障害されると便漏れとなる。

このような括約機能は，結腸・直腸・肛門のいずれかの機能異常によって，亢進と低下の組み合わせが正しく行われず，便漏れとなって現れる。

原因疾患

以上述べた機能障害のメカニズムをもとに括約不全を分類すると次のようになる。

便が軟らかいか下痢状態の場合にはIBS下痢型，IBSの便秘・下痢交代型

(Rome III 参照），慢性下痢，炎症性腸疾患（潰瘍性大腸炎，クローン病）などがあり，感染性腸炎，下剤乱用，吸収障害，短腸症候群，腸管術後，放射線性下痢，薬剤性下痢などもある。

　直腸容量の異常としては，例えば①IBDなどでの容量障害，②直腸術後の直腸のリザーバーの減少，③その他の直腸病変：虚血性直腸炎，強皮症，アミロイドーシス，④コラーゲン血管障害，⑤直腸の外方からの圧迫，⑥直腸脱，などがある。

　直腸感覚の異常として，まず神経因性のものとしては中枢性と末梢性がある。中枢性では，例えば認知症，脳血管障害，脳外傷など，また脳の機能障害，例えば心身症，神経症，向精神薬によるもの，精神発達遅滞，さらに脊髄障害としては，外傷，ヘルニア，脊柱管狭窄症，先天性脊髄障害などがある。末梢性のものとしては，糖尿病性，外傷性，先天性，多発性硬化症，その他がある。

　括約筋性のものとしては，例えば先天性鎖肛などにみられる肛門機能障害，医原性のものでは，痔瘻手術，Whitehead手術，裂肛手術における括約筋損傷，さらに肛門の良性，悪性腫瘍とその術後，例えばボーエン，ベーチェット病などがあり，また肛門がんの術後，炎症性腸疾患（例えばクローン病），出産などもある。

　骨盤底筋障害には中枢性疾患，精神性疾患，脊髄性疾患，神経性疾患（仙骨神経障害），筋性疾患，骨盤内多臓器障害（例えば子宮全摘術後）などがある。とりわけ高齢は全体的に悪影響を及ぼす。

文　献

1) Thomas TM, Egan M, Walgrave A, et al.: The prevalence of faecal and double incontinence. Community Med 6 : 216-220, 1984.
2) Thomas TM, Egan M, Walgrave A, et al.: The prevalence and implications of feacal (and double) incontinence. Br J Surg 72 : s141, 1985.
3) Enck P, Bielefeldt K, Rathamann W, et al.: Epidemiology of faecal incontinence in selected patients groups. Int J Colorectal Dis 6 : 143-146, 1991.
4) Nelson R, Norton N, Cautley E, et al.: Community-based prevalence of anal incontinence. JAMA 274 : 559-561, 1995.
5) Johanson JF, Lafferty J: Epidemiology of fecal incontinence: the silent affliction. Am J Gastroenterol 91 : 33-36, 1996.
6) Nelson RL: Epidemiology and incidence of anal incontinence: magnitude of the problem.

Semin Colon Rectal Surg 8 : 80-83, 1997.

(3) 肛門小窩炎

病 態

　解剖学的肛門管の上縁となる歯状線（dentate line）には凹凸があり，凹みの部分は肛門小窩（crypt）といわれる。肛門小窩の奥には肛門導管（anal duct）が，さらに奥には肛門腺（anal gland）が連なって存在する。ただし後者はすべての肛門小窩に存在しているわけではなく，肛門小窩に開口しているものが65％で，あとの35％は肛門小窩よりも口側に開口しているとの報告がある[1]。この crypt を初めて記載したのはイタリアの解剖学者 Giantatista Morgagni であり，肛門腺についてはスイスの生理学者 Albrecht von Haller が初めて述べ，さらに詳しい記載をしたのがフランスの生理学者 Hermann and Desfosses である[2]。

　肛門小窩に炎症を起こしたものが肛門小窩炎であるが，この病変の発生頻度は肛門疾患の中ではごく少なく，今まで関心をもたれておらず，わが国でもほとんど発表をみない。唯一筆者が1991年に日本大腸肛門病学会雑誌において100例を報告したのみである[3]。それによると，男性57例，女性43例で，年齢的には30～70歳台に多くみられ，症状は疼痛が73例で最も多く，重苦しい，ズキズキする等，持続する軽度から中程度の痛みである。体位や体動との関係では座っているとき，身体を動かしているときに痛みが発生するのが19例で，その他不快感15例，搔痒感12例となっている。部位別には左右ともに存在するものが55例と最も多く，続いて左のみが16例，右のみが7例となっている。個数は1個が21例，2個20例，3個13例，4個29例である。内痔核（67％），肛囲湿疹（23％），仙尾痛（12％）をそれぞれ合併している（重複あり）。

診 察

　指診によって肛門小窩に一致して圧痛があり，ごく僅かながら硬結を認める。海外の発表では膿瘍，腫脹，排膿，硬結，発赤などといった明らかな炎症性，化膿性変化もみられるが，筆者の発表した例ではこういった強い炎症

を伴うのはごく少なく，外国との違いが大きい。

治療と成績

治療としては主として保存療法を行う。消炎剤，血流促進剤，鎮痛剤，一般の肛門用坐薬などである。あとは肛門の衛生を保つことが大切で，保存療法の治療効果は47%である[3]。これで治らない場合には外来処置を行う。Hughesはcryptotomyの有効性について述べているが[4]，われわれは内痔核硬化剤である5%フェノールアーモンド油（PAOSCLE®）を注射することによって28%に効果を得ている。これで効果がない場合は局麻下あるいは腰麻下にcryptotomyを行い，73%に治療効果がみられる[3]。

排便障害との関係については，疼痛に伴って排便障害を訴える症例があるが，さほど強いものではない。しかし，その他の排便障害をきたす疾患を合併していると，症状が増悪される可能性はある。

神経因性骨盤臓器症候群との鑑別

以上に引用した筆者の文献はやや以前のものである。最近は慢性の直腸肛門疾患の病態として神経因性骨盤臓器症候群と称せられるものがあり，その一症候として肛門痛があることが解明されてきた[5]。

そこでいままでの肛門小窩炎と診断されてきた症例の中に，少なからず後者の神経因性骨盤臓器症候群の症例が含まれていたと推測される。事実，以前に肛門小窩炎と診断された症例の中にはその後疼痛のため再来し，後者と診断された症例が存在する。

文 献

1) 富士原彰，永井克彦，田辺浩之：日本人に於ける肛門小窩・肛門導管・肛門腺の形態学的研究．日本大腸肛門病会誌 20：7-8，1965．
2) Duhamel J, Ballet F: Cryptitis in adult. Am J Proctol Gastroenterol Colon and Rectal Surg 32 : 14-20, 1981.
3) 高野正博，藤好建史，高木幸一ほか：肛門小窩炎100例の臨床的検討．日本大腸肛門病会誌 44：99-104，1991．
4) Hughes ESR: Inflammations and infections of the anus. Turell R ed.: Diseases of the colon and anorectum. pp.990-996, Saunders, Philadelphia, 1969.
5) 高野正博：会陰痛を主訴とする仙骨神経障害の病態の解明に向けて――仙骨神経障害症候群．日本腰痛会誌 11：186-192，2005．

7. 医因性

(1) Whitehead 術後後遺症

　Walter Whitehead（1840〜1913年）が1882年に発表したWhitehead手術[1]は良い面でも悪い面でもあまりにも有名な術式であり，終戦後，英米から結紮切除法が導入されるまでは，わが国の外科医によって大いに行われていた手術である。

　これは痔核を全周性に痔核帯（肛門上皮）と一緒に切除し，残りの直腸粘膜断端と肛門周囲の皮膚とを縫い合わせる。理論的にも実際的にも痔核が無くなってしまうので完全な根治術であり，その成績も優れているという論文が多かった。ただしアンケートによって患者に聞くと，主症状の消失という点では術前より良いが，合併症としての症状はあるという結果であった。しかもWhitehead手術の欠点は術後数年経ってから合併症が出現してくることである。

　その一つは狭窄で，肛門縁に全周性の瘢痕が形成されるので，その瘢痕化が進むと強度の肛門狭窄をきたし極端な場合は箸も通らないくらいの大きさになってしまう。これには緩下剤などの投与やブジーなどによる拡張術が行われていた。

　次の合併症は粘膜脱で，狭窄よりもさらに多い合併率で術後数年を経てから現れる。原因は肛門が無くなったのであるから，ちょうど"桶のタガ"がはずれたように粘膜が出てくる。症状としては脱出，粘液や粘血の漏出，出血などが現れる。これに対しては保存療法が行われ，または部分的に結紮する方法や再度Whitehead手術を行うことで対処されていたらしい。一部の症例では内括約筋の内面まで切除されていた症例もあり，これがWhitehead術後後遺症の症状を輪をかけて強めていた。

　この2つの障害に加えてさらに排便感覚の障害がある。正常では便が上方から肛門に降りてくる感覚を肛門上部で感じ取り，肛門を閉めてガスと便が漏れないようにするという微妙な感覚と括約筋の作用がある。ところが肛門上皮が喪失することによりこういった感覚が低下または喪失して，その結果

111

便の漏れやガスの漏れをきたす。こういった便・ガスの漏れは患者にとって大きな苦しみであったことは論を待たない。

そこで外科医としてこれらの欠点がなるべく起こらないようなWhitehead変法術式が工夫され，こういった問題が1974（昭和49）年の日本大腸肛門病学会で取り上げられ大いに議論されている[2)3)4)]。終戦後，英米の結紮切除法が導入されたが，これは主痔核を3ヵ所に分けて取り，この間に肛門上皮を残す。部分的であるが肛門上皮が残ることでWhitehead術後のような狭窄，粘膜脱，排便感覚異常といったいくつかの欠点を避けることができるようになった。

このような経緯をたどって1975年頃になるとさすがに悪名の高いWhitehead術式は行われなくなった。しかし，それ以前に当術式で手術を受けた人で，その後も上に述べた後遺症が残り続けた。これを是正するためには術後肛門狭窄に対してはSliding skin graft法[5)]，粘膜脱に対しては硬化療法や結紮切除などの外来処置が行われていたが，これを本格的に是正する方法としてSliding skin graft法がわが国にも導入された。これは，肛門より脱出してくる粘膜脱を再度Whitehead術式と同じように部分的あるいは全周性に切除するが，その創を肛門の周りの皮膚をslideさせて覆い，皮膚によって覆われた肛門管を形成する方法で，坂部らが臨床的に応用をし始めた[6)]。この方法によって，病態の治療，再発防止，欠如した形態と機能の再生の面で良好な成績を治めている。

文 献

1) Whitehead W: The surgical treatment of haemorrhoids. Br Med J I : 148-150, 1882.
2) 渡辺 晃，村上 穆，俣野一郎ほか：われわれの行っている「ホワイトヘッド」氏手術法変法とその成績．日本大腸肛門病会誌 23：48-49，1970.
3) 松石正治：Whitehead 氏法の遠隔成績．日本大腸肛門病会誌 23：42-43，1970.
4) 崎原英夫，小林晴秋男，谷口博通ほか：われわれの行っている Whitehead 法（変法）の遠隔成績．日本大腸肛門病会誌 23：44-47，1970.
5) 岡田光生，高野正博，平塚 襄ほか：術後肛門狭窄および直腸粘膜脱に対する sliding skin graft．手術 25：823-830，1971.
6) 坂部 孝，山中顕生，水野秀一ほか：Whitehead 氏法における Sliding Skin Graft の経験．直腸肛門誌 17：25-28，1961.

(2) その他の手術

術後障害

　術後の排便障害については佐々木は手術を行った1,031例について2〜3年後の後遺症の発生頻度を調べている[1]。これを肛門の三大疾患である痔核・痔瘻・裂肛に限ってみると，全般的に調子が良いと答えているのは，内痔核64％，痔瘻69％であるのに対して，裂肛は45％で特に低い。排便状態では気持ちよく出ると答えたのは痔瘻で70％と高いが，内痔核・裂肛はともに低くそれぞれ51％，46％と半数である。しまり具合をみると，下着の汚染なしが内痔核・裂肛ではともに約60％であるが，痔瘻では49％と低い，掻痒感は，内痔核・痔瘻では18％であるが，裂肛で29％と高い。また肛門痛・出血をみても裂肛が10〜20％と高い。このように疾患別に差はあるというものの，術後障害の発生率は全般的に高く，その愁訴の内容もさまざまなものがある。排便障害や狭窄感の率は内痔核・裂肛で高く，soilingは痔瘻で高くなっている。以上のように術後の障害は非常に高い発生頻度を示し，それだけに患者満足度は低いと思われるが，最近では肛門の形態と機能を損なわずまた修復させる手術手技の改善によりかなり低くなっている。

痔瘻術後

　従来痔瘻の治療は瘻管を全長にわたって切開して治す方法が採られてきたが，瘻管を開放することによって多かれ少なかれ括約筋が切断され括約不全を起こす。これが以前より痔瘻の治療の中でも大きな問題であり，これを避けるため非手術的に治そうとする試みが行われてきた。例えばfibrin glueによって原発口から瘻管を塞ぐ方法も試みられたが，効果は33％と少ない[2)3)]。ただし痔瘻の中には切開が許容されるものがあり，後方の低位筋間痔瘻（隅越分類のⅡLS）がこれに相当する。この場合，1つは浅外括約筋は後方において左右交叉しているため，あと1つは後方での括約筋は分厚く形成しているため，これを開放にしても括約筋機能に対する影響は少ないのがその理由である。しかしその他の部位，例えば側方や前方では，たとえ低位筋間痔瘻といってもこれを開放することによって括約筋力の低下をきたす。とりわけ女性の前方では括約筋は菲薄で弱く，出産等で既に傷ついている場合も多いの

で，女性の前方痔瘻の手術では括約筋切開は禁忌とされている[4]。

痔瘻手術後の括約不全の状態をみると，括約筋自体が切開されてその力が弱まるということの他に，開放部分が鍵穴状に欠損し，その部分から漏れるという鍵穴状変形（keyhole deformity）の場合もある[5]。

セトンで瘻管を二次的に切開することによって括約筋力の減退を免れるとの主張も多いが，辻の研究によるとセトンによっても当然ながら括約筋力の低下は招来され，その障害の程度は開放術式と括約筋温存術式の中間にあり，括約筋力の低下は免れないと述べている[6]。

括約筋温存術式に関しては，欧米では endorectal advancement flap，すなわち直腸弁によって一次口を覆うという方法によってもっぱら対応されているが[7]，わが国では隅越・筆者らの完全温存術式に代表されるような術式，括約筋内の痔瘻瘻管のくりぬきまたは温存，そうでない部分の開放，原発口閉鎖の組み合わせが行われており，根治と形態機能温存の両面で優れた成績を得ている[8)9)10]。

しかし実際には，上述したような括約筋温存術式を行っても，括約不全をはじめ種々の訴えが残る。それを種類と頻度でみてみると，204例の手術において　隅越のⅠ型で25%，ⅡL型で4.4%，ⅡH型で10%，Ⅲ型で8%，Ⅳ型で0%となっている。その内訳は，便漏れ2%，締りが悪いと感じる0.5%，便の切れが悪い1%，残便感2%，排便困難0.5%，である。

しかし痔瘻術後の患者にアンケートをとると，括約不全が多少あっても，それに対する患者の不満足度は痔瘻の再発の不満足度よりは低い[11]。すなわち「痔瘻さえ根治してもらえるなら，括約不全はある程度我慢する」のが今までの状況であった。しかし現在ではたとえ痔瘻を根治しても，それによって括約筋機能が損なわれることは避けるべきという考えに至っている。

括約不全

括約不全については大まかに括約筋の損傷，肛門上皮の損傷，軟部組織（クッション）の損傷，神経の損傷に分けることができる。これに関しては特に痔瘻の手術に関連性が高い。括約筋は内括約筋，皮下外括約筋，浅外括約筋，肛門挙筋の4つで構成されているが，痔瘻の深さを隅越のⅠ～Ⅳ型に分け，いずれも開放術式がとられたとすると，Ⅰ型では内括約筋の損傷，Ⅱ型では内括約筋・皮下外括約筋の損傷，Ⅲでは内括約筋・皮下外括約筋・浅外括約

筋の損傷，IV型では内外括約筋・肛門挙筋，すなわち全括約筋の損傷となり，それに相当して括約筋機能が損なわれ，いろいろな程度の便失禁を伴う。最近では括約筋温存術式の採用によって，損傷がまったくないという術式が行われているが，これでも術後内圧を測定すると，徐々に解消するとしても，内圧の一時的低下，一部では半永久的低下が生じている[12]。これは軟部組織や神経の損傷が加わることによって生じているものと想像される。ただし括約不全の症状を伴う例はごく少ない。

痔核の結紮切除法は以前は術後知らないうちに便が漏れるという症例もまれにあったが，最近では肛門上皮や軟部組織を極力損傷しないような肛門上皮軟部組織温存術式[13]が採られ，もちろん括約筋はまったく損傷されないので括約不全を示す症例はない。

Whitehead 術式では肛門上皮の全周性欠損，軟部組織の全周にわたる損傷，時には内括約筋の損傷のために排便の知覚障害，軟らかさの喪失，つねに無意識的に括約筋を締めておく内括約筋の損傷の発生率が高い。ただしこのような損傷を伴う Whitehead 術式も，以前は術後の患者満足度が高いという発表があったが，現在ではまったく行われていない術式となった[14]。

術後狭窄

痔瘻と裂肛では術後狭窄の発生は理論的にも実際的にもほとんど考えられない。痔核手術に関して，辻は特に4ヵ所の結紮切除でその発生率が高くなる，すなわち3ヵ所の結紮切除で6.2%であるのに対し，4ヵ所で14.3%となり，したがって結紮切除は3ヵ所以下にとどめるべきと述べている。その原因としては，特に創と創の間に残された肛門上皮の全周に対する割合が問題で，これが50%以下になれば狭窄をきたすおそれがある[15]。

また創と創との間の上皮が少なくとも1cm以上なければならない。Whitehead 術式では環状切除を行うため，輪状の狭窄をきたすことから現在では行われなくなっている。

以上述べた術後肛門が狭い，逆に閉まらないという訴えの他に，術者がほとんど認識しないような術前からあった病態とそれに伴う症状が術後も残され，患者の愁訴となり，手術の結果に対する不満として残ることがあるので注意が必要である。

河野らは1,580名の肛門手術患者のアンケートの結果，術前の痛みや出血

が治らずに残り，患者にとって不満足な結果となった症例があることを報告した．またいぼが残る，変形が気になる，といった術者にとって些細なことが，患者にとっては大変苦に感じられることもある．術後便が細いと訴えた症例が少なくなく，この中には肛門に特に異常は認められない症例では，大腸の機能障害たとえばIBSなどの合併も考えられ，これに対する検査と治療が行われねば患者の満足は得られない．術式もより後遺症の少ない手技を選ぶべきであると結論づけている[16]．

文　献

1) 高野正博：肛門疾患の術後愁訴．外科診療 33：237-245 1991．
2) Zmora O, Mizrahi N, Rotholtz N, et al: Fibrin glue sealing in the treatment of perineal fistulas. Dis Colon Rectum 46 : 584-589, 2003.
3) Lindsey I, Smilgin-Humphreys MM, Cunningham C, et al: A randomized, controlled trail of fibrin glue vs conventional treatment for anal fistula. Dis Colon Rectum 45 : 1608-1615, 2002.
4) 高野正博，藤好建史，高木幸一ほか：女性の前方痔瘻．日本大腸肛門病会誌 43：166-171，1990．
5) Lunniss PJ, Kamm MA, Phillps RKS: Factors affecting continence after surgery anal fistula. Br J Surg 81 : 1382-1385, 1994.
6) Buchanan GN, Owen HA, Torkington J, et al: Long-term outcome following loose-seton technique for external sphincter preservation in complex anal fistula. Br J Surg 91 : 476-480, 2004.
7) Mizrahi N, Wexner SD, Zmora O, et al: Endorectal advancement flap: are there predictors of failure? Dis Colon Rectum 45 : 1616-1621, 2002.
8) 高野正博：坐骨直腸窩痔瘻の手術術式の分析．日本大腸肛門病会誌 42：1000-1011，1989．
9) 高野正博，藤好建史，日高久光ほか：低位筋間痔瘻に対する括約筋温存術式——全瘻管くり抜き内方閉鎖術式．日本大腸肛門病会誌 39：1-9，1986．
10) 高野正博，藤好建史，相良泰志：深部痔瘻に対する新しい括約筋温存術式の試み．日本大腸肛門病会誌 38：345-354，1985．
11) 高野正博：痔瘻の術後長期成績．日本大腸肛門病会誌 49：1202-1213，1996．
12) 辻 順行，高野正博，黒木丈次ほか：肛門機能検査からみた側方の筋間痔瘻に対する術式の検討．日本大腸肛門病会誌 49：1182-1190，1996．
13) 高野正博：肛門上皮・Cushion温存痔核根治術．日本大腸肛門病会誌 42：1-9，1989．
14) Beck DE : Hemorrhoidal Disease. Beck DE : Fundamentals Anorectal Surgery, 2nd Ed. pp.237-253, W. B. Saunders Company Limited, London, 1998.
15) 辻 順行，辻 大志，辻 時夫：痔核術後肛門狭窄の解析と対策．日本大腸肛門病会誌

56：137-138，2003．
16) 河野一男，衣笠 昭，鈴木信夫ほか：肛門手術後障害の統計と手術手技について．日本大腸肛門病会誌 36：578-583，1983．

8. 中毒性

　種々の中毒の結果現れる消化管の障害についての文献はわが国では著しく少ない。中毒の原因としては，工業・職業・環境・食物などいろいろあるが，その中の1つとして農薬中毒については西崎らの文献がある[1]。これは農作業に従事中の中毒と自殺目的の服用によるものの2つに分けられ，また急性と慢性の場合がある。しかし消化器症状をきたした症例についてはまったく述べられていない。

　外国の文献では有機リン酸中毒による括約不全の2症例の報告がある[2]。ただし，いずれも一過性のものであったと報告されている。この有機リン製剤はわが国ではスミチオン，マラソンなどの製剤があり，多数の中毒患者の症例はあるが，そのほとんどが回復しており，死亡例は7例に過ぎないが，しかし日本でも今後有機リン酸による括約不全の症例が報告される可能性はある。

　一酸化炭素中毒による括約不全については，27歳の女性の報告がある[3]。精神混乱状態とともに括約不全となり，反抗的な態度が強く，回復に大きな障害があった。しかし心理療法士の指導により，人形をモデルに使ってトイレがうまくできた場合にほめることにより次第にcontinenceが得られた興味深い症例の報告である。

文　献
1) 西垣良夫，松島松翠，永美大志ほか：日本における農薬中毒（障害）臨床例全国調査（2001〜03年度）．日農医誌 54：107-117，2005．
2) Patial RK, Bansal SK, Sehgal VK, et al : Sphincteric involvement in organophosphorus poisoning. J Assoc Physicians India 39 : 492-493, 1991.
3) Cohen RE : Behavioral treatment of incontinence in a profoundly neurologically impaired adult. Arch Phys Med Rehabil 67 : 883-884, 1986.

9. 外傷性

　外傷の後遺症として大腸肛門機能障害が生じることがある。外傷の原因はまず鈍的なものとして自動車事故，墜落，スポーツ（例えばスキー外傷）などがある。次は，貫通創で，刃物や銃器によるものなどがあり，犯罪や戦時に生じる外傷である。他に医原性のもの，また性交や出産によるものなどがある。しかし，ここではこれら急性期の治療より，こういった創が治癒，あるいは慢性化した状態に重点をおいて述べる。

　外傷によって欠損，瘢痕などが生じ，それにより排便障害などの機能障害が生じる。こういった症例への対応は病歴，現在の症状，日常生活の阻害などの詳しい聴収から始まる[1]。

　検査としては，視診，指診，肛門鏡診，肛門エコー，肛門内圧検査，内視鏡等でこれらによって病態を詳しく観察し把握する。肛門上皮，内括約筋，外括約筋，肛門挙筋の欠損・瘢痕を診てその障害・損傷の程度のみならず隣接する泌尿生殖器，神経にも何か障害が起きていないかを調べる。

　その後，それらデータを総合的に評価・分析した上で括約筋の障害に対する治療方針を立てる。治療としては軽度のものではバイオフィードバック療法や保存療法となるが，多くの場合はその効果は少なく，やはり手術による括約筋形成に加え，組織欠損部の形成を行う。後者は肛門周囲からの皮膚弁の移動で行い，欠損が大きい場合はさらに遠くの殿部や腹部の皮膚を含めた軟部組織の移動によって形成する[2,3]。

　手術後にはより良好な効果を得るためバイオフィードバック療法を行い，神経障害がある場合はこれもリハビリによって可及的に回復させる。これらの外傷の範囲は必ずしも直腸・肛門に限局しているわけではなく，骨盤内の多臓器や組織の損傷例えば泌尿生殖器，骨，軟骨，筋肉，神経の損傷の有無と程度をもれなく調べて，必要あればそれぞれの専門家の診察を受け，また共同して治療にあたる。なお，損傷が強く，広範で多臓器にわたる際には既に人工肛門を造設してある場合が多く，そのままで治療を進め，後日閉鎖となる。

文 献

1) Engel AF, Kamm MA, Hamler PR : Civilian and war injuries of the perineum and anal sphincters. Br J Surg 81 : 1069-1073, 1994.
2) Sardinha TC, Beck DE : Anorectul trauma. Beck DE, Wexner SD ed.: Fundamentals of anorectal surgery. pp.451-466, W. B. Saunders Company Limited, London, 1992.
3) 高野正博,松田保秀:肛門括約不全に対するKottmeier術式(Complete release of the levator ani sling)の応用.手術 37 : 723-727, 1980.

10. 中枢神経性──発達障害によるもの──

　括約不全をきたす発達障害の病態は，知的障害・学習障害・運動障害に大別される。この障害の病因はさまざまで，遺伝性，感染性，脳炎，栄養障害などがあり，それらの原因研究も大事だが，排便障害の改善に集中した取り組みがなされるべきである。
　小児期の正常な排便のコントロールは下記の5段階に分けられる。
　1. 肛門が排泄物で濡れたり，汚れたりすることを認識する
　2. 濡れる前の状態の感覚がわかる
　3. 人にこの状態を知らせる
　4. トイレに着くまでは（便器に座るまでは）括約筋を緩めないでいる
　5. トイレに座って括約筋を緩める

　この過程は複雑な過程だが，何もこの順に学ばなければならないということではない。ただし正常の子どもでは，4・5の段階までできるようになる。まず，平均18ヵ月で他人に汚れたことを知らせることができるようになる。次いでまもなく漏らそうとする状態を知らせるようになるし，括約筋を閉めておくこともできるようになる。20ヵ月になると便意を我慢してトイレに行けるようになる。このようなことを親は何回も繰り返ししつけることになる。または食後半時間ばかりトイレに座り習慣をつけさせる。
　これができない子どもでも，学校に行くようになると否応なく排便のコントロールを自分自身で学習しなければならなくなる。ただしいったん付いた習慣も時にはまた失われて，こういった状態は児童が本当に必要性を自覚するまで続く。しかし夜間の漏らしがなくなるまでにはさらに18ヵ月以上かかる。
　ところが学習障害のある子どもたちは，しばしば次に述べるような神経障害のために上述した動作が困難になる。
　1. 反応が鈍い
　2. 排便の感覚が鈍っている
　3. 集中力の欠如
　4. 神経系の先天的奇形

　排便習慣は，他の生活習慣と同じようにいろいろな手段で学習して獲得す

ることになるが，それにはこれが守られたらご褒美をやるとか，褒めるなど，この習慣を守れば楽しいことがあるように条件づける．これには2種類あって，①陽性強化——守るといいご褒美がある——と，②陰性強化——守ると不愉快なことがなくなる——で，これら陽性および陰性の手法は，個人ごとに個別的な条件を作らなければならない．その他の習慣も同様にご褒美を与えたり，不愉快なことを取り除くといったことを行って習慣をつけさせる．

　ここでは意思の伝達が大事で，子どもと指導者との間で良好な意思の伝達ができなければならない．周囲の人が支持的態度をとる場合はよいが，肉体的・精神的・感情の虐待が加えられるようなことでもあると障害はますます強まる．子どもにとっては便を漏らすことが，怒り・不幸・疼痛の負の感情の現れであることもある．

　以上まとめると，便失禁は種々の要素が加わっての学習障害から起こっている．1つは神経的機能障害つまり局所の，あるいは全身の広範な障害からくる機能的障害であり，あと1つは心理学的障害で人格や社会における役割が関係する．さらにまとめると，便失禁の子どもたちは，肉体的・知能的・感覚的な障害を持っており，これらのいろいろの要素が組み合わさって自分で自分をコントロールすることが困難になっている．医療従事者・施設の従事者・ヘルスケアの人々は，こういったメカニズムを理解して，肉体的・社会的・個人的・感情的な分野にまでわたって十分うまく学習を指導しなければならない[1]．

文　献

1) Stanley R : Treatment of continence in people with learning disabilities. Br J Nurs 5 : 492-498, 1996.

11. 女性特有の大腸肛門機能障害

便　秘

　女性に多い，あるいは女性特有の疾患が大腸肛門機能障害に関しても認められる。まず便秘について述べると，女性は概して生来，便秘に傾きやすい。例えば小児で便秘を訴える患者のほとんどが女性で，この傾向は一生続く。この原因は女性ホルモン，肛門疾患からくるもの，あるいは家庭内外での女性の役割等が理由になっているといわれているが，まだはっきりわかっていない。

　また女性には肛門奇形が生じやすく[1]，これによって肛門の機能が阻害される。例えば前方の痔瘻も，女性の場合はよくみると先天的に由来すると思われるものが多い。また女性の肛門は形態的にも壁が薄く，出産などでさらに菲薄になりやすい。このため傷つきやすく裂創となり，便秘など二次的な変化を受けやすい。これは急性の病変だけでなく長期間にわたっての障害もある。この結果，肛門壁は脆弱となって，括約不全あるいは rectocele に代表される排便障害など女性特有の疾患をきたす。

　若い女性にも強度の便秘を訴える症例がある。この場合，排便習慣が悪い，小児期からの便秘の継続，ダイエットなどの自発的な食事制限，運動不足，大量のセンナ系下剤に頼ることなどが便秘を引き起こす。また排便習慣については，排便に対する精神的な拒否反応が原因となっている症例もあろう。体質的な面も原因になっていることがあり，また神経症・心身症・精神病も原因となる。何日も排便がない，まったく排便を感じないために精神的苦痛が強度な症例もある。このような症例は痩せ型で，腹部膨満，直腸の拡張・硬便充満，括約筋の著明な弛緩あるいは反対に緊張がみられ，肛門の動きが非常に悪い。

　また症例によっては肛門を閉めようと思えば開き，開こうと思えば閉まるという状態になって，これは診察時あるいは内圧測定時に観察することができる。肛門挙筋は薄く，それに覆い被さるように直腸が拡張している。

　検査としては，腹部単純X線撮影，肛門内圧検査，ディフェコグラフィー，肛門エコー，直腸肛門反射，経口バリウム大腸造影，陰部神経伝導時間など

である．これらの検査を総合して，直腸と肛門の感覚と運動の障害を見て病態を見極める．炎症性腸疾患（IBD）と判別するために全大腸内視鏡検査などで腸管の精査を行う．機能性の場合，症状は苦痛を伴い，便秘と下痢を繰り返し，腸管は痙攣を起こし，便柱狭小がみられる．精神的な要素が大きいため，心理的な状況を把握しなければならず，ケースワークや心療内科受診も必要となる．さらに甲状腺機能障害などの代謝性疾患も考えに入れなければならず，また血液検査によって栄養状態を把握する．

以上，精神ならびに全身的状況，腸管全体の把握を十分行った上で治療を行う．治療は食事療法，生活療法，カウンセリング，薬物療法などを総合的に行うが，患者の考え，精神的傾向，生活習慣を是正することはきわめてむずかしい．このような症例は刺激性下剤を中止し，バイオフィードバック療法で直腸肛門運動を正常化させるなどの特殊な治療も必要となってくる．放置しておくとこの状態はますます進行し，通常の生活が阻害され，中年以降にまで病態が継続してしまう．

除外すべき疾患には子宮筋腫や月経異常などの婦人科疾患，脊髄神経の異常などがある．このような総合的な取り組みを行っても根治はむずかしく，ある程度コントロールした状態を保つことで満足しなければならない場合も多い．

妊娠・出産

女性に特有的なものに妊娠・出産がある．妊娠によって直腸は圧迫を受け，排便障害をきたす．また骨盤内の血管を圧迫して鬱血をきたし，例えば痔核などの肛門疾患を生じさせ，排便障害につながる．出産の場合には，一時的にではあるが激烈な衝撃が加わり，直腸肛門を含めて骨盤内の組織全般，とりわけ結合組織や諸筋肉の破壊，仙骨神経の障害をきたす．そのため直腸肛門裂創などの明らかな外傷のほかに，括約筋の菲薄化，提携結合組織の脆弱，骨盤内臓の下垂，仙骨神経の損傷による肛門挙筋の障害，あるいは肛門・直腸・婦人科器官等の変化による障害である会陰下垂などをきたす．出産によって障害を受ける部位と程度は千差万別であるが，多かれ少なかれ障害を伴う．したがって，出現する症状，病態も千差万別である．これを念頭に置いて，女性の大腸肛門機能障害の診察には特別の注意を払って病態の全体像を明らかにしなければならない．

骨盤内臓下垂

　上に述べたように，肛門挙筋の障害によって骨盤内臓下垂をきたすが，直腸と肛門の下垂が直腸脱・脱肛として，子宮と膣の下垂が子宮脱・膣脱として，膀胱・尿道の下垂が膀胱脱・尿道脱として現れる。また，直腸と膣の下垂によって rectocele が現れる。しかし，下垂・脱出が単独で現れるのではなく，多くは併発し，または順次現れてくる。例えば子宮脱手術後に膀胱脱が現れるなどである。これは骨盤内諸臓器のレントゲン造影，ダイナミックMRI，三次元 CT によって調べることができ，各々の臓器の脱出，複数での脱出，不顕性脱出等を識別することができる[2]。

　とりわけ仙骨神経の障害があると，この神経は尿道・膣・肛門をはじめ骨盤内臓会陰部諸臓器全般を支配しているので，それらの障害が発現することが多い。したがって多発性・複雑性・難治性が特徴で，これについては別に説明する（第2編 13. 陰部・仙骨神経性――135頁参照）。

予　防

　排便時のいきみによって以上のような病態が生じるので，スムーズに便を出すことによって，器質および機能の保全をはかる。すなわち排便のコントロールによって，無理なく排便をすることが大切である。妊娠・出産時に神経・筋肉・支持組織などが外傷を受けないように注意する。また女性には裂肛・痔核などの合併が多いので，それも早めに治療しておく。

治　療

　まず便通の調整を行う。諸臓器の下垂を予防・治療する有効な方法としてバイオフィードバック療法があり，これは第5編 5. バイオフィードバック療法で述べる（236頁参照）。

　女性に多い疾患として，脱肛・裂肛・直腸脱がある。裂肛は女性に特に多く，以上述べてきた前方の脆弱性，便秘が相俟って生ずるものである。婦人科の疾患があれば，婦人科医と相談して治療しておく。骨盤内臓下垂をきたす疾患は重症の場合，周囲組織を破壊し排便障害をきたす。このような病態を予防し，また早期治療をすることが必須である。特に問題となるのは子宮摘出の術後で，ほとんどの症例で多かれ少なかれ骨盤底下垂を招来している[3]。子宮は骨盤の中心にあって，まわりの骨盤壁からの支持組織によって，

ちょうど蜘蛛が蜘蛛の巣に支えられているように存在する（図1）[3]。これが子宮を摘出すると支持組織がすべて破壊されるので，当然，残された骨盤内臓器の障害，とりわけ下垂が起こってくる。特に子宮がんによる子宮広範全摘の場合にこの悪影響は著しい。したがって子宮摘出後には会陰下垂が悪化しないように予防し，また必要ならばバイオフィードバック療法をはじめとするリハビリを含めての保存療法を行う。その詳細については第2編13(1)骨盤内臓下垂（135頁）で述べる。以上のように骨盤内臓の病変は可及的早期に治しておくことが望ましい。

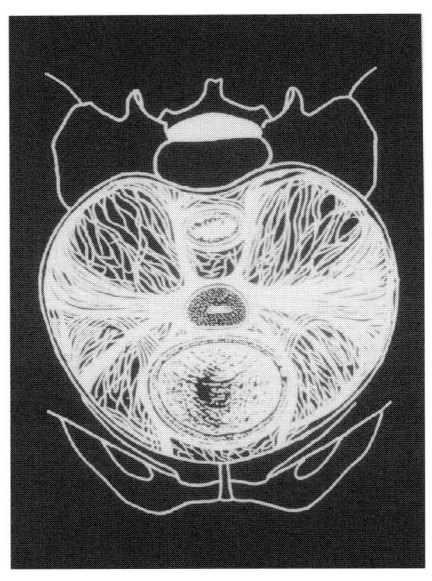

図1　子宮を中心とする女性の骨盤内支持組織

文　献

1) 高野正博，藤好建史，高木幸一ほか：女性の前方痔瘻．日本大腸肛門病会誌 43：165-171，1990．
2) Takano M, Hamada A: Evaluation of pelvic descent disorders by dynamic contrast roentgenography. Dis Colon Rectum 43：S6-S11, 2000.
3) 高野正博：妊娠と痔疾患．産科治療 81：111-117，2000．

12. 年齢による大腸肛門機能障害

(1) 年齢別特徴

　大腸肛門機能障害の要因を年齢別にみると，先天的なものでは Hirschsprung 病や鎖肛などがあり，第2編1．先天性で詳述した通りである（10頁以下参照）。

新生児
　新生児の排便障害は出生時よりみられる場合と，離乳が確立してから慢性的に便秘になる場合の2つがある。前者は先天性消化管狭窄，炎症，穿孔，ヘルニアなどの外科的腸閉塞や仮性腸閉塞を含めての内科的腸閉塞がある。後者には人工栄養，未熟児，ダウン症候群，先天性甲状腺機能低下症などがある。
　その後にみられるものとしては，ultrashort narrow segment の Hirschsprung 病があり，造影では narrow segment の描出がしにくい場合もあるので注意を要する[1]。

小児期
　Rome III による便失禁の診断基準によると，対象は4歳以上と定められている[2]が，この期になっても，十分に排便習慣がつかないことが原因となっている症例が多くを占める。

学童期
　学童期の排便障害児を調べると，病変別に脳性，脊髄性，筋性，骨関節性などがあり，代表的な疾患として脳性麻痺，二分脊椎，筋ジストロフィー，ペルテス病など，排便習慣をつけにくい疾患がある。これによって就学を控えた子どもの両親にとっても①普通校に許可されるか，②普通校に通えたとして他児についていけるか，③このようなケアが学校でしてもらえるか，④いじめに会わないか，などが心配となる。
　従来はこれに関しては各都道府県の教育委員会指導により適正就学指導委

員会が1979年以来就学の指導・助言を行い，社会適応が特に乏しい児童に関しては養護学校等に，軽度の場合は特殊学級等に入学が指導された[3]。しかしマスコミにも報道されるように，しばしば両親の訴訟問題に発展することで障害に対する差別がなくなり，こういった児童の普通学級への入学が許可される方向になってきている[4]。この中で二分脊椎については第2編1-(3)二分脊椎（先天性脊椎奇形）（25頁）で述べ，さらには発達障害についても第2編10.中枢神経性──発達障害によるもの──（121頁）で述べた通りである。

青年期

青年期では痔瘻手術後などの医原性，クローン病などの炎症性腸疾患，機能性障害，過敏性腸症候群（IBS），奇異性（dyssynergic）などの排便障害があり，これには習慣的な因子や精神的な因子が関わっている症例も多い。また他の疾患が合併している症例もある。

中高年期

中高年期では，肛門疾患が長期にわたって悪化したもの，例えば脱肛，粘膜脱，痔瘻によるものも多く，また便秘を自己治療しようとして使用したセンナ，アロエなどの刺激性下剤の連用によって，すっかりIBSの病態に陥っているものがある。その他にも後述する仙骨神経障害や骨盤内臓下垂に伴うものもある（第2編13.陰部・仙骨神経性──135頁参照）。

高齢期

高齢者においては，70歳以上になると急に括約筋機能を含めて排便機能が衰え[5]，特に既往の疾患があればこれが悪影響を及ぼして70歳以後で発症する場合が多い。また，この時期に，女性に増加する病態としては直腸脱やrectoceleに付随する括約不全や排便障害がある。これらの症例の中には仙骨神経障害によってもたらされるものも多いと考えられる。

文　献

1) 竹内　豊：新生児期──便通異常，嘔吐，下痢，便秘．小児臨 36：57-61，1983．
2) Bharucha AE, Wald A, Enck P, et al.: Functional anorectal disorders. Gastroenterology 130：1510-1518, 2006.
3) 家森百合子，中西啓子：就学時に問題となる疾患とその対応──運動障害児の就学

前指導　中程度〜軽度．小児科 32：155-161，1991．
4) 文部科学省ホームページ「障害のある児童生徒の就学について」平成 14 年 5 月 27 日通知（http://www.mext.go.jp/b_menu/hakusho/nc/t20020527001/t20020527001.html）
5) 辻　順行，高野正博，久保田至ほか：性別・加齢による直腸肛門機能の変化．日本大腸肛門病会誌 48：1026-1032，1995．

(2) 小児の便秘

　小児の排便障害の症例はきわめて多く，理由は小児期においては排便コントロールが自分ではできにくいためである．時が経って次第にコントロール（自立）ができるようになると排便障害も減少する．

年齢別小児の排便感覚について

　排便コントロールに関しては親のしつけが重要なポイントとなる．もしうまく排便習慣がつかない場合は早めに治療を行う．両親も含めてフォローすることが必要となり，これがうまくいかなければ難治性となる．もちろんこういった習慣性が原因である他にも，先天性奇形，器質的疾患なども原因となり，この場合も早期治療が功を奏する．
　小児の排便機能や発達過程について調べた天野らの報告によると，便意を訴え始めるのは 1 歳 5 ヵ月で，2 歳後半になるとほとんどの小児で認められる[1]．排便の自立はほぼ 4 歳までに確立し，その平均年齢は 2 歳 3 ヵ月である．排便回数は 1 歳までは 1 日 2 回と多いが，1 歳 6 ヵ月から 4 歳の自立過程で減少し，4 歳以降で 1 日 1 回となる．このことから排便の自立は 1 歳 6 ヵ月から 4 歳までに行われ，Hirschsprung 病，直腸肛門奇形の術後，その他の機能的疾患を含めた臨床的排便機能の評価は 4 歳以降に行うことが妥当であると述べている．このことは Rome II，III で定義されている期間ともまったく一致している．

小児の便秘の原因

　小児の排便障害の代表的なものとして便秘があげられるが，その原因は①食事性便秘，②消化管の通過障害，③消化管の麻痺あるいは攣縮，④機能性

の便秘，の4群に分類することができる[2]）。

　①食事性便秘　　母乳あるいは食物繊維の不足，食事の好ましくない習慣性

　②消化管通過障害　　先天性のHirschsprung病やその他の腸管の狭窄性疾患

　③消化管の麻痺あるいは攣縮　　種々の中枢神経性障害や，全身性疾患である先天性の甲状腺機能の低下など

　④機能性便秘　　弛緩性あるいは痙攣性の病態

　食事性のものについて述べると，母乳の代わりにミルクを与えることで便秘傾向となる。理由としては母乳に比較して，カゼインやカルシウム塩が高濃度に含まれているためである。

　小児排便障害の治療としては，砂糖水，マルチエキス，果汁，バター，生クリーム，マヨネーズなど脂肪を含んだものを添加する。最近は家庭あるいは社会全体として食事が低食物繊維食に傾いているため，これを改め便の量を増やし腸を刺激するような食物，例えば穀類，芋類，野菜類，砂糖類，果実類，きのこ類，海藻類，油脂，その他ビフィズス菌を努めて摂らせ，子どもの便の硬さを観察しながら調節していく。その際必要があれば，家庭全体の食事時間を規則的なものにし，食事の内容を改善する。

診　察

　まず問診により，便の硬さ，回数，規則性，時間との関係，好き嫌いを詳しく聞く。家庭環境，特に子どもに対する愛情の欠如は大きく便通に影響する。排便に伴う苦痛を聞き，いきんで便を出したり，痛がったり，トイレを嫌がったりしていないかを聞く。食事の内容，食習慣，トイレ習慣の指導を行い，家族内の愛情も聞いておく。

　続いて診察により，まず腹が張っているかどうか，次に肛門に指を入れて便の貯留，硬さを診る。また肛門に傷がついていないかも確かめる。裂肛の診察は肛門の外側の皮膚を左右に引っ張ると肛門が外飜し，裂肛を見ることができる。

　検査では，腹部X線撮影によって腸管内の便の貯留部位，量，硬さ等を判断することができる。必要に応じて小児に合わせた経口バリウム大腸造影検査を行い，便・ガスの貯留，腸管の拡張，便の通過状態等をみる。肛門の内

圧測定により肛門の動きをみる。締まりが強い弱いということのみではなく，肛門の動きが十分柔らかく閉まったり拡がったりしているかをみるが，この所見は肛門コンプライアンス検査や指診によって補うことができる。また，注腸透視によって腸管の拡張や狭窄をみることができる。以上の検査によってHirschsprung病，鎖肛や，これらの術後の経過等を診る。さらに，直腸肛門反射検査によってHirschsprung病の有無を調べる。直腸壁の神経叢の状態は，Hirschsprung自身によって提唱されているように，直腸粘膜をバイオプシーし組織のアセチルコリン染色法を行うことで比較的手軽に調べることができる[3]。

治療

　治療薬にはカマグを中心とした緩下剤を使用して便通を調整し，肛門疾患，特に裂肛があればビタミンEや坐薬などを投与して治す。次に大切なのは食事療法である。規則正しい排便も重要で，これには胃結腸反射，すなわち朝食を食べると胃からの神経刺激が結腸に伝わり，左半結腸の急速な収縮が排便へつながることを利用する。冷たい飲み物などでも同じ効果がある。幼稚園や保育園に入園するなどで機会を逸すると便意を忘れたり洩らしたりすることでいじめにあい，幼稚園や学校に行きたがらなくなるといった悪循環を生じるので，これを改善することも大事である[4]。

　幼児の排便回数は1日に数回で，硬さも大人と比べてずっと柔らかく，成人でいうと軟便の程度にあたるブリストルスケール5か6が本来のものである。にもかかわらず母親は成人と同じような便，すなわちブリストルスケール4程度の便を子どもも出すものと誤解していることがある。これでは柔らかく狭い小児の肛門を傷つけてしまう。そのため裂肛をきたし痛がり，トイレに行きたがらないという悪循環が形成されてしまう。そこで年齢の差による便の硬さ・軟らかさをブリストルスケールを用いて母親に指導することも大事である。

食事療法・心理療法

　最近の食事の傾向として食物繊維が不足しており，親自体がそれを理解できていない状況が多々見受けられる。なぜなら両親が子どもの頃から既に低繊維食に慣れているからである。最近の核家族化により祖父母から伝えられ

るべき食事や排便習慣の知識などが伝えられていない。食物繊維の不足による排便障害には，医師，看護師，栄養士，薬剤師等のグループによるカウンセリング治療を行い，生活環境や精神状態に問題があればケースワーカーが相談にのり，必要があれば心療内科，また心身症を扱う小児科での治療が必要となってくる。

文 献

1) 天野信一，塚本能英，鏡 志ず ほか：正常小児の排便機能の発達過程——アンケート調査による検討．日小児外会誌 25：236-239，1989．
2) 山城雄一郎，佐藤光美：便秘．小児科 25：1187-1190，1984．
3) 池田恵一，久米一弘，長崎 彰ほか：病態生理 Ⅰ．形態・組織学的特異性 F. NSE. 池田恵一（編著）：ヒルシュスプルング病の基礎と臨床．pp.76-80，へるす出版，東京，1989．
4) 小林昭夫：乳幼児の機能性便秘と腹痛．医事新報 3535：132-133，1992．

（3） 遺糞症

特徴として，不随意あるいは意図的に不適切な場所（床や衣服）に大便を反復して出す。当然悪臭がして周囲から指摘され，したがっていじめにあいやすく不登校に陥りやすい。

この小児特有の排便異常には，2～3歳で排便の自立ができないまま学童期に達した場合（一次的遺糞症）と，自立後何らかの理由で洩らすようになった場合（二次的遺糞症）とがある。排便の自立が行われるのは，健康な子どものうち2～3歳では40％，3～4歳では70％，4～5歳では90％，5～6歳では96％となっており，5歳以降の遺糞症は1％前後と考えられている[1]。

診 断

診療にあたっては症状が始まった頃の状況やトイレの開始状況を詳しく聞く。当然ながら器質的疾患を除外する。症状としては腹満を訴えることがあり，腹部X線撮影では腸の拡張とともに硬便が大量に貯留しているのを認め，指診によって直腸内に大きく硬い便塊を認める。

しかし実際は，便は下痢便として出てくる。すなわち便が出ないのではな

く，硬い便の周りを伝わり下痢便が流れ出てくる。こうなると完全な遺糞症の状態になってしまう。ところが下痢便のため小児科を受診し，そこで下痢止めの薬をもらうことさえある。医師の指診によって硬便の貯留は一目瞭然だが，指診が行われなければ遺糞症の本態が見逃され単なる下痢と診断されてしまう。

治療

　まずは浣腸や腸洗浄をくり返して便塊を完全に取り除く。その後は緩下剤を投与し便を柔らかくして出すようにする。はじめ便は軟らか過ぎるぐらいとする。これによって便が出たいという感じが生まれてくる。その後は徐々に普通の便が規則正しく出るように習慣づける。食事療法も大切で，高繊維のものを多く摂らせる。排便を規則的にするには，朝食後に強く起こる胃結腸反射を利用することが重要で，朝食後から家を出るまでの時間，つまり排便する時間を十分とるようにする。母親の協力，心理的サポート，臨床心理士のサポートも必要である。これらの子どもたちはパニックに陥ったり，自閉症を認めることも多く，アスペルガー症候群の子どもたちも含まれる。こういった特殊な小児には精神医学的な治療が必要となってくる。

　またほとんどの症例において家庭に問題があり，両親の不和，離婚などで片親の場合が多いなどのため家族療法の必要性もある[2]。十分なコントロールがなかなかできない症例では，入院させ，徹底的に排便習慣を付けるようにする。

文献
1) 山崎知克，帆足英一：遺尿症・遺糞症．小児臨 57：1485-1492, 2004.
2) 島田 章，石田正子，高野正博：遺糞症の治療．心身医 8：1312-1314, 1996.

(4) 成人直腸型便秘

病態

　小児・青年期の排便障害については別項で述べたが（第2編 12-(1) 年齢別特徴──127頁参照），これらが難治性となって成人期に移行することもある。

または成人後，何らかの原因から便秘状態になってしまう，すなわち習慣的に直腸に便を溜めてしまう病態がある。これらを成人直腸型便秘[1]と称するが，これは食生活における食物繊維の不足，食事および排便習慣を含めて生活の不規則，加齢，服薬，全身合併症，神経炎，糖尿病による直腸肛門の神経障害などが原因になっている。とりわけ老人では運動不足，食事量の不足，便意の抑制，肛門疾患合併，弛緩性または過敏性の結腸運動障害などが直腸型便秘の原因となり，悪循環を形成していることが多い。

診断

診察は，直腸内に指を入れて便の貯留，直腸の拡張・弛緩，下垂，同様に肛門の厚さ・動き・感覚などを診る。

検査は，直腸肛門の感覚・運動障害の検査，ディフェコグラフィーによる画像診断などがある。

治療

治療は，排便習慣や食事などを含めての生活療法，下剤や腸管運動調整剤などによる便の正常化に加え，特にバイオフィードバック療法によって排便の訓練を行い，低周波等の刺激をこれに加える。

文献

1) Ducrotte P, Rodomanska B, Weber J, et al.: Colonic transit time of radiopaque markers and rectoanal manometry in patients complaining of constipation. Dis Colon Rectum 29 : 630-634, 1986.

13. 陰部・仙骨神経性

（1） 骨盤内臓下垂

　骨盤底は肛門挙筋によって支持される。したがって，この筋が弛緩すると骨盤内の諸臓器の下垂，すなわち泌尿器科領域では尿道脱・膀胱脱，婦人科領域では膣脱・子宮脱，肛門科領域では肛門脱，直腸脱等が起こる。
　個々の臓器が下垂することもあるが，最も多いのは肛門挙筋の下垂に伴う多臓器下垂である。この骨盤内臓下垂（pelvic descent）という名称は1966年St.Marks HospitalのParksによって初めて命名され[1]，会陰下垂症候群（perineal descent syndrome）とも称される[2]。彼は直腸脱患者，特発性便失禁患者，排便障害を訴える患者の会陰部が異常に下垂しており，いきみによってさらに著明に下垂する所見が数多くみられることを報告した。

骨盤内臓下垂の診察
　横臥の状態では著明でないこともあるが，強度の症例になると，会陰部が西洋梨の実のように膨らむのを認める。直腸に指を入れてみると，肛門括約筋・肛門挙筋を含めて会陰は全体が非常に薄くなり，垂れ下がっている。直腸指診の際，指に力を入れて外側に引っ張ると，外の方に大きく袋状に伸びて，前後左右，全周にわたってこのような状態になる。肛門を締めさせる動作や，肛門挙筋すなわち骨盤底を締め上げる動作をさせても非常に弱い。指を鉤型に曲げて締めさせても下に大きく袋を作ったままである。しばしば，直腸脱・肛門脱・子宮脱・膣脱・尿道脱・膀胱脱も同時に外側から観察することができる。ただし横向きのシムス体位で診た場合には顕著には現れない。そこでトイレでいきませて排便状態にさせてみると，会陰の下垂，個々の臓器の下垂や脱出の状態が明らかに観察される。これは写真やビデオで撮影して記録する。
　計測はSt. Marks HospitalのHenryが開発したdescendometerを用いて，両側の坐骨結節と肛門縁との距離を安静時といきみ時で測定する[3]。正常で，いきみ時は坐骨結節の上方$0.9 \pm 1.0 \mathrm{cm}$であるのに対し，会陰下垂患者では坐

骨結節の下方 1.2±0.8cm の下垂を示したという。

Bartolo らはディフェコグラフィーの側面像で、肛門管と直腸軸で形成する直腸肛門角（anorectal angle）が恥骨下縁と尾骨を結んだ線から、静止時 2cm、いきみ時 3cm 以上下垂する場合を pelvic floor descent と定義した[4]。寺本らも同じく、ディフェコグラフィーにて恥骨上縁と尾骨を結んだ線から直角に肛門縁までの距離を安静時といきみ時の伸展度を測定し、2cm を正常、3cm 以上を会陰下垂としている[2]。

症　状

ほとんどの患者で便秘、残便感のため排便時の激しいいきみの習慣がある。この排便困難は同時に soiling や便失禁を伴う。

このメカニズムは、いきんでも会陰とともに肛門とりわけ直腸が下がり、ちょうどブルドッグの頬のように肛門の全周に直腸が下がり、ここに便が溜まるばかりで、直腸内に貯留した便を肛門外に排出する力が働かない。その一方で、肛門を閉める力は弱まって、括約不全の状態となり便が漏れる。

こういった下垂は直腸肛門に起こるが、泌尿器科や婦人科領域にも同様に起こる。しかしこれらの臓器下垂は各臓器で起こって同時に脱出してくるのではなく、時を異にして次々と脱出してくる症例が多い。したがってこれの1つのみ治しても次々と別の所が脱出してくる。例えば、直腸脱を治しても子宮脱、子宮脱を治しても膀胱脱といった「モグラ叩き」の状態になる。筆者自身、以前このような症例を経験し、患者から苦情を言われ苦い思いをしたことがあるので、それから会陰諸臓器下垂の研究を始めた次第である[5]。

骨盤内多臓器造影

多臓器造影については今までいくつかの論文がある。1つの臓器だけ造影する、例えば直腸を造影するディフェコグラフィーでは全体像を捉えることはできない。そこで泌尿器科または婦人科では泌尿器と生殖系との同時造影を行ってきた[6]。しかし、この2領域の臓器のみでは不完全で、われわれは腹膜底を回腸の造影で調べ、膀胱は造影で、尿には尿道カテーテルを入れて、膣は造影剤を浸したタンポンを入れて、子宮はその傾斜角度より、直腸はディフェコグラフィー、肛門はカテーテルを入れて、会陰は造影剤の塗布でそれぞれ調べた。以上、骨盤内の3領域の臓器全てを造影し、諸臓器のレベル

を第5腰椎下縁と仙骨の上縁の境界線を横に延ばした線からの距離を測定することによって表わした。これにダイナミックMRIの考え方を取り入れ，すなわち静止時，締上げ時，いきみ時の三相での各臓器の動きと移動距離を求めた。

その結果，前方すなわち泌尿器系が下垂するもの，中央すなわち婦人科系が下垂するもの，後方すなわち，消化器系が下垂するものの三系統に分けることができた。しかし，隣接する臓器も移動しないわけではなく，ある傾斜をもってともに下垂することがわかった。これによって各々の臓器の下垂度また将来に脱出する可能性を推測でき，将来の下垂像を予想することができた[5]。

ただしこの多臓器造影には患者の多大の負担と労力を必要とするので，現在はこれをMRIに，さらには三次元CTに置き換えて行っている[7][8][9]。

また，このMRIとCTによる検査は現在のところ臥位で行わざるをえないので，座位で行うディフェコグラフィーに比べ不自然でいきみは当然弱く，この両者の差を十分考慮しなければならないし，これについて考察を加えている文献も存在する[10]。

骨盤内臓下垂の成因

このような肛門挙筋の下垂の原因には種々のものがあり，例えば頑固な便秘や，outlet obstruction syndromeの患者において，排便時の過剰ないきみを長期にわたって繰り返し行うことによって，会陰下垂が形成され進行していく。

Nichollsによると，以上のような状況で骨盤底が下垂すると，これに付着する陰部神経が引き延ばされる。陰部神経は筋肉ほど伸展性がないので，次第に引きちぎられたようになって，肛門挙筋に与える電気刺激が次第に弱まり肛門挙筋はますます下垂していく[11]。このように肛門挙筋が下垂すると陰部神経が伸び，伸びると電気刺激は弱まるという悪循環を形成する。通常，体神経は4cm以上伸展すると障害をきたすといわれている[12]。

寺本は，欧米人は低残渣食のため頑固な便秘を訴える患者が多く，また支持組織の脆弱な肥満者が多いのがこの病態の原因になっていると述べている。この傾向は最近では日本人にも同様に起こりつつあり，このような患者が増加し将来も増加の一途をたどると考えられる。

また，寺本らのSt. Marks Hospitalでの経験では，12%が会陰下垂で，この

うち80％には排便時のいきみの習慣があり，70％は10分以上の排便時間を要しており，これらのほとんどが女性である[2]。ことに女性では骨盤底が広い，婦人科系臓器があるために骨盤底の形成が弱い，筋肉を含めた肛門挙筋の組織が薄いなどの弱点がある。さらに女性は生来便秘の傾向が強く，妊娠・出産によって支持組織の脆弱をきたしていることが多いことなどから，男性に比べ骨盤下垂の発生頻度が著しく高い[13]。さらに出産時の損傷によって骨盤下垂の頻度はますます増加し，また婦人科の手術，中でも子宮切除によってさらにその数が増加している。正常では子宮から骨盤の全周にわたって靱帯を含めての結合組織が広がり，それによってすべての骨盤内臓器が支えられている。すなわち子宮は骨盤内臓の下垂を防止している臓器であるともいえる。子宮切除とりわけ子宮がんに対する全摘の患者には骨盤底支持が破壊される傾向が著しく，子宮全摘の術後では，会陰下垂が生じていることを前提として診察を行う。

その他の婦人科系，泌尿器系，直腸肛門系の疾患手術でも内臓下垂が招来されている。この場合個々の臓器の下垂として現れたり，多臓器の下垂として現れることもある。

骨盤内臓下垂の治療

治療は保存療法と外科手術に分けられる。

①保存療法

病態を患者に充分理解させ，排便時のいきみを可及的に短く弱くする。排便終了感が得られない場合は排便を中止し，再度試みるように指導する。便量を増やし排出が良くなるような食事指導を行い，これには緩下剤など薬剤の力を借りる。この場合，結腸を強く刺激するセンナ系の下剤は避け，これに代わって腸管の運動を良くする薬剤を投与する。

これに加えて，骨盤内の神経や筋に対する電気刺激，理学療法士による骨盤底筋力を増強させる訓練，検査技師による排出・締め上げ訓練など，種々のリハビリ療法を組み合わせて病態を改善させる。

②手術療法

手術は，個々の臓器の治療またはその組み合わせの治療の2種に大別される。臓器別にいえば，泌尿器系に対する形成，婦人科系に対する形成，大腸に対する形成とがある。

婦人科に関しては colpopexy （子宮頸部縫縮術）・colposuspension （子宮（口）吊り上げ術），子宮切除，子宮（口）後方縫合，子宮（口）前方縫合などがある。直腸肛門に関しては，経肛門的 rectocele 縫縮，外括約筋縫合などがある。

泌尿器系，婦人科系，消化器系の三者を組み合わせた手術には，外括約筋形成と子宮（口）吊り上げ術など，表1のような各種手術法がある。

表1 骨盤内臓下垂の複合的手術療法

骨盤底強化	吊り上げ術
外括約筋形成	子宮（口）吊り上げ術 子宮切除術
直腸子宮縫合術	
直腸子宮縫縮	子宮（口）吊り上げ術
直腸縫縮	子宮吊り上げ術
経肛門的 rectocele 縫縮	子宮吊り上げ術 経腟的子宮切除術 前方子宮縫縮術

骨盤内臓下垂を複合的に外科治療するには，骨盤底強化の手術と吊り上げの手術とを組み合わせて行う。

Rectocele は直腸前方のパウチ形成による排便障害を主訴とし，種々の病態を伴っている。この外科的治療には，経肛門的縫縮術と経腟的縫縮術とがある。筆者は後者を採用し，それとともにこの病態に随伴している前方括約不全に対する形成術も併せ行っている[14]。

肛門括約筋形成に対しては，前方形成と後方形成とがあるが，筆者は前方後方形成を同時に行って良好な成績を得ている[15]（第4編2.手術療法——189頁参照）。

文　献

1) Parks AG, Porter NH, Hardcastle J: The syndrome of the decending perineum. Proc R Soc Med 59 : 477-482, 1966.
2) 寺本龍生，鳥越義房，後藤友彦ほか：会陰下垂症候群．臨床消化器内科 15：1075-1079, 2000.
3) Henry MM, Parks AG, Swash M: The pelvic floor musculature in the descending perineum syndrome. Br J Surg 69 : 470-472, 1982.
4) Bartolo DC, Read NW, Jarratt JA, et al.: Differences in anal sphincter function and clinical presentation in patients with pelvic floor descent. Gastroenterology 85 : 68-75, 1983.
5) Takano M, Hamada A: Evaluation of pelvic descent disorders by dynamic contrast

Roentgenography. Dis Colon Rectum 43 : s6-s11, 2000.
6) Vanbeckevoort D, Hoe LV, Oyen R, et al.: Pelvic floor descent in females: comparative study of colpocystodefecography and dynamic fast MR imaging. J Magn Reson Imaging 9 : 373-377, 1999.
7) Gufler H, Laubenberger J, DeGregorio G, et al.: Pelvic Floor Descent:Dynamic MR Imaging Using a Half-Fourier RARE Sequence. J Magn Reson Imaging 9 : 378-383, 1999.
8) Healy JC, Halligan S, Reznek RH, et al.:Dynamic MR imaging compared with evacuation proctography when evaluating anorectal configuration and pelvic floor movement. Am J Roentgenol 169 : 775-779, 1997.
9) Kelvin FM, Maglinte DDT : Dynamic cystoproctography of female pelvic floor defects and their interrelationships. Am J Roantgenol 169 : 769-774, 1997.
10) Matsuoka H, Wexner SD, Desai MB, et al.: A comparison between dynamic pelvic magnetic resonance imaging and videoproctography in patients with constipation. Dis Colon Rectum 44 : 571-576, 2001.
11) Nicholls J, Glass R: Coloproctology. pp. 127-138, Springer-Verlag, Berlin, 1985.
12) Sunderland S: Nerves and nerve injuries (2nd ed.). pp.62-66, Churchill-Livingstone, Edinburgh, 1978.
13) Reay NH, Healy JC, King LJ, et al.: Pelvic connective tissue resilience decreases with vaginal delivery, menopause and uterine prolapse. Br J Surg 90 : 466-472, 2003.
14) 高野正博：Rectoceleの病態とその包括的治療および成績．日本大腸肛門病会誌 53：984-993, 2000.
15) 高野正博，山田一隆，緒方俊二：括約不全に対する前方後方括約筋形成術．手術 59：246-252, 2005.

(2) 直腸肛門痛

はじめに

いわゆる直腸肛門痛を訴える患者さんをよくみると，仙骨神経に沿って圧痛ある硬結を触れることが多い．そして，痛みの場所と症状がこの圧痛と一致することを患者に聞いて確かめることができる．しかもこの仙骨神経痛は括約不全・排便障害・腹部症状，またしばしば腰痛などを伴っていることがわかり，いわゆる syndrome を形成していることがわかった．この syndromeを筆者は「神経因性骨盤臓器症候群」と名付け，次項で詳しく述べるが，こではまず本症候群の病態に気付くきっかけとなった直腸肛門痛について述べる．大腸肛門の分野ではこういった患者群が多く，その病態がこれまで不

明であったために，医療機関に行っても病名不明として十分な治療が受けられずに苦しんでいる症例が多いことがわかり，この解明に取り組んでいる。

非常に頻度が高い肛門の疾患中にあって，この仙骨神経障害にみられる疼痛については以前から肛門の奥で直腸の外側，すなわち骨盤内面に痛みを訴える患者群があることがわかっていた[1)2)]。この痛みは諸家によって，尾骨痛（coccygodynia），仙骨痛（sacral pain），仙尾関節痛（sacrococcygeal pain）などいろいろな名称が付けられ所見もいろいろで，その病因や病態も種々推測されていた。病態としては，筋・結合線維・靭帯・骨・関節などの strain や sprain などが原因ではないかともいわれていた。

しかし当時のわが国では，このテーマについてほとんど興味が持たれず，わずかに筆者の文献[3)]があるのみであった。筆者は1978年に40症例で疼痛を部所別，性質別に分類して，仙尾関節痛（sacrococcygeal pain）と尾骨痛（coccygodynia）は18例で最も多く，尾骨または仙尾関節痛に圧痛を訴える。外傷が原因となっている症例もあるが，そうではない例が大部分を占める。仙骨痛（sacral pain）は仙尾関節痛より上の仙骨前面に疼痛を訴え，同部に圧痛を認めるもので6例，肛門挙筋痛（lavator pain）は肛門挙筋部に圧痛を訴えるもので7例で，さらに Proctalgia fugax が8例，所見なしが1例であった。

以上の直腸肛門痛と鑑別すべき疾患としては，一般的な肛門疾患で疼痛をきたす痔核，裂肛，肛囲膿瘍，肛門小窩炎（cryptitis），さらには直腸がん，腰痛または婦人科疾患などがある。また，直腸肛門痛の一群とされる，一時的な疼痛が特に夜間急激に出現し，短時間で完全に消失する消散性直腸肛門痛（proctalgia fugax）と呼ばれる病態がある。詳細については後述するが，興味あることに，この症例では発作時以外にも仙骨部の圧痛を認めることができる[3)]。

わが国での進展

近年，わが国でも次第にいわゆる直腸肛門痛という痛みがあるという認識が広まり，2000年3月の第146回大腸肛門病懇談会でも「頑固な直腸肛門痛」のテーマが取り上げられた[4)]。この折，眞鍋，山田らは，仙骨痛を神経因性疼痛（neuropathic pain）と考え，神経系の損傷によって機能障害が生じるとした。この疾病は侵害刺激とは無関係に，感覚神経組織の中で自然発火的な異常興奮によって引き起こされ，防御機構を伴わない痛みとされており，外傷

や手術その他の原因で起こると考えられている。また，吉田は痛みは訴えだけで，所見がないと発表した。興味があるのは佐原，大矢の発表で，こういった患者の生理学的検査で内圧の低下・肛門の運動障害・排出障害がみられると述べた。また，三浦は陰部神経に圧痛点があり腰椎の疾患を伴うことが多く，坐骨神経に既往のある患者に出現しやすい。したがって原因として腰椎または周囲の筋肉障害の可能性があると述べた（鈴木）。野垣はうつ病との関連性について述べ，松田，後藤，岡空らによって肛門挙筋に圧痛ある硬結があることも述べられている。筆者は陰部神経に沿って圧痛があり，内圧の低下・直腸肛門の機能障害を伴うとしている。

　以上，次第に肛門の慢性疼痛がある部位が確定される所見があるという認識がなされてきた。神経障害（neuropathic pain）説は慢性疼痛の概念と一致するのではないかと思われる。筆者によってこの疾患の概念に神経因性骨盤臓器症候群という方角からのアプローチが初めてなされた。

　泌尿器科の分野では前立腺疼痛症（prostatodynia）の概念がもたれ鑑別診断として前立腺がんがある。これは心身症の症状として訴えられる場合があり，病態としては骨盤内静脈の鬱滞が原因とされている。治療法としては仙骨孔に電極を固定し，体内埋め込みのパルス発生器で治療すると述べられている[5)6)]。

　外科の立場からは慢性会陰部痛症候群（chronic perinenal pain syndrome），尾骨痛，消散性直腸肛門痛（proctalgia fugax），会陰下垂症候群，特発性肛門部痛，直腸切断後の会陰部痛，幻覚，いわゆるファントム現象，直腸がん再発などの病態があることが述べられている[7)]。さらに会陰からは遠い周辺部の痛みとして鼠径部痛を訴える患者がたまにあり，よく診ると腸骨鼠径神経に沿って圧痛があり，この神経であることがわかる。術後の疼痛については直腸低位前方切除後の肛門痛が述べられている[8)]。日本で一時期盛んに行われ，今も行われているPPH症例の中には，術後かなり強い疼痛を訴え続ける症例がある。くるめ病院の統計によると，PPH術後の疼痛のほとんどの症例では術前より鈍いいわゆる骨盤痛を訴えていたという結果が出ている。これらの症例を診るといずれも仙骨神経に沿った圧痛ある硬結があり，筆者はこのPPH術後の痛みによる症例も仙骨神経の障害によるものと考えている[9)]。以上の疼痛は鑑別すべき疾患として，先天性直腸肛門奇形，それに伴う腫瘍，または成人の骨・軟骨・結合織・神経の腫瘍，また前立腺がんなどからくる

転移性のものなどがある。

　心療内科ではいわゆる心因的疼痛としてこれに対処しており，器質的疾患に機能的障害が加わっている症例もある。治療は患者の痛みを理解を持って受け入れて心身的なアプローチを行い，時には精神分析的手法にて治療する[10]。

　ただし，他の医学の分野でも大腸肛門科と同様に骨盤内疼痛に対する正確な病態の把握が未だ十分なされていない。外国では Wesselmann らは既に泌尿器科と直腸肛門科の痛みを結び付けて考えているが[11]，今後は日本でも骨盤内の臓器に関係する泌尿器科，婦人科，大腸肛門科に神経内科，整形外科，心療内科，ペインクリニックなどを加えた共同研究が必要で，それを目的とした研究会や学会の設立も必要であろう。

消散性直腸肛門痛（Proctalgia fugax）

　消散性直腸肛門痛は直腸に感じられる短時間の疼痛発作で，発作の消失後にはこれといった手掛りを残さないといった特徴がある。患者は疼痛発作で目を覚まし，強い痛みでまれには失神に至ることもある。時には昼間にも起こり，排便後にも生じる。発作は頻回に起こるものから，数ヵ月に1回というもので，不定期に出現する。歴史的には1935年に Thaysen がこの疾患について述べている[12]。彼によればこの疼痛は一過性ではあるが，大変つらく苦しいものである。原因はまったく不明であるという論文がほとんどであるが[13][14]，括約筋の痙攣とするものやそうでないとするものもある[15]。

　ところがこの疾患をよく診ると非発作時にも仙骨神経に沿って，圧痛ある硬結をふれる。そしてその部位と痛みの性質が患者が夜間に感じる痛みと一致するという症例がほとんどである。このことから，これを次項で述べる神経因性骨盤臓器症候群の亜系であると考えている[16][17]。またこの疾患では発作時に直腸肛門機能障害が伴っていると発表されており[18]，この点でも一般の神経因性骨盤臓器症候群に類似している。また IBS が併存するという文献も多く，これも神経因性骨盤臓器症候群としての性格を持つ所以であると考えられる。本疾患の本体については今後十分究明しなくてはならないが，治療についてはブロックを含めての保存療法が32例中有効14例（44％）と良好な結果を得ている[17]。

治療：神経ブロック

　ペインクリニックでは薬物療法とともに治療手段として，神経ブロックを行う。神経ブロックとは神経に局所麻酔剤を作用させて神経による刺激を遮断する方法である。

　具体的な方法としてA：（局所麻酔と同様）神経の近傍に投与して麻痺させる。B：あるコンパートメントに局所麻酔剤を投与し，その中に走行する神経を麻痺させる。例えば交感神経ブロック，硬膜外ブロックなど。C：神経に直接針を刺入し，局所麻酔剤を投与する神経根ブロックなどがある。用いる薬剤は局所麻酔剤が主体であるが，効果を持続させる目的でアルコール・フェノールなどの神経破壊剤を用いることがあり，運動神経も同様に永久的に麻痺させることがある。最近ではこの神経破壊剤の代わりに，高周波熱凝固法も応用される。これを応用する意義は痛みの悪循環の遮断で，薬物療法にない利点が期待できる。目的を達成するまで繰り返し投与する。

　痛みの悪循環の際にみられる疼痛は，交感神経を刺激し，疼痛部位の血行障害を惹起する。交感神経ブロックは，これに対する血管拡張作用によって血行障害を改善し，除痛手段として有効である[15]。

　筆者はこれらの原理を応用し，仙骨神経から陰部神経にかけて，仙骨神経痛の患者が痛みを訴える部位の神経を圧痛ある硬結としてふれ，この周囲に末梢神経ブロックを行っている。また仙骨孔より局麻剤を注入する caudal block や sacral block も有効である。さらに局麻剤の中にステロイド剤を加えることは有効性を増す方法である。

成　績

　筆者の成績では保存療法等で200例中96例（48.0%）が圧痛消失，70例（35.0%）が圧痛軽減し，83%に有効な結果を得ている。

文　献

1) Thiele GH: Coccygodynia and pain in the superior gluteal region and down the back of the thigh: JAMA 109：1271-1275, 1937.
2) Dittrich RJ: Coccygodynia as referred pain. J Bone Joint Surg Am 33-A: 715-718, 1951.
3) 高野正博，松田保秀，武田孝之：いわゆる肛門直腸痛（Proctalgia）40症例の分析．臨外 33：573-576, 1978.
4) 第146回大腸肛門病懇談会：頑固な直腸肛門痛．日本大腸肛門病会誌 54：373-382,

2001.
5) Tayler HC: Vascular congestion and hyperemia. Am J Obstet Gynecol 57 : 211-230, 637-668, 1949.
6) 滝本至得：治療困難な慢性会陰部痛の診かた．泌尿器科の立場から．ペインクリニック 18：1055-1061, 1997.
7) 倉本秋，味付俊樹，山崎一樹ほか：治療困難な慢性会陰部痛の診かた．外科の立場から．ペインクリニック 18：1049-1054：1997.
8) 前田耕太郎，丸田守人，内海俊明：低位前方切除後の吻合部肛門間の粘膜橋により肛門部痛を呈した1例．日本大腸肛門病会誌 51：103-107, 1998.
9) 桃崎和也，荒木靖三，野明俊裕ほか：痔核に対する観血的治療（PPH 法，結紮切除術）と直腸肛門痛について．日本大腸肛門病会誌 60：581, 2007.
10) 町田英世，中井吉英：治療困難な慢性会陰部痛の診かた．心療内科の立場から．ペインクリニック 18：1069-1074, 1997.
11) Wesselmann U, Burnett AL, Heinberg LJ: The urogenital and rectal pain syndromes. Pain 73 : 269-294, 1997.
12) Thaysen TE: Proctalia fugax. Lancet 2 : 243-246, 1935.
13) Hurst AF: Constipation and allied intestinal disorders. Oxford University Press, London, 1909.
14) Paradis H, Marganoff H: Rectal pain of extrarectal origin. Dis Colon Rectum 12 : 306-312, 1969.
15) Karras JD, Angela G: Proctalgia fugax. Am J Surg 82 : 616-625, 1951.
16) Takano M: Proctalgia fugax: caused by pudendal neuropathy? Dis Colon Rectum 48 : 114-120, 2005.
17) 高野正博：消散性肛門直腸痛（Proctalgia Fugax）：とくにその成因の解明について．日本大腸肛門病会誌 40：380-385, 1987.
18) Eckardt VF, Dodt O, Kanzler G, et al.: Anorectal function and morphology in patients with sporadic proctalgia fugax. Dis Colon Rectum 39 : 755-762, 1996.

(3) 神経因性骨盤臓器症候群

病　態

　これまでもいわゆる直腸肛門痛と称される病態があり，尾骨痛[1)2)3)4)]，仙骨痛，仙尾関節痛，直腸痛[5)]，肛門挙筋痛[6)] などと呼ばれていた。ただしわが国ではほとんど興味の対象とならず，したがって文献もほとんど見当たらない[7)8)]。

　これらの疾患は外国では古く，Paradis, Thiele らが直腸肛門内の指診によ

ってその解剖学的部位を検索し，肛門挙筋を含む骨盤底の諸筋肉の spasm であると述べており，この病態は coccygeus-levator spasm syndrome と称せられるといっている[5)9)]。しかしこれらの症例を詳細に診ると圧痛はこれらの筋肉にあるのではなく，陰部神経に沿って圧痛ある硬結を触れ，患者につねにある痛みとこの圧痛ある硬結との関連について尋ねると，疼痛部位はまさにそこですと答える。永年の間にこのような症例を数多く経験したため，筆者はこの痛みが筋肉あるいは骨の痛みではなく，神経の痛みであると確信するに至った。実際その部位に神経ブロックを行うと疼痛は消失し，短期間の消失率は 65%，永久治癒を得るものは 60% という好成績を得ることができた[10)]。

ところがこれらの症例の経験を重ねていくうちに，これらの症例は疼痛のみでなく括約不全，排便障害，IBS 様腹部症状，腰痛といった多彩な症状をいくつか兼ね備えていることがわかってきた。こういった結腸，直腸，肛門の多彩な病態の組み合わせについてはすでにいくつかの病院の医師がその存在に気づいており，例えば Mayo Clinic と Johns Hopkins の両病院の医師らは，共同研究によって括約不全がいくつかの排便のタイプと結びついていることに注目した。そして便漏れのみの症候群と，これに便秘，下痢，便秘下痢交替型，すなわち IBS の 3 亜系との合併を加えた 4 症例群に分けて詳細なデータを取ると，各群において腹満などの消化器症状と腹痛・直腸痛・腰痛といった部位別の疼痛の発現が各 4 群間で特有な組合せで起こり，おのおのの症状群が有意の差をもって存在することを証明した。しかし残念なことに合併の理由についてはまったく不明であるとしている[11)]。こういった括約不全と消化器症状や腰痛との結びつきは意外なものと思われるかもしれないが，解剖学的にみると，第 2，3，4 の仙骨から出た仙骨神経は，陰部神経となって肛門括約筋を経て尿道に至るが，同じ仙骨のレベルで出る自律神経は骨盤内臓神経となって直腸から膀胱へと延びている（図1）。これらの 2 つの神経は肛門括約筋に加えて，骨盤内諸臓器をも支配しているので[12)]，この両者の神経がともに障害を受け，したがって括約機能不全と骨盤内諸臓器の機能障害が併存して現れることは容易に想像できる。

以上の神経障害によって現れる症状を頻度の高いものの中から 5 つを選んで症候群として把握した。すなわち第 1 症候：直腸肛門痛，第 2 症候：括約不全，第 3 症候：排便障害，第 4 症候：腹部症状，第 5 症候：腰椎症状であ

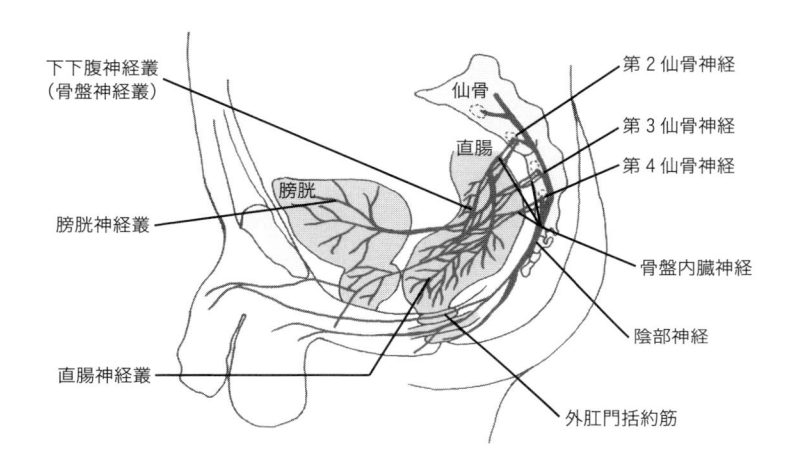

13. 陰部・仙骨神経性／(3) 神経因性骨盤臓器症候群

図1 骨盤内臓部の神経

る[13]。仙骨から出た神経は，肛門挙筋や尿道，膀胱，膣，子宮も神経支配しているので，以上の5症候に加えて，肛門挙筋障害，排尿障害，性機能障害，骨盤内臓器下垂等の障害も当然引き起こすことになる。長い年月にわたって観察することで，このような症例が多数存在することがわかった。痔疾患との合併についても，排便障害として本症候群との関連性があることを筆者は見出している[14]。

以上のことから本疾患はいくつかの病態が絡み合わさった syndorome として考えた方がよいと判断するに至ったが，現在でもこれらの徴候や病態のうち少なくとも2つが組み合わさって存在するという論文は多い。例えばManning は便漏れと尿漏れが合併する症例が多いと述べ[15]，MacDonald は便秘や排便障害と会陰下垂の共存について述べている[16]。Thorpe も尿漏れと便漏れの合併について述べているが，これは会陰下垂が共通の基盤で，しかもその基に仙骨神経障害があることを推察している[17]。Bannister は尿漏れと便漏れの合併は，膀胱および直腸の感覚の同時障害に由来すると述べている[18]。Touchais も同じく便秘と便漏れすなわち肛門の内圧低下の共存は会陰下垂に起因し，その基に仙骨神経障害があると述べている[19]。

以上述べたように，1) 骨盤内諸臓器にいくつかの病態が組み合わさって生じること，2) 会陰下垂がその基盤にあること，3) しかもその基になってい

るのは仙骨神経障害であること，を論じた論文は多い。しかし残念ながら，すべての病態を包含して syndrome としてとらえた論文は未だかつてみていない。こういった syndrome を日本で経験するようになったのは，高齢社会に突入したことで，こういった諸症候が組み合わさった形で現れやすくなっているためであろうと推測している[20]。

解　剖

脊髄は腰椎の中で馬尾神経となり[21]，腰椎管を下り，第2，3，4の仙骨孔を出て仙骨神経となり，骨盤内で交錯して陰部神経となる。その後梨状筋と尾骨筋との間を通って骨盤外へ出て会陰部に至る。この神経は会陰後三角部で肛門挙筋，括約筋を支配し，会陰前三角部において下部尿道を支配する[22]。また同レベルの第2，3，4仙骨から発した副交感神経である骨盤内臓神経は交感神経である下腹神経と合流し，下下腹神経叢（骨盤神経叢）となって直腸，さらには膀胱神経叢となって膀胱を支配する[23]。

生　理

上で述べた自律神経である骨盤内臓神経は，求心性の経路と遠心性経路とによる脊髄下部反射弓の作用によって直腸を収縮させ，排便動作を促す。

陰部神経は同部より発生する体神経で肛門挙筋および括約筋を支配し，上記の骨盤内臓神経と反射弓を形成し，直腸内に便が溜まったことを感じとり，内括約筋を弛緩させ，外括約筋を収縮させて便の漏れを防止し，排便時には両括約筋をともに弛緩させ，排便の動作を行う。

神経因性骨盤臓器症候群の5症候

下部結腸の一部，直腸，肛門，に限って述べると，5つの症候に分かれる。第1症候は直腸肛門痛，第2症候は括約不全，第3症候は排便障害である。第4症候は腹部症状で，これは直腸肛門機能障害によって排便が困難になり直腸内に便が貯留し，これを排泄するために口側の結腸が過度に収縮して現れる症状であると考えている。第5症候は仙骨神経と骨盤内臓神経等の発生部位の異常として現れる腰椎症状である。

第1症候　直腸肛門痛

特徴は会陰部の鈍い痛みで，会陰痛，肛門痛，泌尿器系の会陰痛となって

現れる。肛門痛は痔疾患に間違われることが多く、泌尿器系の痛みは慢性前立腺炎、その他の慢性的な泌尿器の炎症と誤診されることが多い[24)25)]。長い時間のドライブなど長時間の座位によって増悪し、立位によって軽減する。しかし中には立位によってかえって増悪する症例もある。この痛みはしばしば慢性疼痛となり心理的な要因を含むようになる[26)]。またこの肛門痛は不快感や物が挟まった感じや違和感など、異常感覚として感じられることも多い。

第2症候　括約不全

これは仙骨・陰部神経の機能障害によって現れる。同神経の知覚作用の障害としては、例えば漏れに気が付かない、ガスと便の区別がつかないなどの感覚の障害を呈し、運動作用の障害としては漏れを生じる。漏れの程度には下着が汚れる soiling、微量の漏れを生じる seepage、高度になると普通便が漏れる leakage などがある。ただし肛門の機能障害はこれら括約不全のみではなく、排出障害すなわち肛門の拡張障害としても現れ、または両者の障害の組み合わせとして現れる、つまり拡がりもせず、締まりもしない状態になっていることもある。これらの障害はまた第3症候の排便障害に加わって現れることがある。

第3症候　排便障害

これは自律神経である骨盤内臓神経の求心作用である直腸の感覚の障害として現れる。すなわち便の溜りがわからない、残便感といった症状となる。この残便感はまた運動障害のために便が実際に排出されずに貯留していることを感じる感覚作用としては正常の状態であることもある。

運動障害としては直腸内の便排出が非常に困難となる、排出時間が長くなるなどの症状として現れる。

第4症候　腹部症状

これは第3症候で述べた直腸に便が貯留するために、それより口側の結腸が過収縮状態となることから来る症状で、あたかも心身症の IBS と同じ症状を呈すると考えている[27)]。ただし IBS は心因性のストレスからくる腸管の異常感覚と異常運動で心身症の1つである。これに反し、神経因性骨盤臓器症候群における腹部症状は直腸の排便障害からくる結腸の機能障害である。しかし症状としては先ほど述べたように IBS に類似し、腹痛、腹満、腹部の不快感が主症状となる。

第5症候　腰椎症状

　これは腰椎における椎間板ヘルニア，脊柱管狭窄症，脊椎すべり症等の椎骨・軟骨の異常による脊髄の損傷によってもたらされたものである。代表的な症状は腰痛であるが，時に足の痺れ，痛み，歩行障害など坐骨神経障害からくる下肢の症状がみられる。ただし腰椎専門の整形外科医にこのような症例について consultation を行っても，その脊椎の病変は，神経因性骨盤臓器症候群の病態と症状を生じる程の異常ではないという意見が強い[28]。

　以上の5症候の他，先ほど述べたような2神経によって支配される泌尿，生殖器系，さらには肛門挙筋の障害を随伴する。例えば泌尿器系では排尿障害，尿の漏れ，慢性疼痛を生じる。女性の場合もこれらの神経の支配領域に沿って疼痛が現れるが，それ以外の機能障害はまだ追求が不十分なためはっきりしていない。したがってこの多臓器の障害については今回は省略する。

　肛門挙筋の障害については会陰下垂から骨盤内臓下垂の病態となり，その症状等はその項目で述べた（第2編 13-(1) 骨盤内臓下垂――135頁）。

診　察

　肛門痛に関しては直腸肛門指診によって陰部神経の走行に一致して圧痛ある硬結を触れる。すなわち陰部神経が骨盤底に現れる後方から左右前方に進み，肛門の両脇を通り，泌尿生殖器すなわち男性では尿道・前立腺の両側，女性では膣の両側から子宮に向けて圧痛ある硬結を触れる。そしてこれらの圧痛ある硬結は患者がいつも感じる疼痛部位とまさしく一致することを確認する。

　括約不全は肛門感覚・運動の障害であり，これは指を入れると肛門が緩んでいる症例のみではなく，ときには肛門が硬く触れ，拡がりが悪く逆に締まりも悪い，すなわち締める，拡げるの両者の運動が阻害されている。硬く触れた肛門もそっと指を入れていくと2指が入るまで十分拡がり，普通の大きさとなる。

　排便障害，すなわち直腸機能障害は直腸指診によって，直腸内腔の異常な拡張，稀には縮小があり，ときには便が大量に詰まっているのを観察する。

　腹部症状は腹部触診にて，下腹部左側に圧痛ある硬結を触れる。印を付けてレントゲンを撮り，これが下行結腸からS状結腸に一致することを認める。

また多くの場合右下腹部で盲腸〜上行結腸下部に一致して圧痛ある硬結を触れる。これは上記のメカニズムによって右結腸に便やガスが貯留することに関係しており，腹部レントゲン写真で確かめることができる。

　腰痛に関しては整形外科医に相談するが，多くの場合，腰椎に整形外科的な病態を引き起こすほどの強い変化がなく，症状も少なく，したがって特別の治療も必要ないとの回答を得ることが多い。しかし仙骨神経障害をきたしているのは間違いない事実で，これは当神経の圧痛ある硬結やその他の徴候としてみることができる。すなわち整形外科ではさほど問題にされない軽微な腰仙骨部の変化でも神経因性骨盤臓器症候群を招来させる病態となることが推測できる。これについてはさらに詳しい検討が必要であろう。

　以上本症は初診時に，まず問診表にもとづいて詳しい質問を行ってその存在を疑い，上で述べた診察によって確かめる。さらにこれを次に述べる直腸肛門機能検査により確認し，以上のデータをすべて考慮に入れて分析し，正確に病態を判断する。

検　査

　本症にかかわる肛門，直腸，結腸，骨盤内神経，腰椎に関して，下記の検査を必要に応じて選択して行い，その結果を正確に分析し，本症の特徴ある病態を把握する。これらの検査とその一般的結果を項目別に述べると以下のようになる。

　①肛門内圧　　静止圧，随意圧はともにいずれの症候でも有意に低下している場合が多い。しかし中には逆に静止圧，随意圧あるいは両者ともに正常値よりも上昇していることもあり，肛門が締まったまま動かない結果である。
　②肛門コンプライアンス　　肛門の動きやすさをみるもので，括約不全では低下，肛門運動障害では上昇する。
　③肛門感覚　　ほとんどの症例で有意に低下する。
　④直腸感覚　　ほとんどの症例で有意に低下する。
　⑤直腸コンプライアンス　　これも低下している場合が多い。
　⑥神経伝導検査　　正常値より有意に遷延する。
　⑦肛門括約筋筋電図　　低下する。

⑧肛門括約筋超音波　　運動障害では菲薄化または肥大している。
⑨ディフェコグラフィー　　排出能・排出時間の異常がみられ，括約不全であれば便の漏れがある。
⑩経口大腸造影　　結腸内容の通過の異常として遷延・促進がみられ，大腸の spasm，逆に緊張の低下がみられる。
⑪胃結腸反射　　直腸に便を送るという自律神経の反射作用の障害は現れない。
⑫残便造影　　便が残る場合がある，また，便がないのに残便感がある場合がみられる。
⑬骨盤内多臓器造影　　骨盤内が多臓器にわたり下降する。
⑭骨盤内臓ダイナミック MRI　　骨盤底筋の下垂による骨盤内臓器の下垂がみられる。
⑮3 次元 CT　　腹腔内諸臓器，例えば小腸の下垂が明確に現れる。
⑯脊椎 X 線　　腰椎下部の骨や椎間板の変形が観察される。
⑰脊椎・仙椎 MRI　　腰椎・仙骨・軟骨・神経の変化がみられる。

治　療

　保存療法，薬物療法，理学療法，神経ブロック，バイオフィードバック療法，心理療法，東洋医学（鍼灸治療，マッサージなど）を症状や病態に応じて組み合わせて行う。

①保存療法

　まず患者に病態を十分に理解してもらった上で規則正しい生活を行ってもらうのが治療の基本となる。スムーズに排便を行ってもらうことも目的の一つで，食事療法も大切になる。

②薬物療法

　神経障害（神経炎）を回復させる，腸管の運動を回復させる，便の硬さを調整する，腸管の運動を調整する等の作用のある薬物を組み合わせて投与する。センナを含む下剤は IBS の病態を増悪させるので中止し，代わりに緩下剤や腸管運動促進剤を組み合わせて投与する。漢方薬はその利点を利用して併用する。必要に応じて精神安定剤，抗うつ剤などの向精神薬を投与する。

③理学療法

　低周波（電気刺激療法），近赤外線治療（温熱療法），理学療法士による運動

13．陰部・仙骨神経性／（3）神経因性骨盤臓器症候群

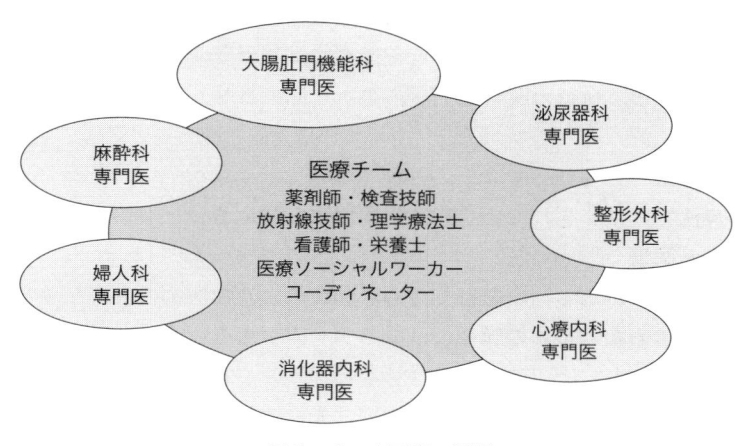

図2 チーム医療の展開

療法などを組み合わせて，腰・仙骨神経，末梢神経や括約筋機能の改善を行う。

④神経ブロック
第2編13-（2）直腸肛門痛の項（本書144頁）を参照。

⑤バイオフィードバック療法
肛門，肛門挙筋，直腸などの運動の改善にとりわけ有力な効果を発揮する。従来の単に肛門を締める括約不全の治療のみならず，応用範囲を広げて，種々の病態に応じて種々の手法を組み合わせて行う。

⑥心理療法
慢性に経過する本疾患は慢性疼痛をはじめ各種の慢性の機能障害を伴い，長期間にわたって患者に苦しみを与える。しかも医療側の病態に対する診断能力の不足のため正しい診断を下せず，そのため適切な治療が不可能となり，患者に不安や苦しみさらには不信感を生じさせ，心身症の状態を呈し，またうつ状態となる。これに対しては専門的な心療内科医と，それを補助する医療ソーシャルワーカーなどの協力によって病態に応じてプログラムを作成し，治療を進めることが必要となる。諸検査により診断を付けた上で当初は，上記の諸治療法を組み合わせた保存療法による治療で病態の改善に主力を向ける。その後，適切な心理療法によって患者に自分の病態を理解させて，良好な社会復帰を企てる。

⑦東洋医学（鍼治療，マッサージ療法）

個々の症状に合ったツボや圧痛点を選んで鍼やマッサージ治療を施し，神経機能を調節し，血行の改善を促し，愁訴を回復させ，これにより自然治癒を図る。

⑧手術療法

保存療法で調整しきれない状態は手術療法を加える。

⑨チーム医療

以上多方面にわたる治療を行うために図2のような医師のみでなくパラメディカルを含めた数多くの職種より成るチーム医療を行う。

⑩患者会

患者会を作り，これに入会してもらい，先に述べたチーム医療のメンバーとともに活動を行う。その大きな目的は1）病態に対する理解を深める，2）集団療法を行う，3）長期的フォロー，4）社会に対するこの疾患の啓蒙などである。その目的を果たすために定期的に開催するのが望ましい。

治療成績

2001〜2005年に当院を受診し，神経因性骨盤臓器症候群と診断された537例に以上述べた治療を病態に応じて行った。その成績を症候別にみると（図3），各症候ともに消失・軽減を合わせると6〜8割の症状の改善を得ており，症状の悪化は1割以下と良好な成績が得られた。

また圧痛についてみると（図4），短期間に消失したものが37.1％，軽減したものが40.8％，合わせて約8割に良好な成績が得られた。ただし不変が12.1％，悪化が10.1％を占めた。この537例を長期的にみると，再発が9.7％であった。ただしこの症例に当初とまったく同様の治療を組み合わせて行ったところ，約半数の改善が得られた。

文 献

1) Thiele GH: Coccygodynia: the mechanism of its production and its relationship to anorectal disease. Am J Surg 79: 110-116, 1950.
2) Mentzer CG: Coccygodynia; report of 150 cases. J Fla Med Assoc 36: 27-29, 1949.
3) Dittrich RJ: Coccygodynia as referred pain. J Bone Joint Surg Am 33: 715-718, 1951.
4) Ely LW: Coccygodynia, JAMA 44: 968-969, 1910.
5) Paradis H, Marganoff H: Rectal pain of extrarectal origin. Dis Colon Rectum 12: 306-312,

13. 陰部・仙骨神経性／(3) 神経因性骨盤臓器症候群

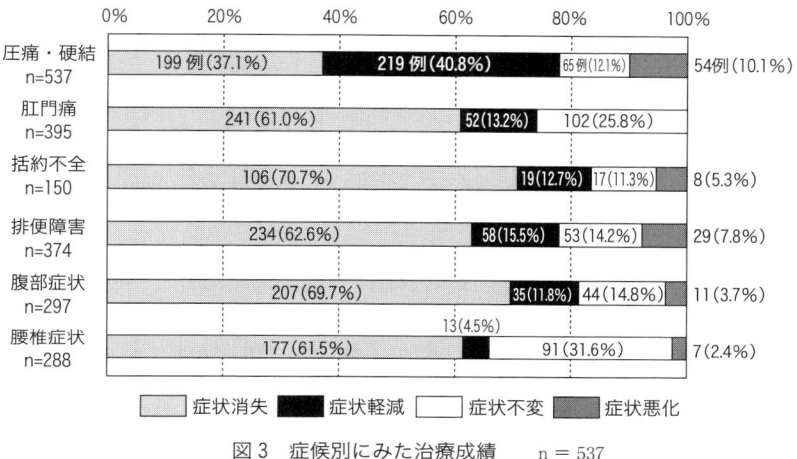

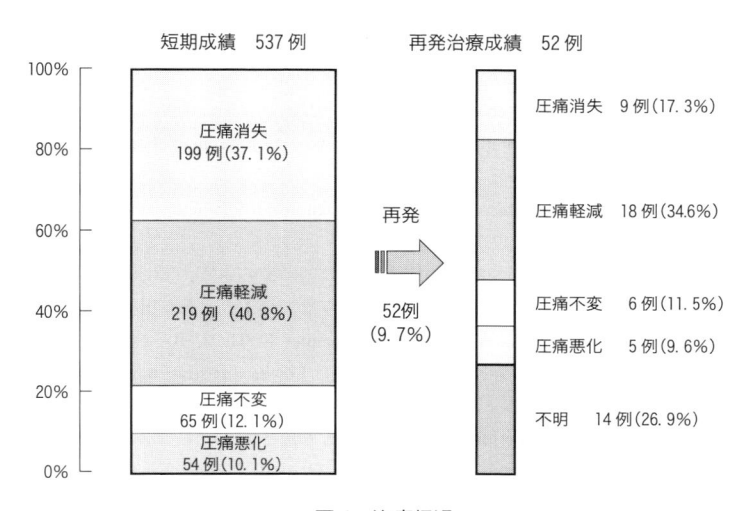

図3　症候別にみた治療成績　n＝537

圧痛・硬結 n=537: 199例(37.1%) / 219例(40.8%) / 65例(12.1%) / 54例(10.1%)
肛門痛 n=395: 241(61.0%) / 52(13.2%) / 102(25.8%)
括約不全 n=150: 106(70.7%) / 19(12.7%) / 17(11.3%) / 8(5.3%)
排便障害 n=374: 234(62.6%) / 58(15.5%) / 53(14.2%) / 29(7.8%)
腹部症状 n=297: 207(69.7%) / 35(11.8%) / 44(14.8%) / 11(3.7%)
腰椎症状 n=288: 177(61.5%) / 13(4.5%) / 91(31.6%) / 7(2.4%)

症状消失　症状軽減　症状不変　症状悪化

短期成績　537例
- 圧痛消失　199例(37.1%)
- 圧痛軽減　219例(40.8%)
- 圧痛不変　65例(12.1%)
- 圧痛悪化　54例(10.1%)

再発　52例(9.7%)

再発治療成績　52例
- 圧痛消失　9例(17.3%)
- 圧痛軽減　18例(34.6%)
- 圧痛不変　6例(11.5%)
- 圧痛悪化　5例(9.6%)
- 不明　14例(26.9%)

図4　治療経過

1969.
6) Smith WT: Levator spasm syndrome. Minn Med 42: 1076-1079, 1959.
7) 第65回大腸肛門病懇談会 直腸痛．日本大腸肛門病会誌 30：352-358, 1977．
8) 高野正博：いわゆる肛門直腸痛（Proctalgia）40症例の分析．臨外 33：573-576, 1978.

9) Thiele GH: Coccygodynia and pain in the superior gluteal region. JAMA 109: 1271-1275, 1937.
10) Takano M: Proctalgia fugax: caused by pudendal neuropathy? Dis Colon Rectum 48: 114-120, 2005.
11) Crowell MD, Lacy BE, Schettler VA, et al.: Subtypes of anal incontinence associated with Bowel dysfunction: clinical, physiologic, and psychosocial characterization, Dis Colon Rectum 47: 1627-1635, 2004.
12) 山口 忍，飯田宏樹：出産後の会陰部痛．医事新報 4241：95-96, 2005．
13) 高野正博，緒方俊二，野崎良一ほか：神経因性骨盤臓器症候群537例の分析．日本大腸肛門病会誌 63：134-146, 2010．
14) 前田耕太郎：痔疾患に関連した合併症状とその治療．医事新報 3855：110-111, 1998．
15) Manning J, Eyers AA, Korda A, et al.: Is there an association between fecal incontinence and lower urinary dysfunction? Dis Colon Rectum 44: 790-798, 2001.
16) MacDonald A, Shearer M, Paterson PJ, et al.: Relationship between outlet obstruction constipation and obstructed urinary flow. Br J Surg 78: 693-695, 1991.
17) Thorpe AC, Roberts JP, Williams NS, et al.: Pelvic floor physiology in women with faecal incontinence and urinary symptoms. Br J Surg 82: 173-176, 1995.
18) Bannister JJ, Lawrence WT, Smith A, et al.: Urological abnormalities in young women with sever constipation. Gut 29: 17-20, 1988.
19) Touchais JY, Ducrotte P, Weber J, et al.: Relationship between results of radiological pelvic floor study and anorectal manometry in patients consulting for constipation. Int J Colorect Dis 3: 53-58, 1988.
20) Laurberg S, Swash M: Effects of aging on the anorectal sphincters and their innervation, Dis Colon Rectum 32: 737-742, 1989.
21) 菊地臣一，蓮江光男：腰仙椎部の臨床解剖についての考察．菊地臣一，蓮江光男：腰仙椎部神経症状——カラーでみる解剖学的背景．pp.1-5, 金原出版，東京，1996．
22) Netter HF: Anatomy of the abdomen. Oppenheimer E: The CIBA collection of medical illustrations, Volume 3: Digestive system, Part II: Lower digestive tract. pp.10-44, CIBA GEIGY Corporation, New York, 1979.
23) Netter HF: Anatomy of the lower digestive tract. Oppenheimer E: The CIBA collection of medical illustrations, Volume 3: Digestive system, Part II: Lower digestive tract. pp.47-81, CIBA GEIGY Corporation, New York, 1979.
24) 村井 勝，尾関全彦，寺地敏郎ほか：前立腺疾患診療の実際——病診連携を含めて．日医雑誌 138：237-250, 2009．
25) 清田 浩：慢性前立腺炎の診断と治療．日医雑誌 138：303-307, 2009．
26) 中井吉英：慢性痛と患者の心理——心療内科よりみる慢性疼痛——．菅原 努，中井吉英：慢性痛はどこまで解明されたか——臨床・基礎医学から痛みへのアプローチ．pp.19-30, 昭和堂，京都，2005．
27) 高野正博：IBS様症状を示す3病態の鑑別診断と治療．消心身医 14：50-69, 2007．

28) 高野正博：会陰痛を主訴とする仙骨神経障害の病態の解明に向けて──仙骨神経障害症候群．日本腰痛会誌 11：186-192，2005．

第3編　大腸肛門機能障害の診断

1. 診　察

問　診

　便失禁の診療にあたっては既往歴の詳しい聴取が必要である。既往，生活歴，男女に特有な事項，例えば女性では妊娠出産の有無を聴取する。漏れの程度は便を我慢できない，下着が汚れる（soiling），パッドをあてている，ガス・下痢・軟便・普通便の漏れ，などの段階がある。漏れの程度とともにその回数，量，どういう状況で漏れるかなども聴取する。1日の便の回数が5回以上では漏れる確率が高く，例えば8回便が出る人は3回は漏れる場合が多い。

　便の性状はブリストルのスケールで統一しておくと医療側にも患者側にも大変わかりやすい。便通異常は腹部症状を伴いやすいので，腹痛・腹満などの腹部症状の聴取が必要である。その他に肛門の具合も聴取することが重要で，肛門痛・脱出・出血や，直腸の症状例えば残便感の有無なども聞く。

視診・触診

　問診に続き，腹部，肛門，直腸，直腸肛門部周囲の順に視診・触診を行う。
①腹部所見

　まず，仰臥位で腹部の視診・触診を行う。視診では腹の異常な張り具合，時には凹み具合を，それがあれば全体的か部分的かをみる。触診では器質的

第3編　大腸肛門機能障害の診断

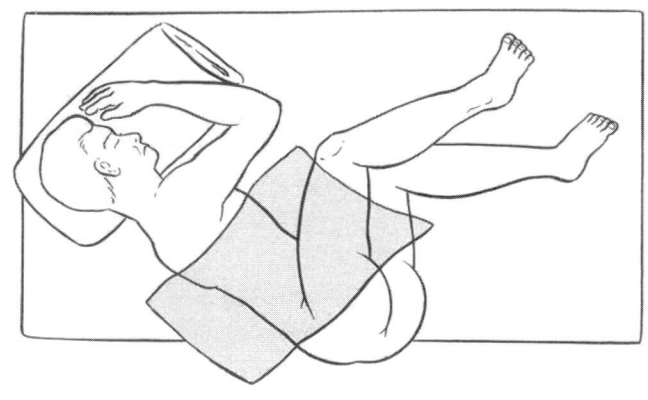

図1　シムス体位

硬結から鑑別して機能的硬結をみる。多くは圧痛を伴う。
②肛門部所見
　次に横向きのシムス体位（図1）で視診を行い，肛門周囲の汚れ・かぶれ，肛門内外の創やそれが治癒した瘢痕，それによる肛門の全周あるいは部分的締まりの障害，内外痔核の脱肛・肛門脱・粘膜脱・痔瘻・瘢痕・skin tag などを診て括約不全との因果関係を調べる。男女の差，年齢差などもあるのでそれに応じた注意を払って診察を進める。

　次に指診で，まず肛門の狭窄や括約不全を診るために，内括約筋の働きを指を入れてそのままの状態すなわち静止（rest）の状態で診る。外括約筋の働きは強く締めた（strain）状態で，肛門挙筋の働きは締め上げ（squeeze）の状態で確かめる。指を入れて力いっぱい締めさせて，締める力を0〜100%まで10%ずつの段階で表す。機器を使用した内圧の測定値との隔たりがあるという文献もあるが，筆者の経験ではあまり大きな違いはなさそうで，1つの目安になることは確かである。

　大事なことは，締めるのみならず，拡げる動作ができるかで，肛門が軟らかくスムースに開閉するかどうかを診る。すなわち肛門の狭さのみならず，肛門管が硬くないか，また軟らかすぎないかを診る。硬すぎる時は，例えば医原性，炎症性腸疾患に伴うものでないかなどを疑うが，特に硬く動きが悪い場合，陰部神経障害によって肛門が動かない，すなわち締まりも拡がりもしないという状態のこともあるので，それを狭窄と診断してしまい肛門括約

筋切開を行えば大変なことになる。しかしこういったことは今までほとんど述べられたことがなく，神経因性骨盤臓器症候群の認識とともに出てきた所見である。

そしてさらに詳しく部分的にも，硬さ・欠損・締まり具合・拡がり具合，特に各括約筋の動き，さらに肛門挙筋の形態・硬さ・収縮・拡張の動きを充分観察する。

各部分の圧痛・疼痛に伴う括約筋の spasm や肛門の疼痛をきたす疾患も発見する。痛みが強い場合には，鎮痛の軟膏・坐薬の挿入を行い，この効果が出るまで 10 分ほど待って診察する。この時患者には充分に腰部も含め括約筋の緊張を取るよう繰り返し指示し，実際に痛くないことを確かめ安心させながら行う。これによって spasm が強くて診察不可能であった肛門でも充分観察が行える。これで痛みが本当のものであるか，または spasm による心理的な痛みではないかを確認する。

肛門疾患については，痔核は通常軟らかく触れることはできないが，慢性的な器質的変化をきたしているものでは触れることができる。裂肛も急性のものでは spasm 以外に触れることはできないが，器質化した慢性裂肛ではわずかに触れることができる。さらにその奥に肛門ポリープを触れることがある。

痔瘻では歯状線に開く原発口を微小な凹みまたはしこりとして触れるが，これはなかなかむずかしい。そこから広がる瘻管は IIL，IIH，III，IV などの型，枝分かれの状態，括約筋に及ぼす影響などを触れて判別することができる。肛門ポリープも指で触れることができる。

③直腸所見

肛門だけでなく，さらに深く指を入れて直腸内の内容物の貯留，その量と質をみる。内腔が異常に広くないか，狭くないか，また直腸の過敏性や逆に弛緩をみる。細い便やコロコロ便の存在によって結腸から直腸の過敏性を診ることができる。

直腸肛門から他臓器への瘻孔の形成は，症状をよく聞いて確かめる。出産による障害，特に前方の直腸腟壁の損傷は視診・指診でその程度，さらには括約機能への影響も調べる。

ここで括約筋の奇異性の運動を診る。これがあると患者は指示に応じて拡げたり閉めたりすることができず，しばしば反対の運動を示す。

第3編　大腸肛門機能障害の診断

　指診時の圧痛の有無も大切なところである。種々の病変の中で圧痛を伴う病変の中には表面的な裂肛などがあるが，非表面的なものには痔瘻，さらに筋・靱帯・結合組織・骨・他臓器，さらには仙骨神経の異常を圧痛ある硬結として触れるため詳細に調べる。これらの諸組織や臓器が患者がつねづね疼痛を感じている部位に正確に一致していることを，患者に確認させることも大切である。

④直腸肛門周囲の所見

　会陰下垂は，肛門挙筋の障害を指診によって確かめる。これは肛門挙筋直上に異常に広い直腸を認め，指を曲げて引き下げると，肛門周囲の会陰に下垂した肛門挙筋が袋状のpouchを形成する。時にはここに残便が存在することを観察することがある。この場合，括約筋も同時に下垂し，肛門挙筋と括約筋の両者の形態と動きが著明に障害されているのを診ることができる。

　さらに周囲臓器として，男性では尿道・前立腺，女性では腟・子宮・卵巣等に異常がないか診る。もちろんこの際，良性・悪性腫瘍の鑑別も大切である。

肛門鏡診

　肛門鏡診は二枚貝性のストランゲ式（図2）のものを開閉を繰り返して数回に分けて挿入し，肛門の全周を観察する。筒型肛門鏡（図3）は肛門が括約筋で閉ざされているので肛門の内面を診るには不自由であるが，直腸最下部を

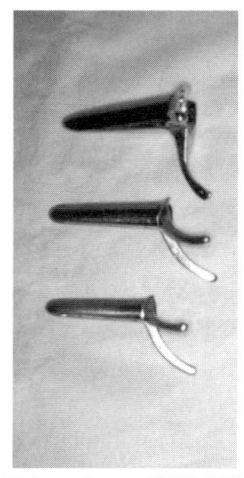

図2　ストランゲ型肛門鏡　　　　図3　筒型肛門鏡

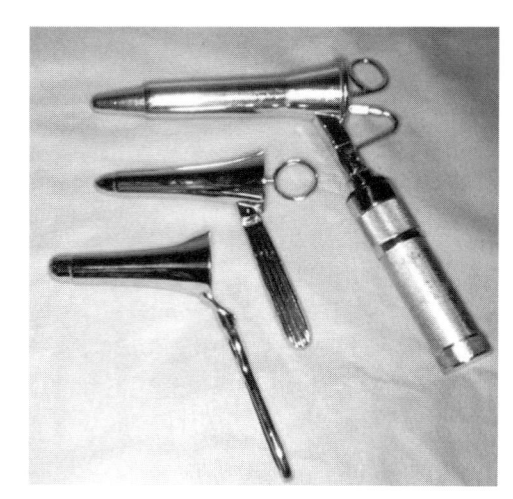

1. 診察

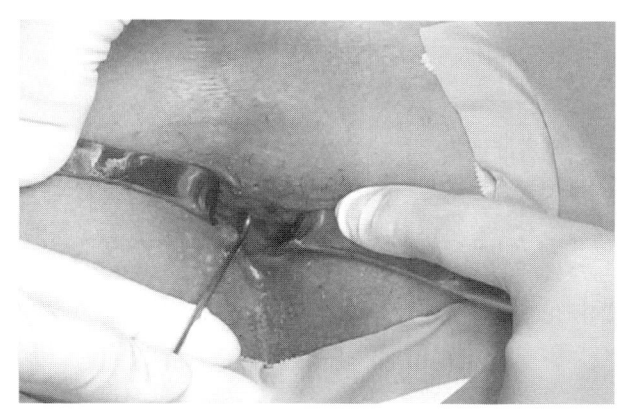

図4 クリプトフックを使用した痔瘻の観察

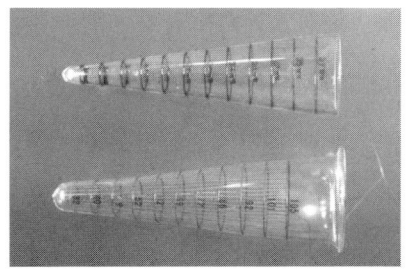

図5 円錐肛門鏡

観察するのには有用である。肛門鏡診で発見されるものには，内痔核・裂肛・肛門ポリープ・痔瘻の原発口等があり，痔瘻はクリプトフック（図4）によって確認する。

以上の諸病変は極力，カメラで撮影しておき患者への説明用のevidenceとして用いる。

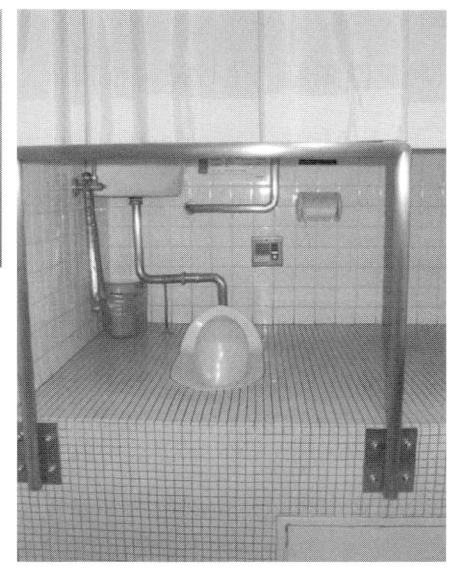

図6 排便観察室

なお，肛門の径は円錐形の肛門鏡（図5）でその大きさを測定し，排便時の脱出は排便観察用のトイレ（図6）でいきんでもらって観察記録する。これをビデオで撮影するところも多いが，われわれはデジタルカメラで撮影して患者に説明し，客観的所見として保存する。

2. 検　査

　大腸肛門機能障害は結腸・直腸・肛門の働きの異常，不一致によって生じるが，その実体は患者の訴えをもととして，それに対する身体の異常な所見として確認する。ただし現在ではこの機能異常を生理検査と画像診断を用いて数値化ならびに画像化し，客観的に判断できるようになった。これら排便に関わる下部消化管の諸臓器は骨盤内臓神経と仙骨神経によって支配されているが，これらの神経の障害も表し出す検査を行う。さらに末梢神経の有する知覚と運動の2つの機能障害も，それぞれ把握できる検査を行う必要がある。下部消化管の機能障害はこれらの臨床検査の結果を総合して判定し，病態を十分把握した上でその治療を始めることになる。

(1) 直腸肛門生理機能検査

　直腸肛門機能検査は直腸肛門の機能異常をきたした疾患の病態把握をはじめ，直腸・肛門の生理機能，術後障害の評価にも有用である。各種検査によって直腸・肛門機能の障害部位や障害の程度を知ることは，的確な診断と治療を行うために不可欠である。検査を実施するにあたっては，まず便失禁や

排便回数	□ (　　　) 回/1日		□1回/ (　　　) 日			
便の状態	□普通	□軟らかい便 □硬い便	□下痢 □コロコロ便			
便・ガスの区別	□わかる	□わからない	□不明			
しまる感じ	□わかる	□わからない	□不明			

もれの種類	なし	<1/月	1/週>, >1/月	1/日>, >1/週	>1/日	Wexner 分類
固形便	0	1	2	3	4	
液状便	0	1	2	3	4	
ガス	0	1	2	3	4	Kirwan
パッドの使用	0	1	2	3	4	
生活の変化	0	1	2	3	4	
漏れの種類	□漏出性失禁：知らない うちに漏れる		□切迫性失禁：我慢できない		□漏出切迫性失禁：混合型	

図1　問診表

2. 検査／(1) 直腸肛門生理機能検査

排便困難の症状について詳細に問診をとり（図1），患者の主訴を充分に把握する必要がある。

以下に，諸検査の意義と方法について述べる。

肛門内圧検査

直腸は筒状に平滑筋で囲まれており，その内腔にはつねに圧力が加わっているが，便の下降，貯留，蠕動運動等によりその圧力は変動する。また，肛門管は内外肛門括約筋により構成され，不随意筋の内肛門括約筋と随意筋の外肛門括約筋の組合わせによりその圧力が生まれる。

肛門内圧検査とは，これら肛門を構成する筋肉の働きを圧力により評価する方法である。

左側臥位で，安静時の肛門内圧（静止圧）と，最大限肛門を締めた時の肛門内圧（随意圧）を測定する。便が漏れる人の多くはこの両者の値が低くなる傾向があるので，便失禁を評価する指標となる[1)2)3)4)5)6)]（図2）。

①検査方法

特別な前処置を行わず，左側臥位で，直径5mmの圧カテーテルを直腸肛門内に挿入し，専用の引き抜き器を用いて1mm/秒の速度で引き抜きながら測定部位を変えて以下の測定を行う（使用機器：スターメディカル GMMS-2000）。

②測定項目および正常参考値

(1) 機能的肛門管長　　肛門の締まっている部位の長さ（肛門管昇圧帯）に

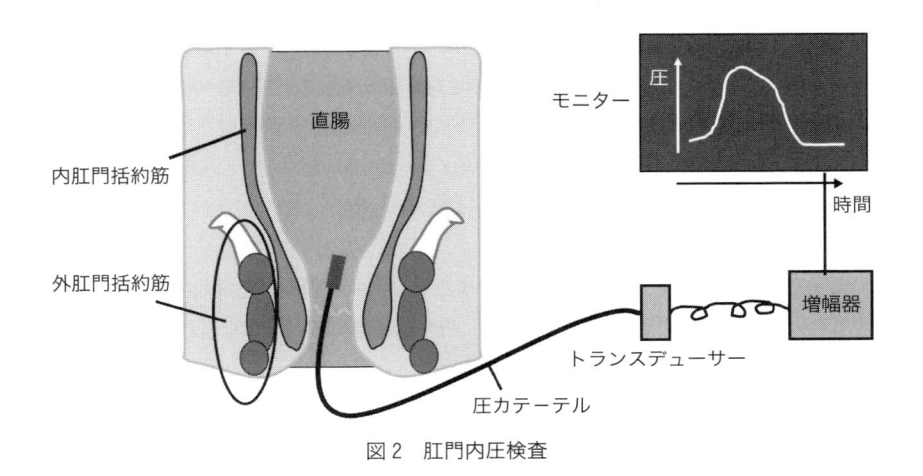

図2　肛門内圧検査

第3編　大腸肛門機能障害の診断

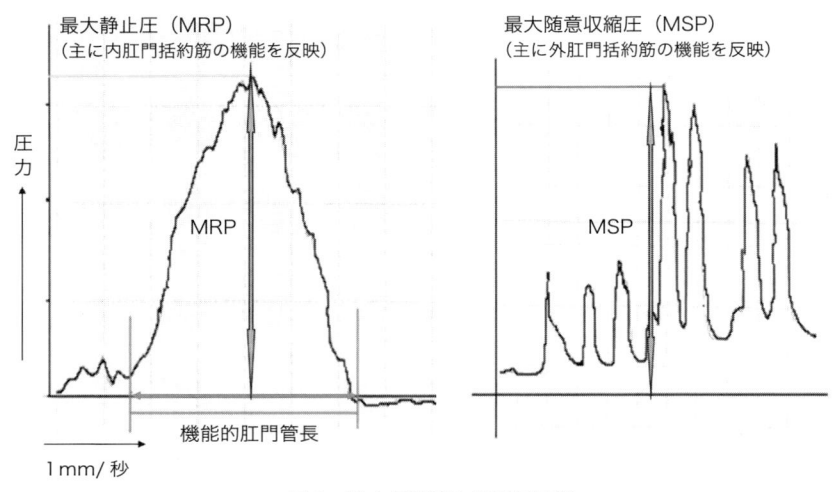

図3　静止圧波形と随意圧波形

対応するもので，機能的肛門管長といわれる（正常参考値＊――男性：41.2±6.3 mm　女性：36.8±5 mm）。

（2）肛門管最大静止圧（maximum resting pressure: MRP）　安静の状態で測定した肛門内圧の最大値のことをいう。MRPは主に内肛門括約筋の圧を反映している（正常参考値＊――男性：112.6±25.6 cmH$_2$O　女性：97.0±28.5 cmH$_2$O）（図3）。

（3）肛門管最大随意収縮圧（maximum squeeze pressure: MSP）　肛門を最大限に強く締めたときに得られる圧力をいう。これは主に外肛門括約筋の機能を反映している　（正常参考値＊――男性：381.5±146.9 cmH$_2$O　女性：232.0±95.5 cmH$_2$O）（図3）。

＊正常参考値はいずれも高野病院における70歳以下のデータまとめ。

外肛門括約筋筋電図検査

外肛門括約筋の電気的な活動を調べる。肛門内圧検査と同様に安静時と随意収縮時の筋電図を記録し，収縮力（随意収縮時の電位）や，収縮持続時間を以って外肛門括約筋の機能を評価する。

肛門内圧検査は，腹圧など括約筋以外の力も同時に測定してしまうが，筋電図は電極に接している部分の電気活動のみを測定するので，外肛門括約筋

2. 検査／(1) 直腸肛門生理機能検査

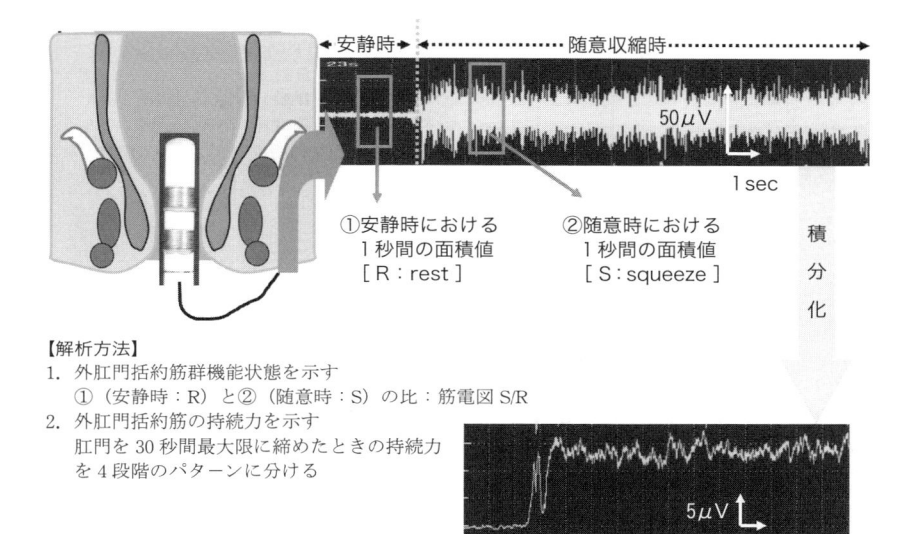

① 安静時における
1秒間の面積値
[R:rest]

② 随意時における
1秒間の面積値
[S:squeeze]

積分化

【解析方法】
1. 外肛門括約筋群機能状態を示す
   ①（安静時:R）と②（随意時:S）の比：筋電図 S/R
2. 外肛門括約筋の持続力を示す
   肛門を30秒間最大限に締めたときの持続力を4段階のパターンに分ける

図4　肛門筋電図検査

に限局した筋肉の力を測定できる[3)4)5)]（図4）。

○検査方法および記録装置

肛門に直径約5mmの棒状電極（表面電極：イリジウム製）を挿入し，筋電図を記録する（使用機器：日本光電　MEB-9102）。

陰部神経伝導検査

仙骨 S2〜S4 から骨盤底へのびる陰部神経の伝導速度を，潜時（pudendal nerve latency time：PNLT）としてみる検査である。本検査では表面電極を用いており，針電極と比較すると，厳密な意味での精度は落ちると思われるが，陰部神経機能の障害をみるうえでは重要な検査である。直腸脱や会陰下垂の症例などにおいては，神経が過度に牽引されて損傷するために潜時が延長することがある[3)4)6)]（使用機器：①②ともに日本光電　MEB-9102）。

①直接法

直腸内（後壁）にある陰部神経叢（左・右）をそれぞれ刺激して，刺激開始から肛門収縮開始までの時間(潜時)を調べる(正常参考値**──1.93 ± 0.32 ms)（図5）。

電極を肛門内に挿入し，陰部神経叢を電気刺激して誘発肛門筋電図を導出し，陰部神経伝導時間を測定する。

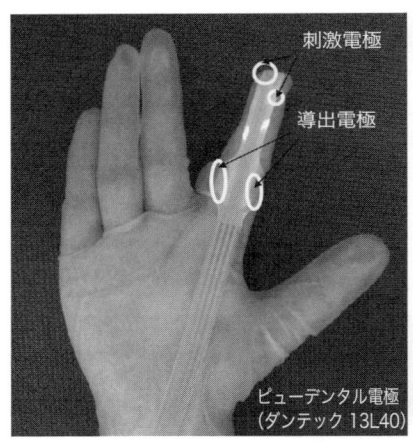

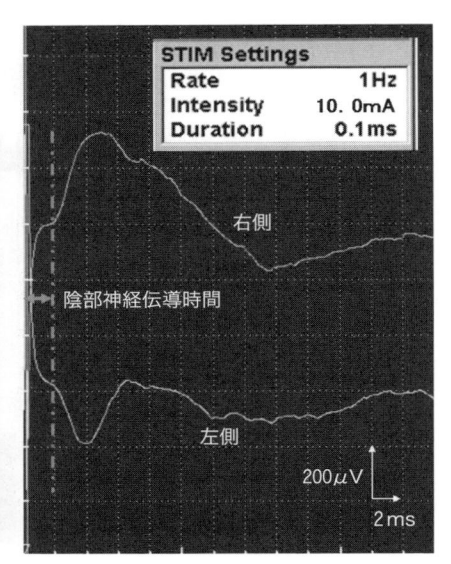

図5　陰部神経直接刺激による神経伝導検査

②磁気刺激法

仙骨から始まるS2～S4の部分から経皮的に磁気刺激を加え，肛門括約筋に誘発される筋誘導電位の潜時を測定し，陰部神経の損傷の有無および程度を測定する（正常参考値＊＊——3.55±0.73 ms）（図6）。

　　＊＊正常参考値は高野病院データまとめ（170頁，171頁の＊＊も同様）。

肛門管感覚検査

肛門管の感覚域の定常電流に対する感覚閾値を調べる検査である。肛門に直径5mmの棒状電極を挿入し肛門より1cm（肛門管下部に相当）および2cm（肛門管中部に相当）の感覚閾値を測定する（正常参考値＊＊——肛門管下部：4.6±1.7 mA）5)（図7）（使用機器：日本光電　MEB-9102）。

直腸肛門反射

直腸壁在神経叢を介する反射で，直腸内にバルーンを留置したうえで肛門管の静止圧を記録する。次に直腸内のバルーンを急速に送気拡張させると，正常では1～3秒後に比較的急激な肛門内圧の下降がみられ，次第にバルーン拡張前の圧に回復する。直腸内バルーンの送気量を多くするにつれ圧の下

2. 検査／(1) 直腸肛門生理機能検査

肛門筋電図で用いた電極を肛門内に挿入し，下図のコイルを仙骨部 (S2〜S4) にあて，磁気刺激出力約 50% で誘発肛門筋電図を導出し，陰部神経伝導時間を測定する。

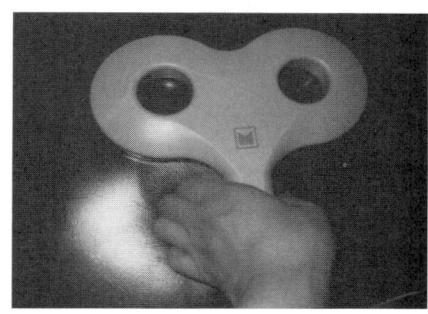

磁気誘発刺激用 8 の字コイル
100% = 1.5T

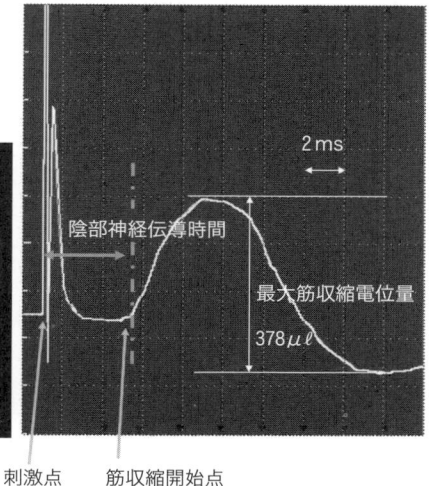

2 ms
陰部神経伝導時間
最大筋収縮電位量
378 μℓ
刺激点　筋収縮開始点

図 6　仙骨部磁気刺激による神経伝導検査

棒型双極電極
5 mm

肛門内に直径 5 mm の細い棒状電極を入れて，電気刺激を少しずつ加え最初に感じた刺激を感覚閾値とする。
下部（肛門縁より 1 cm），中部（下部よりさらに 1 cm 上）の順に測定する。
最大 20 mA まで刺激する。

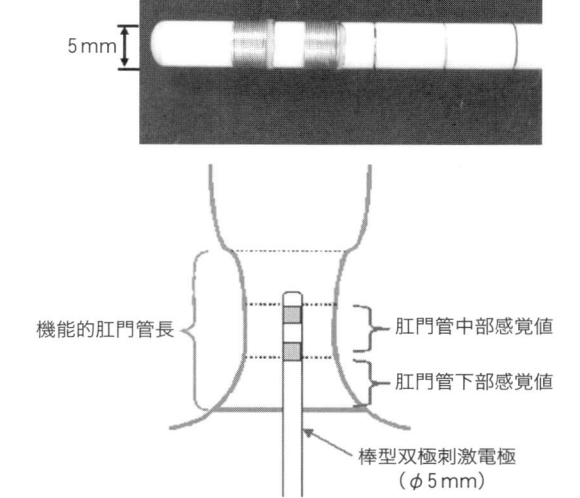

機能的肛門管長
肛門管中部感覚値
肛門管下部感覚値
棒型双極刺激電極
(ϕ 5 mm)

図 7　肛門管感覚検査

169

直腸が急速に膨らんだ時，内肛門括約筋が反射的に緩む反応の有無を調べる。Hirschsprung 病では反射は消失する。

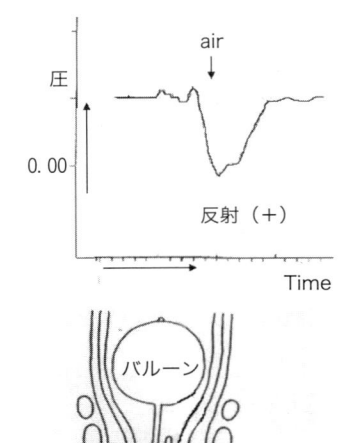

直腸内に挿入したバルーンを急速に送気拡張すると，肛門内圧が低下し，その後ゆっくり元の圧力に戻る状態を測定する。

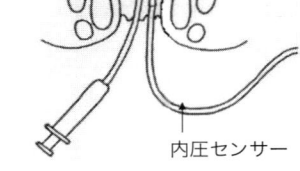

図8　直腸肛門反射検査

降は高度となり，ついにはバルーン拡張前の圧に復帰せず内肛門括約筋は弛緩したままになる。Hirschsprung 病では反射が消失する[1)2)4)5)]（図8）（使用機器：スターメディカル GMMS-2000）。

直腸感覚検査

　直腸内にバルーンを留置して送気拡張させる。はじめて便意を自覚したときの送気量（ml）を「感覚閾値（threshold volume）」，さらに継続して送気して強い便意のため我慢ができなくなったときの送気量（ml）を「直腸最大耐容量（maximum tolerable volume）」とし，直腸感覚の指標として測定している。また，検査時に直腸内圧の変化（コンプライアンス）をみる（正常参考値＊＊——感覚閾値：45±15ml　最大耐容量：170±30ml）[1)2)3)4)5)]（図9）（使用機器：スターメディカル GMMS-2000）。

排出能力検査

　直腸内に入れたバルーンを送気拡張（10ml 刻みで 50ml まで）し，いきんで

2. 検査／(1) 直腸肛門生理機能検査

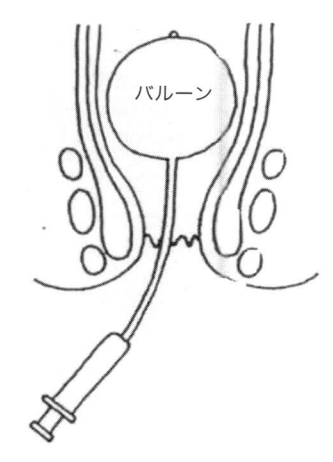

直腸内にバルーンを挿入して固定し，少しずつ空気でバルーンを膨らませながら，最初に便意を感じた時の量（直腸感覚閾値）と，我慢ができなくなった時の量（最大耐容量）をはかる．

図9　直腸感覚検査（排便時の直腸内の感覚を調べる）

直腸内に一定量に膨らませたバルーン（10〜50ml）をいきんで排出してもらう．
その際，いきみ方に問題がないかも観察する．

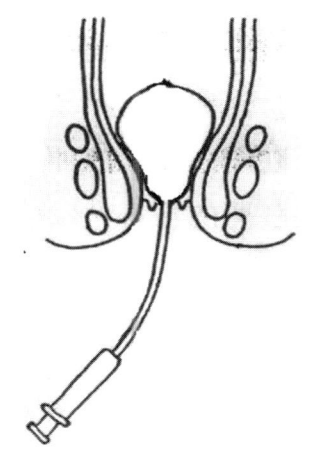

図10　排出能力検査（直腸の内容物を自力で排出できる量を調べる）

排出させる．その際，排出可能なバルーンの送気量を排出能力とし，あわせていきみ方（力の入れ具合）もよく観察する（正常参考値＊＊――30ml以上)[4]）（図10）．

神経染色（病理学的検索）

　正常な腸管壁には神経叢（粘膜下層：マイスナー神経叢，筋層：アウエルバッ

ハ神経叢）があり，神経細胞が分布している。Hirschsprung 病（別名：先天性巨大結腸症）は，前述したように，直腸肛門反射がみられない。また，腸管粘膜の神経線維の増生がみられるが，神経細胞の分布した神経叢はみられない（無神経節症）。同症例の直腸粘膜の神経染色（アセチルコリンエステラーゼ染色）を行うと，アセチルコリンエステラーゼ陽性の神経線維がみられる。

文　献

1) 松本昌久，前田耕太郎：直腸肛門内圧検査．臨床看護 25：2176-2179，1999．
2) 天野信一：排便の生理．消化器外科 NURSING 3：390-398，1998．
3) 辻　順行，高野正博，黒水丈次：便失禁の原因と診断．消化器外科 NURSING 3：408-414，1998．
4) 辻　順行：肛門機能検査法の改良――当院における直腸肛門機能検査システム．消化器科 29：629-634，1999．
5) 大矢正俊，小松淳二，石井裕二ほか：直腸・肛門の機能と検査法．手術 48：1443-1450，1994．
6) 高野正博：総論――直腸肛門機能障害について．外科治療 83：125-130，2000．

（2）　画像診断

大腸肛門機能障害の病態は多彩で，これを客観的に捉える上で特に画像診断の持つ意義は重要であり，いくつもの画像診断を行うことが必要である。諸検査の概要と目的を述べる。

腹部単純撮影（立位・仰臥位2方向）

もっとも一般的な検査であり，大腸内の便やガスの状態を把握するため必須である。さらに腹部触診時に圧痛・硬結が触れた場合などは，そこを水性ペンでマーキングし，撮影時に例えばハンダ線などのX線不透過マーカーを腹壁に固定し，腸管内容物やガスなどとの関係を診るこ

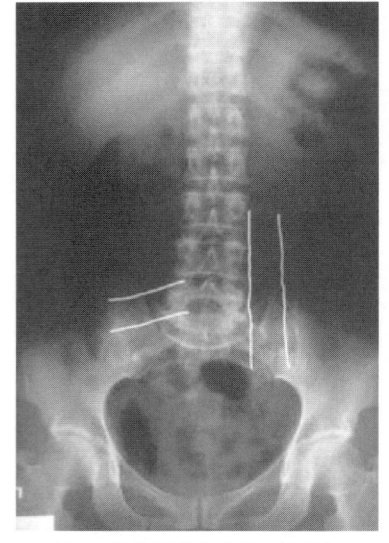

図1　腹部単純仰臥位X線写真（マーキングあり）

とに役立てている（図1）。この検査によって結腸性便秘，直腸性便秘，過敏性腸症候群などの鑑別に役立てる。

腰仙尾椎X線検査

この部の脊椎は，5腰椎，5仙椎，4～5尾椎からなっている。基本的には前後，側方向の2枚を撮影する。これにより脊椎分離症，脊椎辷り症，変形性脊椎症，椎間板ヘルニア，後縦靱帯骨化症などの椎骨・軟骨の疾患がわかり，あるいは推測できる。これらの疾患が神経因性骨盤臓器症候群に関与していることも多く，その検討材料ともなる。

腹部超音波検査（腹部エコー）

主に腹部の実質臓器である肝臓・胆囊・腎臓・膵臓・脾臓を観察する検査であり，これらの臓器以外にも胃腸・大動脈・子宮・卵巣・前立腺・膀胱などの腹部諸臓器も観察できる。特に当院では腹痛・排便障害・便秘などの腹部症状のある患者に対しスクリーニング検査として行っており，腸管内ガス・便のたまり，それによる胃部の圧迫などを観察することができる。

また，超音波の反射波を画像にするので，放射線のような被曝はなく，診断能力の高い，安全かつ有用な検査で苦痛もない。

経肛門的超音波検査（肛門エコー）

短時間・無侵襲で比較的容易に行え，視診や指診にとらわれずに肛門全周を客観的に観察することができる非常に優れた検査の1つである。肛門エコーは，肛門内外括約筋の厚さや，粘膜下を含めた肛門周囲の病変を描出することができ，肛門括約筋の器質的病変や機能的障害を判別するのに有用である。肛門エコーにはラジアル式とリニア式とがあるが，当院ではラジアル式を用いている。

①正常肛門の超音波所見

上部肛門管では，肛門を円状に取り囲む内肛門括約筋がhypoechonicに観察され，その外側には肛門を後方からUの字に取り囲む肛門挙筋（恥骨直腸筋）がややhypoechonicに描出される。深外括約筋の同定は恥骨直腸筋と癒合しており鑑別できない。

歯状線付近の中部肛門管では，肛門をhypoechonicに取り囲む厚さ2～

第 3 編　大腸肛門機能障害の診断

A）正常な内括約筋と外括約筋　　B）高位筋間膿瘍 IIHA　　C）低位筋間痔瘻 IILs

（図中ラベル：外括約筋、内括約筋、浅外括約筋、内括約筋、外括約筋、高位筋間膿瘍、低位筋間痔瘻（単純））

D）括約不全

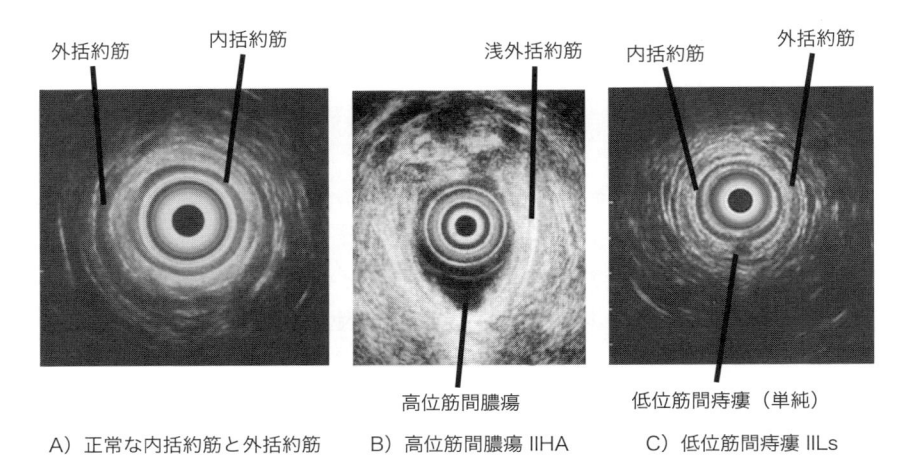

（図中ラベル：菲薄化した内括約筋、断裂した内括約筋）

図 2　肛門・括約筋病変診断のための超音波画像

4mm の内肛門括約筋が描出され，その外側に連合縦走筋と浅外括約筋がやや hypoechonic にみえるが，その境界を区別するのは困難である（図 2-A）。

　下部肛門管では，内肛門括約筋は肛門を取り囲んでいないために描出されず，皮下外括約筋がやや hypoechonic に輪状にみえる[1]。

　正常な内括約筋の厚さは，男性では 3.6±1.4mm，女性では 3.1±1.0mm であり[2]，60 歳を超えると 5mm 以上の厚さに肥厚して弾力性の低下を招く[3]一方で，肛門挙筋や外肛門括約筋は年齢とともに薄くなっていく[4]。

②病的所見

　肛門周囲膿瘍では真黒く抜けた画像（cystic pattern）が描出され（図 2-B），痔瘻は膿瘍期と異なりやや灰色（やや hypoechonic）に描出される（図 2-C）。こ

2. 検査／(2) 画像診断

の病変部位と内外括約筋，肛門挙筋との位置関係によって，筋間痔瘻，坐骨直腸窩痔瘻，骨盤直腸窩痔瘻に分けられる。肛門エコーによる痔瘻の正診率は89.5％である[5]。

括約不全に対しては括約筋断裂・菲薄化の部位と程度などを診断し（図2-D)，機能的障害では括約筋の厚さや，締めたり緩めたりした時の変化を観察する。

このように超音波画像によって，指診による診察ではわからない病変の程度を診断することができ，治療方針決定の判断材料の1つとすることができる。

腰椎MRI検査

腰椎から仙骨にかけての椎骨・軟骨の変化・神経の異常などを調べる画像診断検査である（図3）。神経因性骨盤臓器症候群の患者にはきわめて高率に腰痛の既往，整形外科受診や治療，手術の既往がある。脊髄MRI検査で腰椎病変がみられた症例は120例中74例（61.7％）で，ヘルニアを含む椎間板異

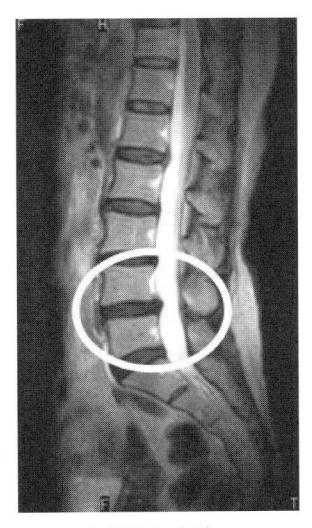

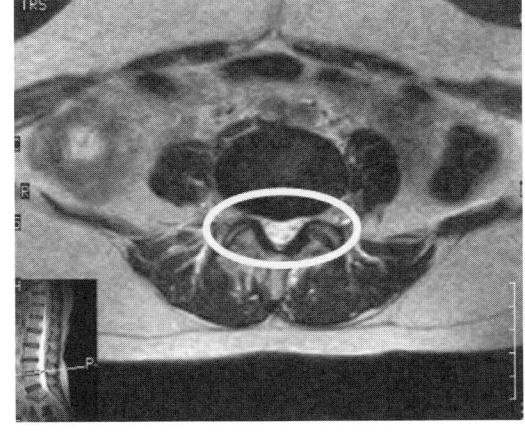

矢状断像（T2） 横断像（T2）
◯はそれぞれ椎間板ヘルニアを示す
図3 腰椎MRI

常が37例(30.8%),脊柱管狭窄症が9例(7.5%)であった(重複あり)。また,神経因性骨盤臓器症候群では骨盤内諸臓器を支配する自律神経である骨盤内臓神経の障害も伴っていることから,S2,S3,S4から出てきた仙骨神経と骨盤内臓神経がともに存在する部位で病変があることが考えられ,病態の解明にはこの部分の検索が必要である。

ディフェコグラフィー(排便造影)検査

排便時の直腸肛門の動きや形態の変化を調べる。肛門から造影剤入りの偽便を直腸内に約120cc注入し,透視台の上のポータブル便器の上で(図4 画像1),安静時,肛門引き締め時,排便時のX線撮影を側面から行う(図4 画像2)。

尾骨下縁と恥骨下縁を結んだ線(P-C line)を基準として直腸・肛門がこの線を基準としてどれぐらい下降しているかなどを計測する。また,直腸と肛門とのなす角「直腸肛門角(anorectal angle)」を計測し肛門挙筋の機能をみる(図4 画像3)。

○症例画像提示

(1) 正常例　肛門収縮時に肛門挙筋は引き締まり(図5 画像4・5),排便時には直腸が下降し,スムーズに排便されている(図5 画像6)。

(2) 肛門挙筋症候群　排便時に直腸肛門角部が下降せず,直腸肛門角が依然として鋭角のままである(図6 画像7〜9)。

(3) 会陰下垂・直腸膣壁弛緩　直腸膣壁が怒責時に,膣壁に突出しpouch

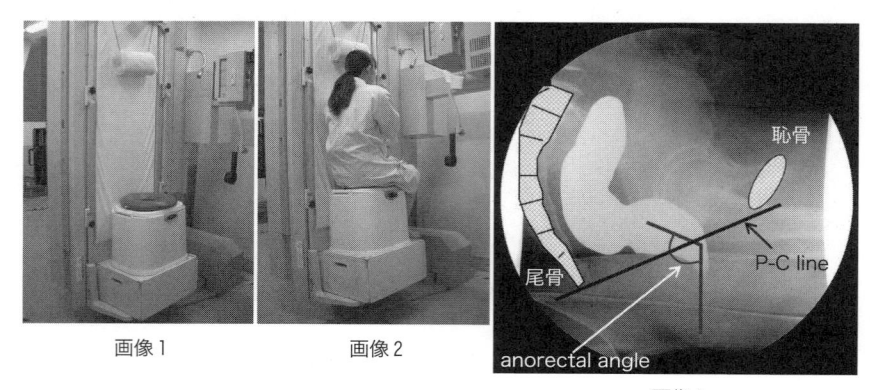

画像1　画像2　画像3

図4　ディフェコグラフィー(排便造影)

を形成し，会陰が下垂してくる（図7　画像10〜12）。症状として排便困難があり，便が前方にひっかかるという本症に特異な症状がある。

（4）括約不全　　安静時から肛門管の幅が広く開いており（図8　画像13），造影剤が漏れる。直腸肛門角がなくなり直線化し，肛門引き締め時にも，あ

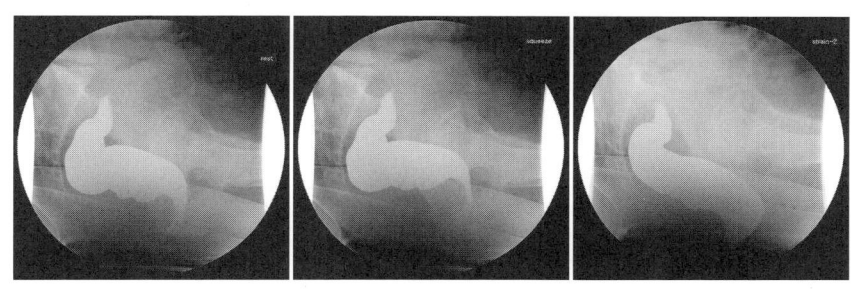

| 画像4　安静時 | 画像5　肛門収縮時 | 画像6　怒責時 |

図5　排便造影（正常例）

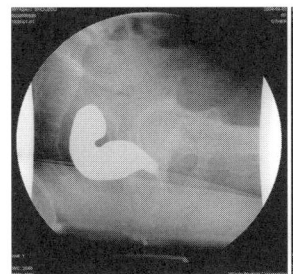

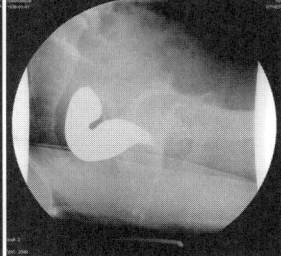

| 画像7　安静時 | 画像8　肛門収縮時 | 画像9　怒責時 |

図6　排便造影（肛門挙筋症候群）

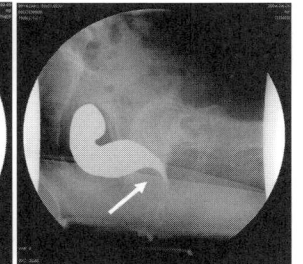

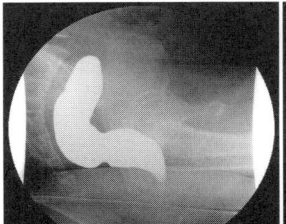

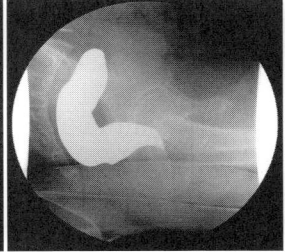

| 画像10　安静時 | 画像11　肛門収縮時 | 画像12　怒責時 |

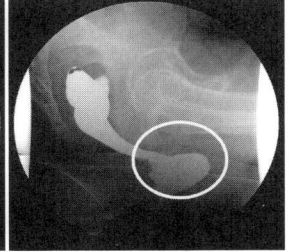

図7　排便造影（直腸膣壁弛緩）

第3編　大腸肛門機能障害の診断

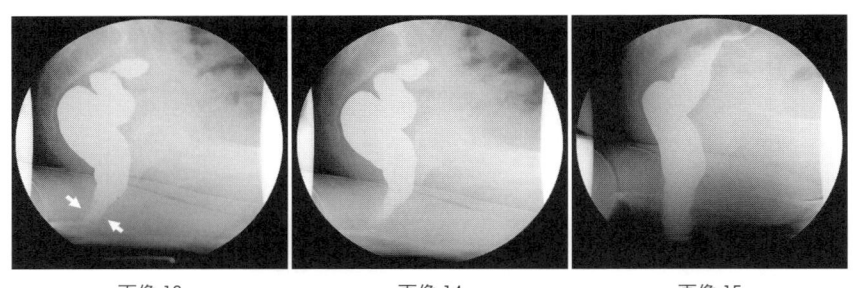

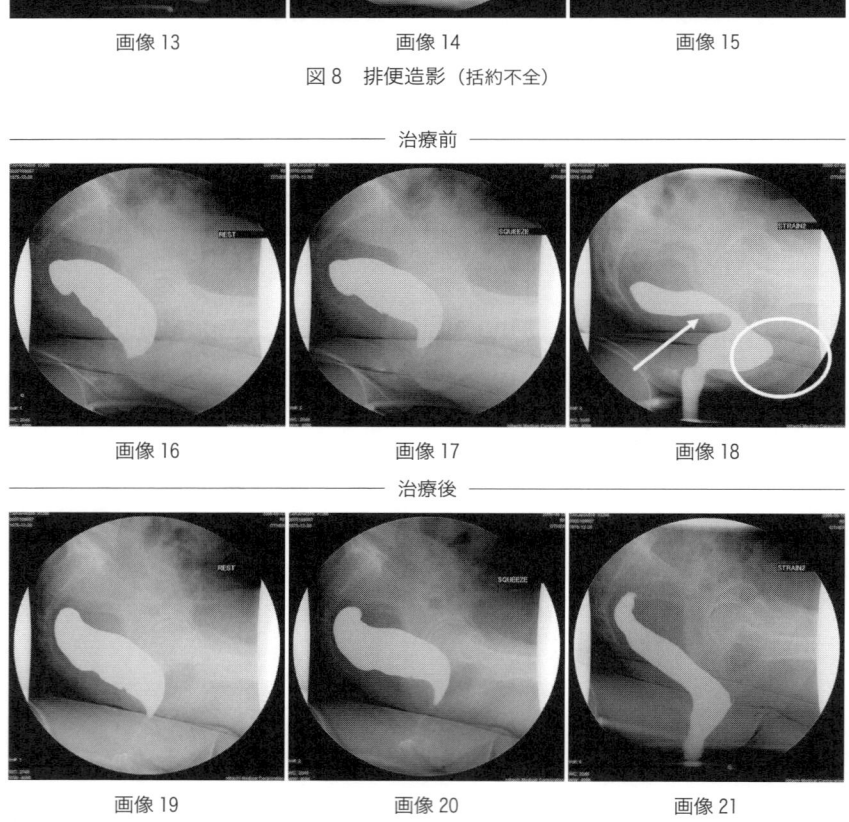

画像13　　　　　　　画像14　　　　　　　画像15
図8　排便造影（括約不全）

──────── 治療前 ────────

画像16　　　　　　　画像17　　　　　　　画像18

──────── 治療後 ────────

画像19　　　　　　　画像20　　　　　　　画像21
図9　排便造影（奇異性収縮）

まり変化がない（図8　画像14, 15）。

（5）括約筋の奇異性収縮症例　　術前は，排便時に直腸下端が怒責時に前方膣側に突出し（図9　画像16・17・18〇印），その口側で直腸後壁には強い収縮を伴っており（図9　画像18 ╱印），奇異性収縮症例と考えられる。バイ

178

2. 検査／(2) 画像診断

オフィードバック療法による治療後，前方への突出もなくスムーズに排便されている（図9　画像19～21）。

以上のように，直腸と肛門は連動して直腸肛門機能障害の病態に応じてさまざまな形態を呈する。ディフェコグラフィーで直腸から肛門にかけての動きを静止・引き締め・排便の3動態に分けて撮影することで，これら直腸肛門の機能的な評価を行うことができる。これらの病態は，一般的な注腸検査法や内視鏡検査では発見できない。また，多くの場合，1つだけでなくいくつかの病態が重複して存在しており，骨盤底筋群の器質的，機能的障害により招来されるものと思われる。

経口大腸造影検査

食物が大腸に入ったのち，排泄されるまでの大腸内での便の流れ，通過時間，便の性状，大腸の形態や spasm（腸管の緊張の程度）などを調べる。方法は造影剤として検査前日に 60w/v% のバリウム 30ml を朝・昼・夕食後に 10ml ずつ3回に分け，これと同じく X 線不透過マーカー（3種類）も服用する（図10　写真1, 2）。検査当日の朝9時に，排便をしていない状態で腹部 X 線写真を1枚撮影する。この X 線画像より前日の食事の通過状態・便の形および大腸の形態，また治療前，治療中，のフィルムを比較することにより治療効果の判定を行うことができる。

図11の画像1は正常例で，大腸のハウストラの形態は規則的で，適当な大

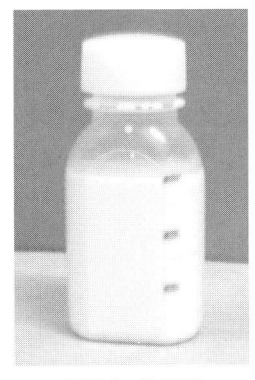

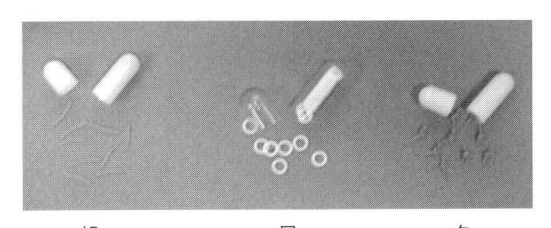

写真1　造影剤

朝
結び目なし

昼
リング状

夕
1つ結び

写真2　X線不透過マーカー

図10　経口大腸造影検査

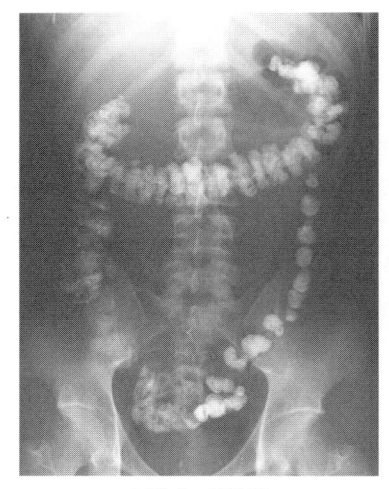

第3編　大腸肛門機能障害の診断

画像1　正常例 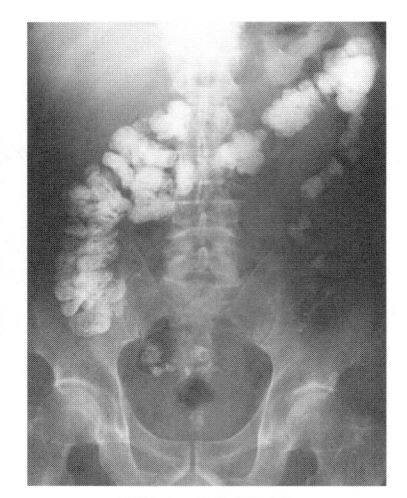　　　　　　　　　画像2　IBS便秘型

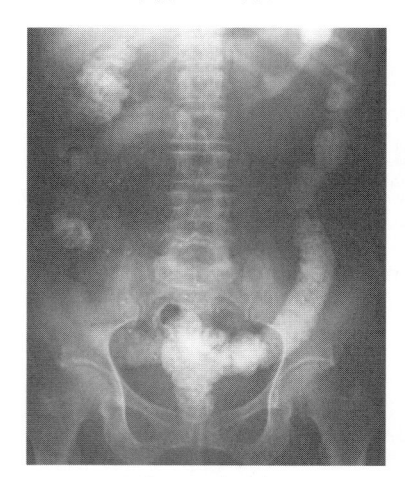

画像3　IBS下痢型 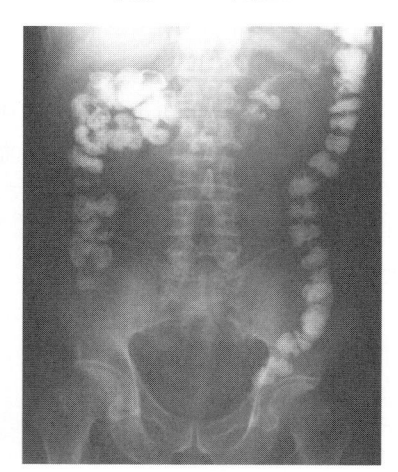　　　　　　　画像4　IBS交替型

図11　経口大腸造影検査

きさを保ち下方に行くに従って径が細くなっている。ハウストラの切れ込み（spasm）も適当で強すぎたり弱すぎたりということがない。また，造影剤とマーカーの流れも適当で大腸のほぼ全区域に偏りなく分布して認められる。

　図11の画像2はIBS便秘型で，盲腸から横行結腸にかけて右半は拡張して認められ，内容物の通過障害・貯留を示す。ハウストラの切れ込みも深い。

180

2. 検査／(2) 画像診断

左半は全体に細く，便は小塊状となる。またハウストラの切れ込みも強い。造影剤とマーカーの流れも遅く右半に多く貯留しており，症例によっては小腸内にも造影剤が残っている。

　図11の画像3はIBS下痢型で，右半での収縮が強く，またハウストラの切れ込みも強い。幅は狭く，大半の内容物が通過してしまっている。左半においては正常例に比べ拡張し，ハウストラの切れ込みは弱くなり棒状となり，低緊張状態となっている。造影剤の流れも早く，我慢できずに排出されている症例も多い。

　図11の画像4はIBS交替型で，右半でハウストラの幅がやや狭く，便秘型と下痢型の中間である。ハウストラは比較的規則的であるが，ハウストラの強い収縮がみられる。左半に至ってさらに幅が狭くなり，ハウストラも不規則となる。造影剤とマーカーの流れも不規則でまばらに分布していることがある。

胃結腸反射検査

　食物が胃に入ったことにより反射的に左半結腸に強い収縮運動（大腸蠕動）が起こる。これを胃結腸反射といい，結腸内容物が急速に直腸に移送される。この状態を把握するために行う検査で，大腸の蠕動亢進や逆に減弱などを診断する。

　検査の方法は，検査前日に経口大腸造影検査と同じく造影剤とX線不透過

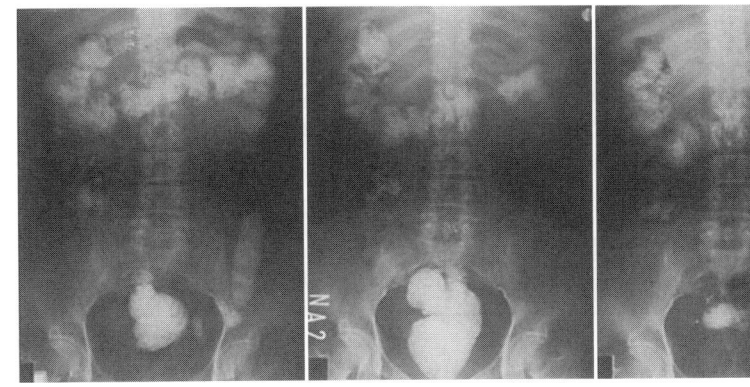

画像1　食事前　　　　画像2　食事後　排便前　　　　画像3　食事後　排便後

図12　胃結腸反射検査（正常）

マーカーを服用させる。検査当日は欠食で，まず朝9時に腹部X線写真を1枚撮影し（図12　画像1），その後朝食を摂る。朝食後しばらくして2枚目を撮ると，結腸反射が起こって腸内容物が直腸へと移送されている（図12　画像2）。便意を感じない場合は2時間後に腹部X線写真を撮影する。最後に排便後の写真をとると移送された内容物が排出されているのがわかる（図12　画像3）。これらのX線写真を用い，胃結腸反射の有無および程度を判定する。

残便造影検査

排便後にも継続する残便感が，残便の存在によるものか感覚だけのものかなどをX線学的に評価するための検査である。そのときの直腸の形態的変化（残便の有無，便の性状，直腸壁の拡張，痙攣など）を撮影して読影する。

検査の方法は，下記の3回の撮影を行う（図13）。それぞれの撮影前には問診を行って，残便感の有無・便意の有無・排便量を聴取する。

① 排便前撮影（図13　画像1）

側臥位にて造影剤（ガストログラフィン15cc＋水35cc）を肛門より注入し，正面像と側面像のX線撮影を行う。

② 排便後撮影（図13　画像2）

トイレで排便後，造影剤は入れずに同じく撮影をする。

③ 浣腸後撮影（図13　画像3）

浣腸後トイレで排便をしてもらい，造影剤をもう一度注入し，同じく撮影を行う。

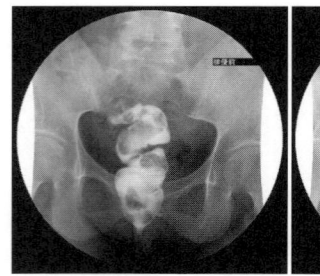

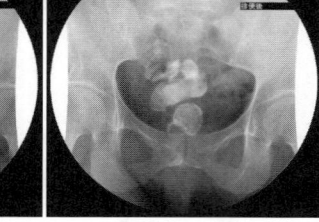

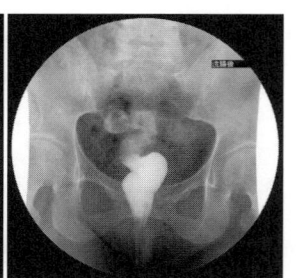

画像1　排便前　　　　　画像2　排便後　　　　　画像3　浣腸後
排便後も直腸内に便の貯留が多少みられる。浣腸後には便は排出されている。
図13　残便造影

2．検査／（2）画像診断

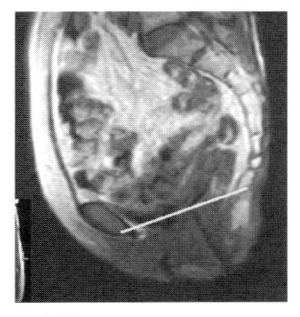

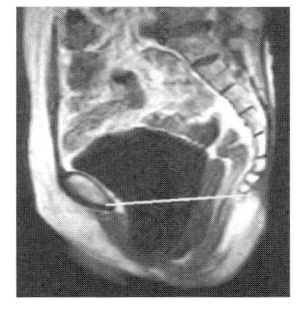

正常例　　　　　　　strain

strain phase で直腸が会陰部へ強く下垂する症例。同時に肛門挙筋の過伸展・膀胱下垂・子宮下垂がみられる。以上より，骨盤内臓器の下垂が排便を困難にしている原因の1つとして推測された。

図 14　骨盤内臓器ダイナミック MRI 検査

骨盤内臓器ダイナミック MRI 検査

　直腸肛門を含む骨盤内諸臓器と骨盤底筋群が排便時にどのように動くかを MRI（磁気共鳴画像）で撮影する検査である。

　前処置として浣腸で直腸内の便を排出しておく。画像上で肛門管が把握できるよう，14Fr 程のゴム管を肛門より 4〜5cm 挿入し固定する。被検者は撮影台に仰臥位となり，rest phase（安静にしている状態），squeeze phase（肛門をギュッと引き締めた状態），strain phase（下腹部に力を入れていきんだ状態），の 3 相をそれぞれ 20 秒で撮影する（図 14）。検査の所要時間は約 15 分と短時間である。

　直腸を含めて骨盤内臓器の下垂の有無や肛門挙筋の伸展状況を客観的に評価することで，大腸肛門機能障害の原因究明の一助となる検査である。

骨盤内臓器 3 次元 CT 検査

　骨盤内には膀胱・子宮・小腸・大腸などの臓器に加え，それらを保持し動かす筋肉群が存在する。これらの臓器や筋肉は人間が排泄を行う上で重要な働きをする。またこれらの筋肉は加齢や損傷によって脆弱となり，臓器の下垂をきたしさまざまな排便障害を引き起こす。本検査では CT 装置を用い，排便時の諸臓器の動態を 3 次元で表示し，それらの下垂の状況を判定する。この検査は臓器の動態の異常によって引き起こされる排便障害の病態解明や

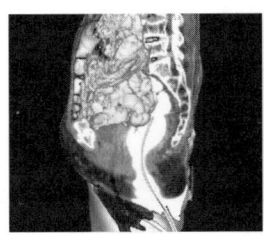

画像1　安静時
直腸脱はみられない。

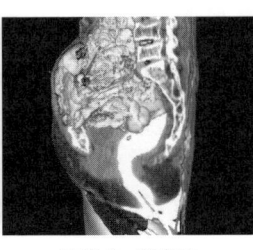

画像2　怒責時
排便はみられる。

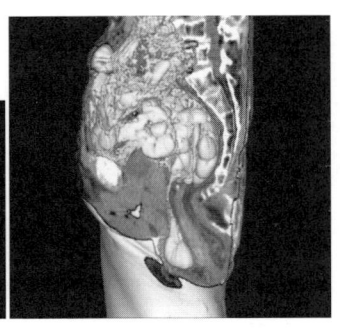

画像3　排便後怒責時
直腸脱に伴い小腸が異常な部位へ下垂している。

図15　骨盤内臓器3次元CT検査（小腸脱を伴った直腸脱症例）

治療の選択に有用な検査である。

　骨盤内臓器を排便時の状態に近づけて，画像上で明瞭に描出するために，検査には造影剤を使用する。小腸には液体の造影剤を，直腸には便を模したゼリー状の造影剤を，膣には細い管を各々指標として用いる。CTの検査台上にて安静時，排便動作時の2動態の撮影を行う（図15）。撮影時間は短時間であるが，小腸内に造影剤が到達するまで約1時間程度の時間を要する。

注腸X線検査

　腸管に器質的変化がないかを検索するための検査であり，今日では内視鏡検査が第一に選択されているが，従来まではこの方法がもっとも一般的であった。

　この検査を行うにあたっては大腸内の残渣を無くすために前処置を行うが，代表的な方法は低残渣食と下剤によるものである。検査前には大腸の動きを止めるため鎮痙剤の注射を行う。その後，肛門より検査用チューブを挿入し約300ccのバリウム約100w/v％を大腸内に注入し回盲部まで入れた後，空気を800ccから1000cc注入する。このように大腸壁にバリウムをくまなく付着させ，空気で膨らませる方法を二重造影法という。

　撮影は大腸全体の腸管内変化を描出するために，直腸・S状結腸7枚，下行結腸3枚，横行結腸6枚，上行結腸3枚，回盲部2枚撮影が一般的な撮影法である（図16）。

2. 検査／(2) 画像診断

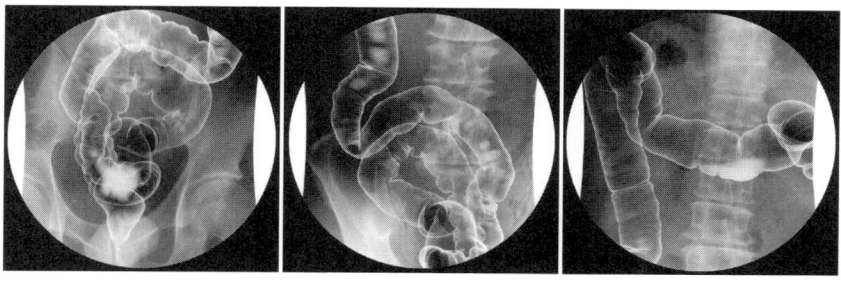

画像1　直腸～S状結腸　　画像2　S状結腸～下行結腸　　画像3　下行結腸～横行結腸

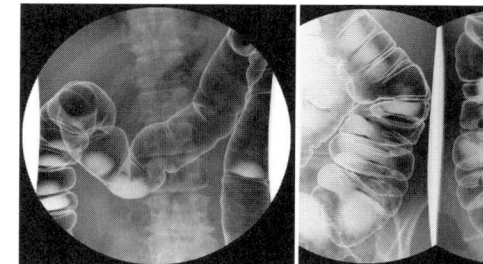

画像4　横行結腸　　画像5　上行結腸　　画像6　回盲部

図16　注腸X線検査

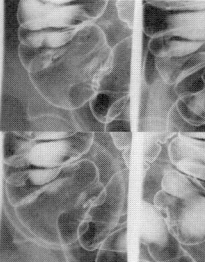

文　献

1) 辻　順行：痔瘻に対する肛門エコー．第105回日本外科学会定期学術集会　会長　二村雄次：第105回日本外科学会定期学術集会 Postgraduate Course．pp.64-66，第105回日本外科学会定期学術集会，2005．
2) 辻　順行，高野正博，久保田至ほか：肛門括約筋不全症例における経肛門的超音波検査の有用性．日本大腸肛門病会誌 47：1055-1060，1994．
3) 松田直樹，大澤和弘，白野純子ほか：肛門疾患の特殊検査——経肛門超音波検査，直腸肛門内圧検査，肛門計（肛門伸展張力）検査．臨外 63：53-60，2008．
4) Papachrysostomou M, Pye SD: Anal endosonography in asymptomatic subjects. Scand J Gastroenterol 28: 551-556, 1993.
5) 高野正博，藤好建史，高木幸一ほか：痔瘻術前診断における指診と経肛門的超音波検査との比較検討．日本大腸肛門病会誌 45：1033-1038，1992．

第4編　大腸肛門機能障害の治療

1. 保存療法

　軽度の排便障害を治療するには，便通を規則正しく，正常な形と硬さの排便をするよう指導する食事療法・生活療法などがある。食事療法については第5編3.排便障害と食事（214頁）で詳述するので，ここでは生活療法について述べる。

　便通を規則正しくするためには胃結腸反射を利用しなければならない。朝，はっきりと目覚めて食事を摂る，身体を動かしてトイレに行くといった一連の動作が規則正しく行われるよう指導する。このためには生活を規則正しくすることが第一であり，その指導を徹底する。

　便の硬さについては，最近日本人にはIBSの傾向が増えており軟便や硬便になりがちで，これを極力改善させる。そのためには食事療法や特にストレス解消などの生活療法，必要ならそれに薬物療法を加えて治療する。

　括約不全ではまず病態をできるだけ解明する。いくつかの病因・病態が複合していることも多いので，それを解明し全体的な治療を行う。括約不全の治療はまずは締める訓練であるが，自分で自主的に行ってもなかなか効果が上がらないので，熟練した指導者によるバイオフィードバック療法を充分行う。バイオフィードバック療法だけではなく，これに電気刺激療法も加味する。

　仙骨神経障害が原因になっている場合には他の症状も組み合わさっている

場合が多いので，こういった状態に対して理解してもらった上で必要な検査を行い，病態を明らかにした上で脊髄神経・仙骨神経の治療をリハビリも含めて総合的に行う。これには経皮的あるいは直腸肛門内の電気刺激・鍼治療などがある。最近では選択的に経皮的仙骨神経刺激を行い，これで効果があれば継続的に刺激を与える装置の埋め込みで効果があるとされている[1,2,3]。

文 献

1) Vaizey CJ, Kamm MA, Turner IC, et al.: Effects of short term sacral nerve stimulation on anal and rectal function in patients with anal incontinence. Gut 44 : 407-412, 1994.
2) Appell RA : Electrical stimulation for the treatment of urinary incontinence. Urology 51 : 24-26, 1998.
3) Leroi AM, Michot F, Grise P, et al.: Effect of sacral nerve stimulation in patient with fecal and urinary incontinence. Dis Colon Rectum 44 : 779-789, 2001.

2. 手術療法

適切かつ十分な保存療法を行っても病状が改善せず，患者のQOLが向上しない場合は病態に応じて適した手術を行う。

括約筋強化・形成術

まず括約筋の損傷が痔瘻術後・外傷・出産などによる部分的な欠損の場合には，その部分を肛囲より開いて断裂した括約筋を端々縫合して修復する。この結果は非常に良く，その後バイオフィードバック療法を追加することもほとんどないが，必要あれば加える。次は括約筋が全体に菲薄になっている場合で，これには同じく出産によるもの，直腸脱によるもの，高齢者の場合，仙骨神経障害によるものなどがある。これらに対しては菲薄になった括約筋を，とりわけ前方または後方でそれぞれoverlapして括約筋を形成する。この場合前方または後方のみよりも前後方括約筋形成（図1）の方がより効果がある[1]。

直腸粘膜脱や内外痔核の脱出によって生じた内括約筋の菲薄化による括約不全には，この主病変に対する手術である結紮切除時に，同じ創内で括約筋（主として内括約筋）を強化する。

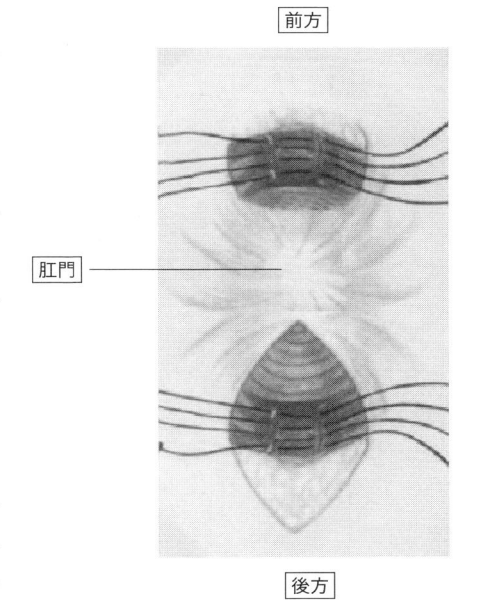

図1　前後方括約筋形成

Rectoceleは直腸前壁と前方の括約筋の菲薄化が病態である。本疾患の手術はpouchの縫縮術に加え，前方括約筋の形成術も行う[2]（図2）。

第4編　大腸肛門機能障害の治療

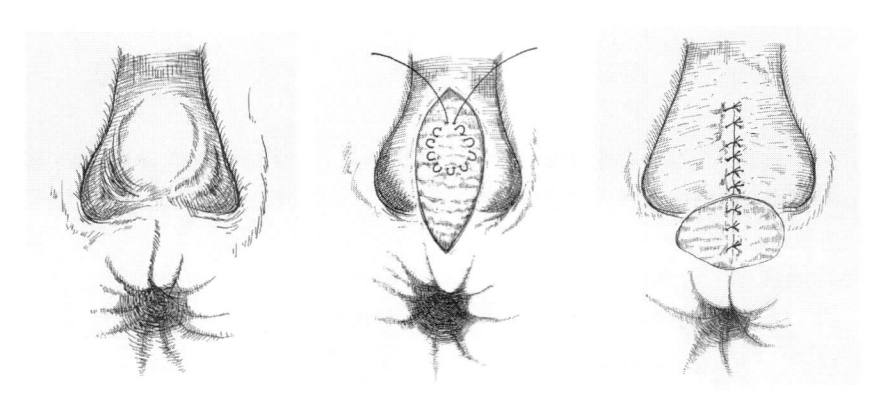

左）腟壁からみた括約筋直上から腟後壁にかけて pouch 形成，これは肛門より入れた指によって確かめることができる。
中）直腸前壁より成る pouch にタバコ縫縮を加えた後，右）弛緩した前方の括約筋縫縮を行う。

図2　直腸前壁 pouch のタバコ縫縮とともに加えられる前方括約筋形成術

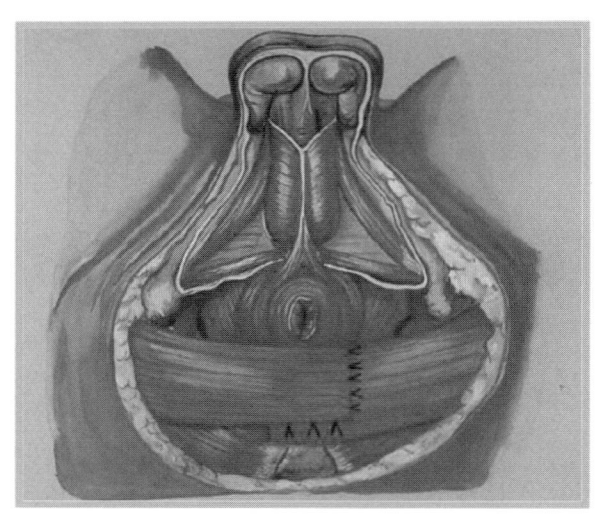

図3　大殿筋による新括約筋形成術（Devesa 法）

2. 手術療法

大殿筋による括約筋形成術

　括約筋がほぼ全周にわたって破壊され欠損している場合には，Devesaによって報告されている大殿筋の一部で片側または両側の筋弁を形成し，移動させて新しい括約筋を形成する[3]（図3）。この術式の成績は，われわれの症例では10例中8例において良好であった。この術式の利点として大殿筋は括約筋のすぐ隣にある，移動術が容易である，巨大な筋で必要なだけの大きさのflapを作製することができる，などがあげられる。神経支配も括約筋にごく近接しており，例えばペースメーカーなどで刺激を与えなくても術後バイオフィードバック訓練が可能であるなどがある。

　また大殿筋の用途として，部分的な括約筋欠損がありその欠損が縫合術のみでは補充できない時，大殿筋をブリッジ状に中間に使用することもできる[4]。

大腿薄筋移動による括約筋形成術

　大腿内面の大腿薄筋を移動させて，これで肛門を巻き括約筋機能をもたせる方法は1952年にPickrellにより発表され[5]，100％の症例で有効とのことで多用された。しかしその後の追試ではさほどの効果はなく，単に機械的に肛門を締めておくだけで，収縮作用はないことがわかった。しかも上述の大殿筋に比べ大腿薄筋は神経支配も本来の括約筋から遠く，バイオフィードバッ

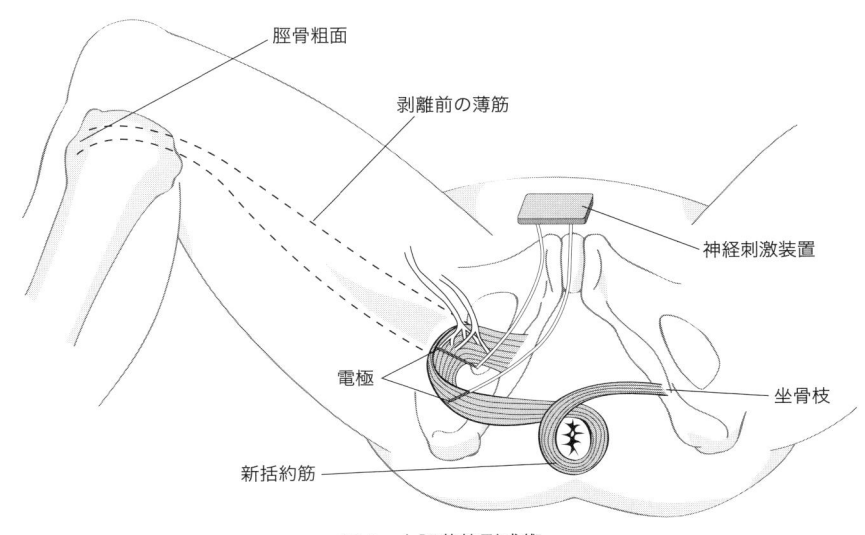

図4　大腿薄筋形成術

ク療法の効果もほとんど期待できない。そこでこれに継続的に電気刺激を与える dynamic graciloplasty（大腿薄筋形成術）が開発され（図4），この方法では5年以上の効果が続く症例も少なくない[6]。この術式の合併症には，収縮機能の消失，感染，便秘，排便障害などがあるが，予防的手段や治療で改善することができる。しかし原因が先天的なものや変性が強いものなどは効果が少ないので適用外であると述べられている[7]。Tillin によると本法は，他の治療で効果がないときに大いに試みるべきであると述べられているが[8]，一方 Ho によると有効な括約筋機能をもたせることができなかった症例も少なくなく，大多数の症例には適用がないと述べている[9]。

　本法は術後の QOL を高めるもので，ヨーロッパでは私的保険の対象になっている[10]。ただしわが国では佐谷らにより推奨されたものの，機器の入手困難・高価格などの理由からさほど実用化されていない。

電極埋め込み型仙骨電気刺激法（Sacral Nerve Stimulation：SNS）

　括約筋の機能不全が仙骨神経の障害によって招来される場合，仙骨神経をその根部で刺激して括約筋機能を回復させる方法がとられている。経皮的に仙骨神経へ針を刺し，仙骨神経に電気刺激を与えることでこの目的が達成される。ただこれは一時的なもので，さらに効果を強めるためには経皮的刺激に効果がみられた症例に，電極を仙骨神経内に，また体内にペースメーカーを埋め込み，両者を接続して継続的に刺激する方法が採られている[11]。これは尿失禁患者に対して尿道に同様の方法を行って有効であることから肛門括約筋にも応用されている。

　この方法によって約50～70％の成功率を得られることが報告されており[12]，1つの優れた方法として将来も用いられるであろう。一次的なテストを行った36例のうち33例で良好な結果が得られ，さらにそのうちの31例が永久的なものに切り替えられた[13]。ただし第1段階では36例中8例で軽度の合併症があり疼痛・感染・電極が外れたなどが生じた[13]。永久的な第2段階では33例中8例で疼痛・無効が生じた[13]。

　このＳＮＳ法のコストは平均して11,292ユーロであった。5年間でのコストは1人当たり22,150ユーロで，人工肛門の場合1人当たり33,996ユーロ，dynamic graciloplasty は31,590ユーロ，保存療法では3,234ユーロであった。このようにコストの面でも有利な方法であるが，今後もコストを低下させる

2. 手術療法

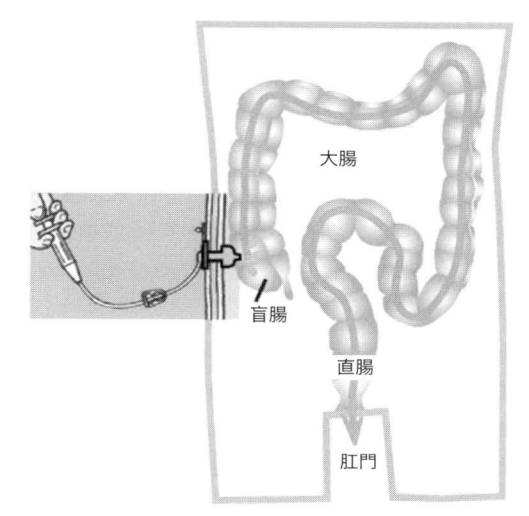

図5 盲腸ポート

には患者の厳密な選択が必要である[13]。

さらに尿失禁に対して尿道をカフで取り巻き，同じく体内に入れた小さなタンクから液をこの中に移動させて尿道を締めるという方法も採られており，これを肛門括約筋に応用する方法も行われるようになった[14]。

盲腸ポート造設

強度の括約不全で括約筋自体を修復することが不可能な場合，腸洗浄を行い便を洗い流してしまう方法がある。これは人工肛門の腸洗浄法に準ずるもので，1日1回の洗浄でほぼ24時間排便なしに過ごすことができる。これをより完全にするため，盲腸瘻あるいは虫垂瘻を作り，小さな管を装着してこれにより洗浄または下剤の投与を行う方式があり，強度の便秘にも対処できるものとして普及しつつある（図5）[15) 16)]。

人工肛門造設

最後の手段としては完全に腸管を遮断する人工肛門（ストーマ）の造設がある。これには一次的と永久的の2種類がある。造設の部位は排便に際して処理が便利な部位が選択される。これも上述の腸管洗浄法を利用して排便させる。自然排便法であれば装具の装着が必要となってくる。

文 献

1) 高野正博,山田一隆,緒方俊二：括約不全に対する前後方括約筋形成術. 手術 59：246-252, 2005.
2) 高野正博：Rectocele の病態とその包括的治療および成績. 日本大腸肛門病会誌 53：984-993, 2000.
3) Devesa JM, Vicente E, Enríquez JM, et al.: Total fecal incontinence: a new method of gluteus maximus transposition : preliminary results and report of previous experience with similar procedures. Dis Colon Rectum 35 : 339-349, 1992.
4) Enriquez-Navascues JM, Devesa-Mugica JM: Traumatic anal incontinence.: role of unilateral gluteus maximus transposition supplementing and supporting direct anal sphincteroplasty. Dis Colon Rectum 37 : 766-769, 1994.
5) Pickrell KL, Broadbent TR, Masters FW, et al.: Construction of a rectal sphincter and restoration of anal continence by transplanting the gracilis muscle. Ann Surg 135 : 853-862, 1952.
6) Rongen MJ, Uludag O, Naggar KE, et al.: Long-term follow-up of dynamic graciloplasty for fecal incontinence. Dis Colon Rectum 46 : 716-721, 2003.
7) Geerdes BP, Heineman E, Konsten J, et al.: Dynamic graciloplasty. Complications and management. Dis Colon Rectum 39 : 912-917, 1996.
8) Tillin T, Gannon K, Feldman RA, et al.: Third-party prospective evaluation of patient outcomes after dynamic graciloplasty. Br J Surg 93 : 1402-1410, 2006.
9) Ho KS, Seow-Choen F: Dynamic graciloplasty for total anorectal reconstruction after abdominoperineal resection for rectal tumour. Int J Colorectal Dis 20 : 38-41, 2005.
10) Adang EM, Engel GL, Rutten FF, et al.: Cost-effectiveness of dynamic graciloplasty in patients with fecal incontinence. Dis Colon Rectum 41 : 725-734, 1998.
11) Conaghan P, Farouk R: Sacral nerve stimulation can be successful in patients with ultrasound evidence of external anal sphincter disruption. Dis Colon Rectum 48 : 1610-1614, 2005.
12) Sardinha TC, Nogueras JJ: Assessing the functional results of the artificial bowel sphincter. Wexner SD, Zbar AP, Pescatori M, ed.: Complex Anorectal Disorders. pp.714-724, Springer, London, 2005.
13) Hetzer FH, Bieler A, Hahnloser D, et al.: Outcome and cost analysis of sacral nerve stimulation for faecal incontinence. Br J Surg 93 : 1411-1417, 2006.
14) Oliveira L, Wexner SD: Anal incontinence. Beck DE, Wexner SD ed.: Fundamentals of Anorectal Surgery (2nd ed). pp 115-152, W. B. Saunders Company Ltd, London, 1998.
15) Kalidasan V, Elgabroun MA, Guiney EJ: Button caecostomy in the management of faecal incontinence. Br J Surg 84 : 694, 1997.
16) Fukunaga K, Kimura K, Lawrence JP, et al.: Button device for antegrade enema in the treatment of incontinence and constipation. J Pediatr Surg 31 : 1038-1039, 1996.

第5編 チーム医療としての展開

1. 排便障害患者の看護

　チーム医療の中で看護師は，療養の場で最も身近な存在であり，患者の訴えや不安を傾聴できる立場にある。したがって排便障害に関する症状や経過など話しにくい内容であっても，その気持ちを思いやり受けとめながら関わることが必要である。そしてそこで得られたさまざまな情報を医師やコメディカルと共有し，専門職相互の連携を図り治療やケアを提供する。
　また患者の中には症状の改善が長期的になる場合もあるが，看護師は改善しつつある些細な症状も見逃さず患者に伝え，見守ることが治療やケアを継続していくうえで大切である。

（1） 排便障害のアセスメント
　排便障害を訴える患者の看護を効果的に実践するためには，必要な情報を収集しアセスメントを行うことが大切である。そうすることで問題が明確になり，適切な援助ができる。

アセスメント項目
　・便の性状（便の量，硬さの程度，血液や粘液の付着の有無）
　　　＊便の硬さの判定にはブリストル便性状スケールを用いる（表1）
　・排便の状態（排便にかかる時間，頻度，残便感，腹部の不快感，排便困難感）

第5編　チーム医療としての展開

表1　ブリストル便性状スケール

×	タイプ1		木の実のようなコロコロした硬い固まりの便（出にくい）
×	タイプ2		短いソーセージのような固まりの便
×	タイプ3		表面にひび割れのあるソーセージのような便
◎	タイプ4		表面がなめらかで軟らかいソーセージ，あるいは蛇のようなとぐろを巻く便
○	タイプ5		はっきりとした境界のある軟らかい半分固形の便（出やすい）
×	タイプ6		境界がほぐれてふわふわと軟らかいお粥のような便
×	タイプ7		固まりのない水のような便

（文献1）より引用改変）

・便失禁の状況（いつどのような便がもれるのか，頻度）
・服用している下剤や浣腸（坐薬を含む）の種類と使用の頻度
・下剤以外の内服薬の種類
・生活リズム（起床と就寝時間，運動，ADLなど）
・食生活（食事時間，内容，量，嗜好品）
・既往歴（手術歴，出産歴）
・現在の身体状況（麻痺や痛みの部位・程度など）
・現在の精神状況

（2）　排便障害を有する患者の看護の実際

便秘の場合

①食事の改善

便秘にはさまざまな要因が関係しているが，そのひとつに「食事」がある。一般的な食事療法には，下記のようなものがある。

　①食物繊維を十分とる（1日20〜25g）
　②水摂取は1日2リットルが目安
　③ビタミンB_1・Cの摂取
　④腸内細菌の正常化に有効な食品の摂取

1. 排便障害患者の看護

表2　お通じ日誌

(記入例)

日付（曜日）				日付（曜日）		月　　日（　　）		
起床時間		7:30			起床時間	:		
食事について	朝食	食べた時間	8:00		食事について	朝食	食べた時間	:
		主な食事内容	食パン1枚 ゆで卵1個 リンゴ半分 コーンスープ1杯				主な食事内容	
	昼食	食べた時間	12:00			昼食	食べた時間	:
		主な食事内容	ご飯1杯 かぼちゃの煮つけ しゃけの切り身1枚				主な食事内容	
	夕食	食べた時間	18:30			夕食	食べた時間	:
		主な食事内容	ご飯1杯 肉じゃが ポテトサラダ				主な食事内容	
	間食	食べた時間	15:00			間食	食べた時間	:
		主な食事内容	カステラ1切れ				主な食事内容	
	水分量	お茶湯のみ2杯 ジュースコップ1杯				水分量		

	排便時間	性状	量	もれの程度	残便感		排便時間	性状	量	もれの程度	残便感
排便について	8:30	4	3	なし	有・(無)	排便について	:				有・無
	12:30	6	1	なし	(有)・無		:				有・無
	14:00	6	2	2	有・(無)		:				有・無
	:				有・無		:				有・無
	:				有・無		:				有・無
	:				有・無		:				有・無
	:				有・無		:				有・無

	朝	昼	夕	寝る前		朝	昼	夕	寝る前
内服薬	ロスポリア1錠	なし	ロスポリア1錠		内服薬				
生活制限	(有)・無	その他	昼間だけオムツを使用した		生活制限	有・無	その他		

さらに効果的な食事には，専門的知識をもった栄養士と連携を図る。その際看護師は，現在の食生活についての情報（食事の内容・量・時間・食事のとり方・嗜好品など）を提供できるように観察しておく。

②排便習慣をつける

排便障害を改善するためには，よい排便習慣をつけることも必要である。そのためには，患者の排便状態の観察を行い「お通じ日誌」（表2）などに記録することで，①排便についての問題がわかりやすくなる，②排便習慣がわかる，③排便コントロールの評価ができる，などの利点が得られる。

朝食後に便意がなくてもトイレに入ると排便があるのは，胃結腸反射というメカニズムによる。この反射は，胃から出た信号が自律神経に伝わって大脳経由で左結腸に届き，ここに強い蠕動運動が起こる。したがって忙しさにまぎれて便意を我慢したりすると排便の機会を逃してしまう。どうしても朝のトイレの時間がとれない場合は，夕食後にトイレに入る習慣をつける方法もある[2]。

高齢者でトイレ誘導が必要な場合は，看護者や介護者が意識して食後に誘

①
お腹を両手で，両側からかかえるようにする

②
よじるような気持ちで両手を交差させる

③
足を軽く開いて立ち，円を描くつもりでマッサージをする

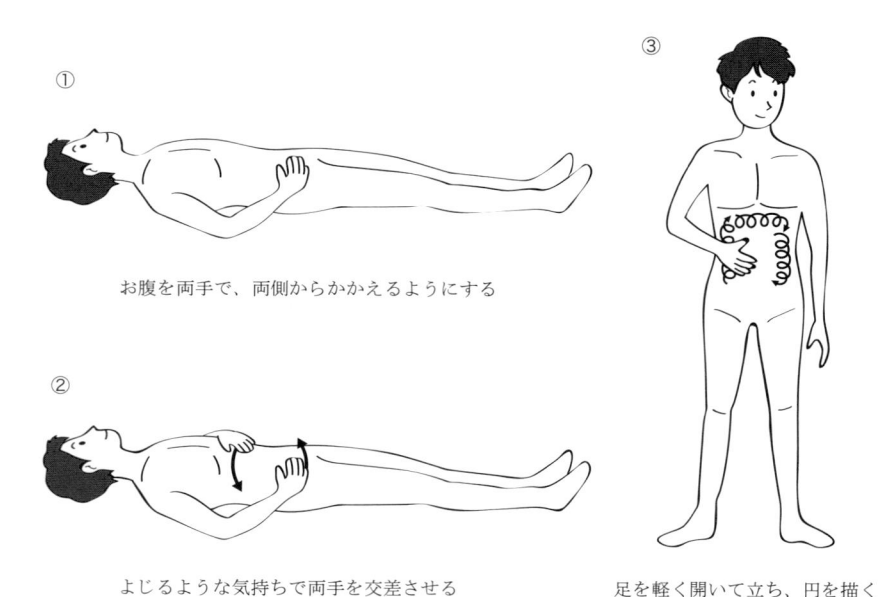

図1　腹部マッサージ

導するように心掛ける。

また食事だけではなく，十分な睡眠時間の確保や早めの起床時間など，規則正しく行い生活リズムをつくることは，よい排便習慣にもつながる。

③運動・腹部マッサージ・温湿布について

運動など体を動かすことが，腸の運動を直接促すため，腹筋運動や階段の昇降，散歩などの軽い運動を行う。高齢者の場合は体力の低下や運動不足により腸の働きがにぶり，腹圧が掛けにくくなり便秘傾向になる[3]。この場合には，腹部マッサージなどを取りいれる（図1）。

腹部のマッサージは，押したり触れたりする手の刺激により腹部の皮膚が刺激され，腸の機能が調節される，という効果がある。だだし，体の異常や腸の炎症があるとき，狭窄や癒着のある人，妊娠している人には適さない。

また，腹部・腰部の温湿布も血液の循環を良好にし，腸管の運動を促進させる効果がある。

④下剤・坐薬・浣腸による排便コントロールについて

これまで述べた食事療法・排便習慣の改善・運動などで便秘が改善されない場合は，薬の作用を考えて使用する。医師や薬剤師にも必要な情報を提供し，便秘の病態に適した薬物を使用する。使用した後は，排便状態の観察を継続して評価し，個人個人に適した薬物療法を選択する。

下痢の場合

①安静と保温

下痢がある場合は，休養をとり心身の安静を図る。そして掛け物や衣服・湯たんぽなどで保温に努め，温刺激により腸管の蠕動運動を沈静させる。ただし，消化管出血や炎症がある場合の保温は禁忌である。

②食事について

下痢が激しい時は絶食にするが，水分出納のチェック，脱水症状（口渇・発熱・皮膚の乾燥・倦怠感・悪心・嘔吐など）の観察や電解質のバランスに注意し，水分の補給（1日700〜800ml）を行う[4]。その後流動食から開始し少しずつ普通食へ進むが，状態によっては医師の指示により輸液療法を行う。

慢性の下痢の場合は，腸粘膜への刺激の少ない食品をとって腸の負担を軽くする。避けたほうが良い食品としては，不溶性食物繊維・冷水・牛乳・炭酸飲料・脂肪・香辛料などがある。摂取してよいものは，水溶性食物繊維・

乳酸菌飲料・ヨーグルトなどがある。

③スキンケアについて

下痢便や水様便になるとアルカリ性の消化酵素が活性化されたまま排出されるため，肛門周囲の皮膚に炎症（化学的刺激）が起こる。オムツの使用では，湿潤状態になり，オムツ交換時の清拭も機械的刺激となり，皮膚障害を発生する。

したがって下痢の場合は，まず肛門周囲の皮膚は微温湯やシャワートイレなどで洗浄し清潔に保つことが大切である。この時，弱酸性の皮膚洗浄剤（セキューラ®CL・リモイズクレンズ®など）や肛門清拭剤（サニーナ®）を用いると皮膚への刺激を柔らげることができる。排泄物が直接皮膚に接触しないように，撥水性のクリーム・保護膜剤・粉状皮膚保護剤などを使用する。またストーマケアの技術を応用し，肛門に蓄便袋を貼用する方法もあるが，これには専門的知識が必要である。

下痢のためにさらに皮膚障害が悪化した場合は，医師や薬剤師と相談し，便の性状を整えたり，びらんには軟膏を使用したりする。またこのような場合は，細菌感染を合併していることもあるので，安易に軟膏処置をしないで専門医師の診察をうける必要がある[5]。

便漏れ

①便漏れの観察とアセスメント

便漏れの治療・看護にあたっては，排泄パターンを把握し，アセスメントする必要がある。この際「お通じチェック表」（表3）を活用することで，便の性状（タイプ1〜7），便漏れが起きやすい時間，便漏れの回数，内服状況などの情報がまとめられる。そして表4のように問診を行うと，便漏れの原因が明確になり，看護を効果的に展開することができ，他の専門職種が関わる場合も有用な情報になる。

②排便コントロール

便漏れには，その原因に合った対応が必要であり，柔らかい便が漏れる場合は便の硬さを調節する。そのためには食事療法や薬物療法が有用である。

またその他の方法のひとつに強制排便がある。その方法としては，坐薬（新レシカルボン®坐薬・テレミンソフト®坐薬）や浣腸（グリセリン浣腸・温水浣腸・高圧浣腸）さらに洗腸療法がある。洗腸療法はストーマからの灌注排便療

1. 排便障害患者の看護

表3 お通じチェック表（排泄パターンの把握）

◎漏れなし ○漏れあり △ガス漏れ ×便意あるが排便なし

第5編　チーム医療としての展開

表4　問診票

①病悩期間：	いつから便もれに気づいたか　（　　　　　　　　　）
②発症のきっかけ：	□肛門手術　□消化管手術　□出産　□婦人科手術　□外傷など
③便もれの種類：	□漏出性便失禁　□切迫性便失禁　□混合性便失禁
④便の性状：	□粘液のみ　□水様便（タイプ7）　□無形軟便（タイプ6）
	□有形軟便（タイプ5）　□固形便（タイプ1）
⑤便もれの量（1回分）：	□しみ出る　□小さじ1杯　□大さじ1杯　□多量
⑥便もれの頻度：	□毎日　□週に数回　□月に数回　□年に数回
⑦便もれするタイミング：	□排便の前　□排便の後　□排便と関係なし
⑧夜間便もれの有無	（有・無）
⑨パッドなどの使用の有無	（有・無）
	＊有りの場合（種類：　　　　　　　　　　　　　　　）
	（使用頻度：　　　　　　　　　　　　　　　　）

（文献6）より引用改変）

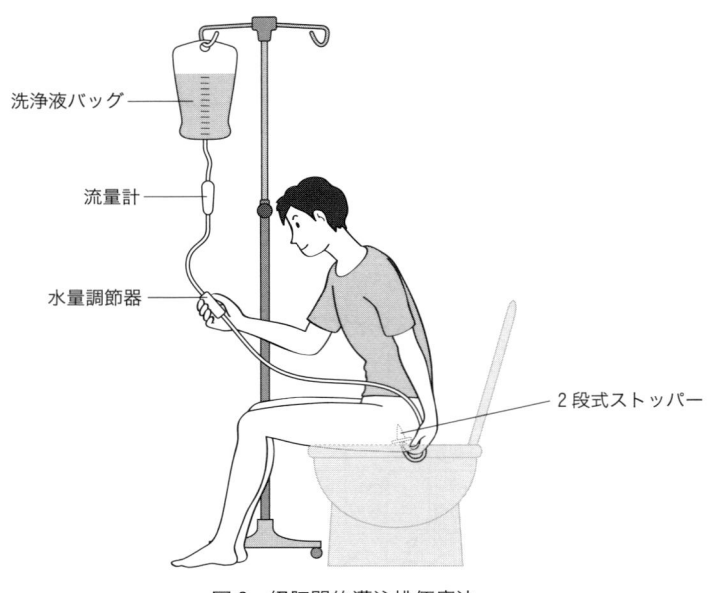

図2　経肛門的灌注排便療法

法[7] を応用した方法であるため，専門的な知識と患者への指導が必要である（図2）。

③肛門を締める訓練

肛門を締める訓練には，バイオフィードバック療法と骨盤底筋体操がある。

バイオフィードバック療法は，肛門を締める力が弱くなっている場合に，肛門内に圧力を感知する小さなセンサーを挿入して，締める力を電気に変えモニターの画面（波形）を見ながら行う訓練方法である[8]。この訓練で患者が肛門の締め方の要領を得たら，各自で練習し肛門を締め続けることができるようにする。その時看護師が肛門内に指を入れ，肛門が締まっているかどうか確認しながら行うと効果的な練習ができる。

便漏れに対する骨盤底筋体操（図3）は，外肛門括約筋の収縮の改善を目的とした訓練方法である。このときも前述したように看護師が援助するとよい。

いずれの訓練も患者に効果が現れるのに早くても数ヵ月かかるので，あきらめずに継続することが大切であることなどを説明し，理解を得ながら進める必要がある。

④便漏れに対するケア用品

高齢社会を迎え，便漏れに対してのオムツやパッドの種類も多くなり，手軽に購入できるようになってきた。看護師は，患者の便漏れの程度や生活スタイルに合わせてオムツやパッドの大きさ・形・厚さなどを選択する必要がある。

しかし便漏れがある場合は，スキンケアも同時に行うことも大切である。スキンケアには，下痢の場合と同様に皮膚を清潔に保ち，皮膚を保護する保護膜剤・粉状皮膚保護剤（ストーマケア用のアクセサリー）や撥水性のクリームを用いる。

また直腸の切除後などに蓄便機能が低下して起きる切迫性便失禁に対しては，肛門用タンポン（アナルプラグ）を用いることで外出時や夜間の便もれに対応できる場合もある。

⑤精神的援助

排便障害の患者にとって，特に便漏れの症状は羞恥心のためなかなか口に出して言いづらく，思い悩んでいる場合が多くある。また治療を受けても症状の改善に時間がかかることが多く，看護師は患者の話に受容・傾聴の姿勢で対応する必要がある。そうすることでお互いの信頼関係ができ，不安の軽

① **仰向けの姿勢**
(1) 足を肩幅に開いて膝を立てる。全身の力を抜いてリラックスする。
(2) 女性の場合は，膣と尿道を10秒くらいギュッと締め，男性の場合はガスを我慢するような感じで行う。息を吸いながら10秒くらい肛門を締め上げるように力を入れ，その後30秒くらい力をゆるめる。これを10～15回繰り返す。
(3) 上記の方法を朝・昼・晩などに行う。

② **ひじを立てた四つ這いの姿勢**
(1) ひじの下にクッションなどを敷き，四つ這いの姿勢で肘を立てた上に頭をのせる。
(2) このまま仰向けの姿勢と同様に肛門を締める訓練を行う。

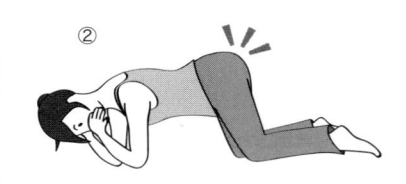

③ **イスに座った姿勢**
(1) 背筋を伸ばして座り両足は肩幅に開き、おなかの力を抜く。
(2) 仰向けの姿勢と同様に肛門を締める訓練を行う。

④ **机にもたれた姿勢**
(1) 両手と両足を肩幅に広げる。両手を机に突き体重を腕にかける。
(2) 肩とおなかの力を抜いて、仰向けの姿勢と同様に訓練を行う。

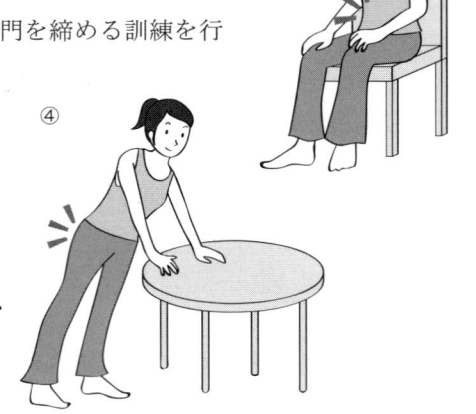

図3　骨盤底筋体操

減や治療を効果的に進めることができる．しかし，うつの状態であれば医療ソーシャルワーカーに相談し，専門的な心のケアを行うことも必要である．

文　献

1) O'Donnell LJD, Virjee J, Heaton KW: Detection of pseudodiarrhoea by simple clinical assessment of intestinal transit rate. Br Med J 300: 439-440, 1990.
2) 高野正博：大腸のしくみと大腸の病気．高野正博：専門のお医者さんが語るQ＆A——大腸の病気．pp.14-35, 保健同人社, 東京, 2002.
3) 高野正博：高齢者の排便障害．高野正博：高齢者の排便障害Q&A. pp.5-17, 医歯薬出版, 東京, 2006.
4) 藤井京子：下痢の入院患者さんのケア．山名哲郎：読んだら変わる！排便障害患者さんへのアプローチ——便秘・下痢・便失禁のアセスメントとケア．pp.75-77, メディカ出版, 大阪, 2007.
5) 藤井京子：肛門の皮膚障害に対するスキンケア．山名哲郎：読んだら変わる！排便障害患者さんへのアプローチ——便秘・下痢・便失禁のアセスメントとケア．pp.82-86, メディカ出版, 大阪, 2007.
6) 高橋知子：症状からみたアセスメント．山名哲郎：読んだら変わる！排便障害患者さんへのアプローチ——便秘・下痢・便失禁のアセスメントとケア．pp.48-55, メディカ出版, 2007.
7) 積 美保子：外来における術後障害のケア．山名哲郎：読んだら変わる！排便障害患者さんへのアプローチ——便秘・下痢・便失禁のアセスメントとケア．pp.101-105, メディカ出版, 大阪, 2007.
8) 高野正博：便漏れ．高野正博：高齢者の排便障害Q&A. pp.19-41, 医歯薬出版, 東京, 2006.

2. 排便障害と薬剤

　排便障害の治療で使用される薬剤には，各病態に応じた使い方が必要となる。排便障害は，結腸に起因するもの，直腸に起因するもの，肛門に起因するものに大別でき，また症状からは大きく便秘症状と下痢症状とに分けられる。原因別の便秘の分類については表1に示すように，一般にはさまざまな原因が考えられるが，薬剤を使用するに当たり，患者の症状がどの要因に由来するかをまず的確に判別することが重要であり，それぞれに適応した薬物

表1　便秘の分類と原因

便秘の分類			一般にいう便秘の主な原因	大腸肛門機能障害で分類した主な原因
急性便秘	一過性単純便秘		食事，環境，ストレスなど	一過性の痙攣性便秘あるいは下痢
	器質性便秘		腸閉塞（大腸がん，直腸がんなど），炎症性疾患（急性虫垂炎，胆嚢炎，急性腹膜炎など）	肛門疾患
慢性便秘	常習性便秘		食物繊維摂取不足，運動不足，不規則な排便習慣	
		弛緩性便秘	高齢者や長期臥床，女性，多産経産婦	高齢者や長期臥床，女性，多産経産婦
		痙攣性便秘	過敏性腸症候群	過敏性腸症候群，過敏性直腸症候群，市販下剤の乱用
		直腸性便秘	排便を我慢する習慣，高齢者，浣腸の濫用	括約不全，Rectocele
	症候性便秘（全身疾患に伴う）		糖尿病，甲状腺機能低下症，脳血管障害，うつ病，脊髄障害，電解質異常，尿毒症，肺気腫　など	
	器質性あるいは他に分類できない便秘		大腸がん，直腸がん，左記の術後癒着障害，巨大結腸症，Hirschsprung病，他臓器疾患による腸の圧迫	外傷（肛門括約筋の損傷など），出産，骨盤内臓器下垂，直腸がん術後障害，奇異性括約筋運動障害，神経因性骨盤臓器症候群
	薬剤性便秘（便秘を起こしやすい薬剤）		・無機物（アルミニウム塩，カルシウム塩，ビスマス，タンニン酸，鉄剤など） 　　→収れん作用 ・抗コリン剤→副交感神経を遮断することにより腸管の緊張を低下 ・降圧剤→抗コリン作用，カルシウム拮抗作用による腸管運動の低下 ・抗不整脈剤→抗コリン作用 ・抗うつ剤，抗精神病薬，パーキンソン病薬→抗コリン作用，抗ムスカリン作用 ・麻薬→小腸，大腸の運動抑制・消失	

表2 排便障害に用いられる薬剤

種　類	代　表　薬	適　応	注　意　点
機械的下剤…① (1) 塩類下剤 (2) 糖類下剤 (3) 膨張性下剤	酸化マグネシウム ラクツロース（ピアーレ）® コロネル®，ポリフル®	痙攣性便秘 弛緩性便秘	多量の水で飲む。高Mg血症による腎障害 高カルシウム血症
大腸刺激性下剤…② (1) アントラキノン系下剤 (2) ジフェニール誘導体	プルゼニド® アローゼン® ラキソベロン®	弛緩性便秘	長期連用で大腸粘膜の弛緩，電解質異常，筋力低下，慢性便秘の増悪
浸潤性下剤 ①と②の合剤	ベンコール® セチロ®	弛緩性便秘 痙攣性便秘	多量の水で飲む
③坐薬 (1) 炭酸水素ナトリウム 　　無水リン酸Na (2) ビザコジル (3) グリセリン浣腸	新レシカルボン® テレミンソフト®	直腸性便秘 弛緩性便秘	直腸の炎症刺激に注意
消化管運動調整剤	セレキノン®	結腸律動のアンバランス	高カルシウム血症，イレウス
消化管運動促進剤	ガスモチン® ガナトン® プリンペラン® ナウゼリン®	胃結腸反射不足 十二指腸結腸反射不足	錐体外路症状の出現，悪化 ｝錐体外路症状の出現，悪化
コリン性作動薬	パントシン®	弛緩性便秘	
ガス除去剤	ガスコン® 大建中湯，小建中湯	腹部膨満感	

治療を行う。

　表2に，排便障害に用いられる代表的な薬剤を示した。以下に，各種の排便障害の薬物治療について述べる。

（1）結腸に起因する排便障害の薬物治療

　ここでは主に慢性便秘の治療が主となるが，その中でも常習性便秘では，その治療を積極的に行うことが必要となる。結腸に起因する常習性便秘には，弛緩性便秘と痙攣性便秘とがある。

弛緩性便秘
　消化管の緊張や運動量の低下によるもので，高齢者に多い。運動不足や安

静臥床など，ADL の低下が主な原因であり，消化管の衰弱や腹圧の減少も関与する。

治療薬としては塩類下剤や浸潤性下剤を主に使い，軟らかな便を作る。この2つの薬剤は薬用量の幅が広く，便秘治療において基本的な薬剤となる。まず少量から開始し，軟便になるように量を加減していく。ただし塩類下剤は便の軟化剤であって，排便回数を増やすための薬剤ではないので，けっして便が水様になるまで増量してはいけない。加齢などに伴う腸管運動の低下には，腸管の運動機能の亢進と腸管内の水分保持作用のある下剤，例えばピコスルファート Na（ラキソベロン®）やベンコール®，セチロ®などを下剤の第一選択薬とする。さらに，下剤のみでは症状が改善しない場合には，腸管運動促進作用のある薬剤モサプリド（ガスモチン®など），コリン作動薬であるパントシンサン（パントシン®）など，あるいは特に下部消化管の pace-maker である十二指腸運動促進作用を期待できる薬剤であるイトプリド（ガナトン®など）を追加してみる。

痙攣性便秘（過敏性腸症候群）

腸管の異常緊張により，便秘と下痢が交替に来る便通異常で，過敏性腸症候群（IBS）が代表的なものである。治療としては，心因性の原因が強いため，まず患者・家族と医師をはじめとする医療関係者との信頼関係を作り出すことが重要である。その上で心因的な問題の解決に努め，さらに食事療法や運動療法を加える。

薬物療法は通常，腸管運動を調節し正常な蠕動リズムを作る消化管機能調整剤を第一選択薬とし，塩類下剤や浸潤性下剤，あるいは膨張性下剤に分類しているポリカルボフィル（コロネル®，ポリフル®）などを，必要に応じ併用する。刺激性下剤は，症状を悪化させるので禁忌である。腹部症状が強いときには，抗コリン剤や芍薬成分の漢方など，腹痛・腹満などの腸管の緊張を直接とる薬剤を用い，原因が不安・緊張など精神的なものに起因すると考えられる場合には，抗不安剤・抗うつ剤・自律神経調整剤などを，作用の比較的緩やかな薬剤から少量ずつ追加していく。ただし治療上，心因が特に強く関与している場合には安易に薬剤を使用せず，心療内科，精神科の専門医師に委ねる。

（2） 直腸に起因する排便障害の薬物治療

直腸性便秘

　直腸に便が送り込まれ，直腸壁がその圧を感じ取って便意を催しても，排便を我慢する習慣があると次第に便意を感じなくなってくる。また前述の結腸性の排便障害により，直腸結腸反射が低下するという悪循環も要因となり直腸性便秘が引き起こされる。

　治療薬としては，弛緩性便秘と同様に塩類下剤や浸潤性下剤を主に使用する。あるいは排便反射を起こさせる目的として，坐薬（レシカルボン®やテレミン®など）、50％グリセリンや重曹での浣腸を必要に応じて行う。ただし，坐薬や浣腸は一定の時間に挿入することが重要で，これによって排便のリズムを作る効果が期待できる。

　逆に直腸の過敏状態により，いつも便意があるという症状（過敏性直腸症候群など）には，上記と反対の治療を行う。薬剤としては，ミオナール®、などの筋弛緩剤や抗不安薬，また直腸の痙攣を直接抑えるブスコパン®などの抗コリン剤の坐剤を用いるのもよい。

溢流性便失禁

　便失禁・便漏れあるいは soiling といった症状は，若年層から高齢層まで幅広く見受けられる。特に溢流性便失禁（図1）は，加齢や長年の宿便の習慣，またはパーキンソン病や多発性硬化症などの神経障害により，直腸や肛門の感覚閾値が低下し，直腸内で便の停滞が起こりやすくなり発症する。停滞した便は直腸より水分を吸収され，硬い便塊となる。その便塊によって直腸は膨張し，肛門を締める括約筋が緩み，肛門はいつも開き気味の状態となる。そこに下剤を服用すると，それによって便塊の表面だけが軟らかく削られて軟便や泥状便となり，これが便塊の周りを通り，だらだらと排泄されることになる。この場合，便秘の自覚症状があり，その訴えに応じて下剤を増量すると便失禁を繰り返すといった悪循環を起こす。

　この治療の第一歩として，摘便や浣腸などにより便塊の排出を行う。その後，腸管を適度に刺激する乳酸菌製剤などを，年齢に応じて増減しながら使用する。

第5編　チーム医療としての展開

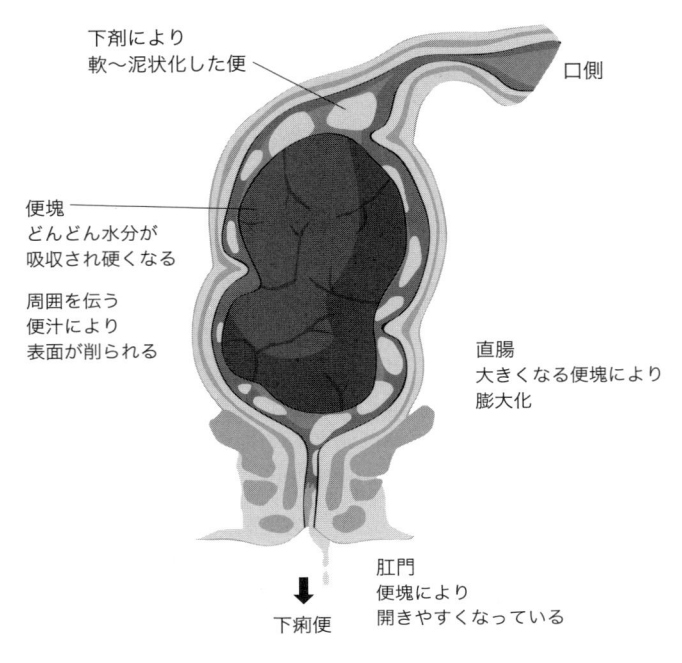

図1　溢流性便失禁

（図中ラベル）
- 下剤により軟～泥状化した便
- 口側
- 便塊　どんどん水分が吸収され硬くなる
- 周囲を伝う便汁により表面が削られる
- 直腸　大きくなる便塊により膨大化
- 肛門　便塊により開きやすくなっている
- 下痢便

表3　漢方での便秘の分類と処方の目安

	虚	実
体の特徴	・やせ型，筋肉低下，胃腸が弱い，疲れやすい，血色不良　など ・下剤服用すると腹痛や下痢を起こす	・がっしり型，筋肉質，胃腸が丈夫，疲れにくい，血色良好　など ・下剤を服用すると気持ちよく便通がある，下痢しない
排便の特徴	・コロコロ便，細い便 ・腹部症状（腹痛・腹部膨満など）を伴った便秘（痙攣性便秘） ・通過障害（手術後の腸閉塞や癒着）	・太く，長い便 ・便を送り出す力が弱い（弛緩性便秘）
主な生薬成分	・人参（消化管を活発にする） ・芍薬（腸の痙攣を抑える） ・地黄（便に水分を貯えて軟らかくする） ・附子（腸を温める） ・黄蓮（腸を安定させる）	・大黄（下剤の作用） ・芒硝（下剤の作用）
処方薬	・桂枝加芍薬湯 ・麻子仁丸 ・潤腸湯 ・大承気湯	・大黄甘草湯 ・麻子仁丸 ・油腸湯

(3) 排便障害と漢方薬

　漢方では便秘，下痢のいずれも消化管機能のバランスが崩れることによって起こると考えられており，それを整えることで症状をコントロールすることが治療の目的である。

　それには基本的には，おのおのの患者の証に合った漢方薬を選択しなければならない。したがって，使い方は千差万別であるが，概して便秘は虚と実に，下痢は陽と陰に分けて処方する。

　参考までに，当院での処方例を表3に示した。

(4) 高齢者の排便障害の治療

　高齢者の多くは基礎疾患を抱えていることが多いため，排便障害の治療を行う場合にはまず，これまで述べてきた大腸肛門機能障害は，どの原因疾患に起因した排便障害なのかを鑑別することが第一段階となる。高齢者は，排便障害とりわけ便秘を起こしやすい薬剤を多種併用していることが多い。したがって，便秘治療に使用する薬剤との相加・相乗作用により，薬剤の減弱，あるいは過剰効果をきたしていることがあるので，すべての薬剤の事前チェックが必要である。

　ADLが正常で，ある程度自立した生活を送っている場合は，他章で述べられている運動療法や食事療法が治療の基本となるが，咀嚼や嚥下の力が低下しており食事摂取量とりわけ食物繊維摂取量が少ない場合は，食事や薬剤選

表4　主な便秘治療薬の副作用

薬　剤　名	重症度の高い副作用	重症度が低く頻度が高い副作用
酸化マグネシウム	腎障害 高マグネシウム血症	下痢
アローゼン® プルゼニド®	発疹	腹痛，悪心，嘔吐，腹鳴
ラキソベロン®	大腸検査前処置に用いた場合 虚血性大腸炎	腹痛，悪心，嘔吐，腹鳴，腹部膨満感，じんま疹，発疹，GOT・GPTの上昇
新レシカルボン坐薬®		軽度の刺激感，下腹部痛，不快感，下痢，残便感
グリセリン浣腸	発疹	腹痛，腹鳴，腹部膨満感，直腸不快感，肛門部違和感・熱感，残便感，血圧変動

表5　主な便秘治療薬の比較

種類	商品名（一般名）	作用機序	その他
塩類下剤	カマグ®（酸化マグネシウム） マグコロールP®（クエン酸Mg）	腸内容物が体液と等張になるまで腸管内に水分を移行させるため、腸管内容は軟化増大し、その刺激により効果が現れる。	長期大量連用による高Mg血症 禁忌：急性腹症疑、腎障害、重症硬結便、消化管閉塞、中毒性巨大結腸症
二糖類下剤	ラクツロース®（ラクツロース） D-ソルビトール®	無変化のまま大腸に達し、浸透圧性の緩下作用を示す。また、腸内細菌によって分解され、有機酸を発生し、蠕動運動を促進する。	禁忌：ガラクトース血症
刺激性下剤	プルゼニド®（センノシド）	胆汁で分解された後、血行性または直接大腸に入り、粘膜を刺激する。	禁忌：急性腹症疑、痙攣性便秘、重症硬結便、電解質異常 原則禁忌：妊婦 注意：長期の使用で、タンニン酸の収れん作用で便秘をきたす。
	アローゼン®（センナ・センナ実）		
	ラキソベロン®（ピコスルファートNa）	小腸内で加水分解されず大腸に移行し、アリルスルファターゼにより発生したジフェノール体が大腸粘膜を刺激。	禁忌：急性腹症疑 特徴：液体なので、幼小児、老人でも使用可能、習慣性がない
	新レシカルボン坐薬®（炭酸水素Na、無水リン酸二水素Na）	直腸内で融解して炭酸ガスを発生し、これにより直腸粘膜を刺激、また拡張する。拡張反射により排便刺激を与える。また、直腸粘膜に対する拡張刺激がS状結腸に伝わり、大腸蠕動運動を誘発。	特徴：生理的な自然排便が期待でき、また無害な炭酸ガスによる作用のため、人体に対して悪影響が少ない。病症者、小児、妊産婦でも投与可能
浣腸剤	グリセリン浣腸	興奮性の低下した直腸、結腸を活性化し、排便を促進。	禁忌：腸管内出血、腹腔内炎症、腸穿孔または疑、強い全身衰弱、下部消化管術直後、吐き気・嘔吐、腹痛 注意：長期連用を避ける
	薬用石ケン		禁忌：妊婦
腸管運動促進薬	ワゴスチグミン散®（ネオスチグミン）	腸内で炭酸マグネシウムとなり腸内での水分の再吸収に抑制的に働き腸管内容物が膨張し腸管に機械的な刺激を与えて排便を促進。	禁忌：消化管または器質的低下、迷走神経緊張症、脱分極性筋弛緩剤投与中
	ベサコリン®（塩化ベタネコール）	ムスカリン受容体を刺激し、胃腸運動を亢進。	禁忌：甲状腺機能亢進症、気管支喘息、消化管及び膀胱頸部の閉塞、消化性潰瘍、妊婦 注意：徐脈、血圧低下出現時は減量・中止
	パントシン散®（パンテチン）	体内でパンテチン→CoA→アセチルCoAになり、コリン作動性を示す。	
	パントール®（パンテノール）	体内でパンテノール→パントテン酸→CoA→アセチルCoAになり、コリン作動性を示す。	禁忌：血友病

択に工夫が必要となる。そこで，コロネル®やポリフル®などの腸管で膨張性のある薬剤を代用してみるのもよい。ただし膨張性下剤は，腹部膨満や最悪の場合イレウスなどを引き起こさないように薬用量を加減しながら投与する必要がある。漫然と下剤を使用していると，前述の溢流性便失禁などの便失禁を引き起こしてしまう可能性もある。また，酸化マグネシウムは腸管より微量ではあるが吸収されるため，長期連用により高マグネシウム血症になりやすいので，使いやすい下剤である反面，腎障害には注意が必要である。したがって定期的に血中濃度を測定する必要がある。高齢者にグリセリン浣腸を行う場合があるが，痔疾患などで肛門に傷がある場合，ショックを起こすこともあるので安易に用いてはいけない。種々の副作用があるので（表4），こういった下剤の副作用が現れないか，よく観察して使用しなければならない。薬剤はあくまでも補助的に使用することが大切である。

おわりに

　排便障害，とりわけ便秘はごくありふれた疾患であるが，その要因は複雑であり，治療方法を誤ると生涯下剤を服用し続けることになり，治療期間が長引くほど下剤も増量されることとなる。老若男女を問わず，市販の下剤が安易に使用されている現状は大きな問題であり，少なくとも医療に関わっている者はその危険性を知るとともに機能検査などの客観的なデータにもとづいた診断のもと，最適な治療を患者が受けることができるように配慮すべきである（表5）。高齢化とともに排便障害はさらに増加傾向にあり，それだけにこれらの患者のQOLをいかに向上させるかが問われている。安易に薬に頼るのではなく，まず必要十分な機能検査を実施し，それから得られるエビデンスにもとづいた薬物治療を含めての最適な治療法の選択を行うことがわれわれ治療者の責務である。

3. 排便障害と食事

便　秘

　便秘は消化機能の低下，精神的ストレス，生活リズムの変化などにより起こりがちである。また咀嚼・嚥下機能障害，歯の悪さなどが重なるとつい消化のよい食べ物に偏り，その結果，食物繊維不足が生じ，便秘がひどくなる。便通を整えるためには，栄養のバランスのみならず食物繊維の多い食品を積極的に摂るよう心がけることが必要である。また高齢者の場合は，特に"食べやすさ"，"食べられる量"，"嗜好"を考慮しながら，繊維の摂り方にも工夫することが必要である。

　便秘には，結腸の緊張がゆるんで蠕動運動が弱くなっている弛緩性便秘，直腸・結腸反射が鈍くなって便意を感じにくくなっている直腸性便秘，結腸の運動が強くなり過ぎて腸管が収縮している痙攣性便秘などがあり，それぞれ食事療法が異なる。便秘の主な症状としては，腹満，腹痛，食欲不振，頭痛，肩こりなどがあり，特に食事量が減少すると食物繊維の摂取不足につながり，排便リズムの乱れにも関連してくるため注意が必要である。

便秘の食事療法

①弛緩性便秘

　(1) 栄養バランスがよい食事を摂る　　毎食，主食＋主菜（魚・肉・卵・豆腐など）＋副菜2～3品（芋類・豆類・野菜類・海藻類・種実類など）を組み合わせる。果物類，乳製品などはおやつやデザートで摂ると1日のバランスがよくなる。

　(2) 1日3食を基本に，朝食は必ず摂取する　　食習慣は生活習慣や排便習慣に影響する。朝食，昼食，夕食はできるだけ決まった時間帯に摂取し食習慣が乱れないように配慮する。朝食後は胃結腸反射が強く起こり，腸の蠕動運動が活発となり排便がスムーズとなる。自然な排便リズムをつけるためにも朝食は欠かせない。

　(3) 便を柔らかくし排便を楽にするため，水分を十分摂取する　　特に冷たい水を朝食前に摂ると効果的である。1日の飲料水の目安は1000～1200ml程度である（表1）[1]。

3. 排便障害と食事

表1　水分の出納

体内に入る水 (ml)		体内より出る水 (ml)	
飲料水	1200	尿	1400
食事中の水分	1000	皮膚	600
代謝水＊	300	呼気	400
		糞便	100
総量	2500	総量	2500

＊体内で栄養素の燃焼に際し生ずる酸化水　　（文献1）より引用）

(4) 食物繊維を1日に20～25g程度摂取する　食物繊維を多く含んだ食品を摂取することにより，便量が増え腸の蠕動運動が高められて，排便が促される。

(5) 脂肪を適量摂る　脂質に含まれる脂肪酸が腸を刺激して，排便をスムーズにする。

(6) 腸を刺激する食品を利用する　柑橘類などの果物，冷たい牛乳，ビタミンB_1（穀類・豆類に多い）は腸の働きを活発にする。

(7) 整腸作用のあるヨーグルトや乳酸飲料を利用する　ヨーグルトには乳酸菌が含まれている。乳酸菌には，有害菌の増殖を抑え有用菌を増殖させる，腸の働きを活発にする，消化・吸収・排便を促進するなどの働きがある。特にビフィズス菌は腸内細菌のバランスを正常にする。また腸内でビタミンB_1・B_2・B_6・B_{12}・ビタミンK，ニコチン酸，葉酸などを合成する。ビフィズス入りヨーグルトなどを毎日適量（100～200g程度）摂取するとよい。

(8) オリゴ糖は腸内の有用菌であるビフィズス菌を増やす働きがある

オリゴ糖の種類として，フラクトオリゴ糖，イソマルオリゴ糖，大豆オリゴ糖，ガラクトオリゴ糖などがある。フラクトオリゴ糖は低カロリー甘味料で，ビフィズス菌増殖，便秘，脂質異常症の改善に効果がある。イソマルオリゴ糖は蜂蜜や味噌，しょうゆなどに含まれるオリゴ糖の一種で，ビフィズス菌を特異的に増殖させ，虫歯予防などの機能もある。大豆オリゴ糖は消化酵素で分解されにくく，少量でビフィズス菌を増殖させる。ガラクトオリゴ糖は乳糖をアルカリで処理してつくられ，ビフィズス菌増殖を促進し，便秘や下痢を改善し，たんぱく質の消化吸収を助ける働きがある。オリゴ糖は「特定保健用食品」として商品化されたものが多い。プレーンタイプのヨーグルトにオリゴ糖を甘味料として加えると良く，1日あたり5～10g摂取すると効果的である。その他，製品としてテーブルシュガー，清涼飲料水，キャンディ

一，ビスケット，プリン，ヨーグルトなどがある。

②直腸性便秘

排便を我慢する習慣，高齢や肛門疾患，浣腸の濫用などにより起こる。これを防ぐには，まずは便意を逃さず，排便の習慣を付けることが大切である。朝食後に起こる胃結腸反射を利用して排便リズムをつける。これには朝食は必ずとり，その後便意をもよおさなくてもトイレに行く習慣をつけていく。

③痙攣性便秘（過敏性腸症候群）による便秘

大腸の痙攣がその病態なので，大腸への刺激の少ない食事を摂ることが基本である。

（1）消化のよい食事を心掛ける。

（2）酸味の少ない果物，海藻類など腸を刺激しない水溶性の食物繊維が有効である。

（3）不溶性の食物繊維の野菜を食べる時は，煮たり茹でたりして温かく柔らかく調理するのがよい。ごぼう，れんこん，たけのこなど硬い繊維のものを一度にたくさん食べるのは控える。

（4）香辛料やアルコール，脂肪の多いものなどは大腸を刺激するため避けるようにする。

下 痢

下痢には浸透圧性下痢，分泌性下痢，滲出性下痢，腸管運動異常などがある。浸透圧性下痢は腸内に高浸透圧性物質がある場合，腸管からの水分吸収が阻害されて起こる。分泌性下痢はホルモンあるいは毒素などの刺激により，主に小腸での分泌が亢進して起きる病態である。滲出性下痢は大腸粘膜の障害により水分吸収が抑制され，滲出液が増加するために起こる。また腸管運動の異常による下痢は，甲状腺機能亢進症などのように腸内の通過が速すぎるために起きるものも存在するが，多くは過敏性腸症候群でみられるものである[2]。

普通便では便中の水分量が75％であるのに対し，80％を超えると軟便，90％を超えると水様便となり，排便回数も1日2〜3回から10回以上になる場合もある。急性下痢の場合は，安静を保ち絶食とし，症状が回復するとともに流動食から5分粥食，全粥食，普通食へと移行させる。慢性の場合は原因疾患の治療が主となる。また脱水症状や電解質の喪失などへの配慮が必要

となる[3]。

下痢の時の食事療法

下記の点に注意しながら食品の選択に気を付ける（表2）。

表2　下痢を起こしやすい食品

冷たいもの・刺激の強いもの	アルコール，清涼飲料水，アイスクリーム牛乳，コーヒー，香辛料など
脂肪の多いもの	揚げ物，バター，脂肪の多い魚，肉など
繊維の多いもの	いも，ごぼう，山菜，海藻，豆類など
糖分の多いもの	市販のジュース，果物，菓子など

（1）自分の食歴をチェックし，下痢をしやすい食品の摂取は控える　牛乳などで下痢をする場合は，ヨーグルト，スキムミルクなどそれに代わる食品を選択する。さらに栄養のバランスも考慮する。

（2）腸に刺激を与えないようにする　冷たい飲み物，油の多い食品や料理，香辛料，不溶性の食物繊維の多い食品を避ける。野菜は生野菜ではなく，温野菜か煮物などの調理したものの方が消化がよい。

（3）消化の悪い食品は避ける　イカ，タコ，するめ，乾物野菜など素材の硬いものは消化が悪いため控える。

（4）1日3回食で下痢をするなら5～6回にする　一度の食事量が多いと胃腸に負担が掛かり過ぎて下痢を再発しやすいため，1回量を少なめに，1日5～6回に分けて摂取する。朝食，昼食，夕食に影響を及ぼさない程度で1～2回の間食を摂るとよい。間食は果物，芋類，乳製品などで補うと1日の栄養バランスも良くなる。

（5）食物繊維はできれば1日10g程度にする　ごぼう，れんこん，たけのこ，もやし，わらびなど硬い不溶性食物繊維を控える。水溶性の食物繊維は胃内で攪拌され，消化されやすい状態になるため特に制限はない。

食物繊維について

食物繊維とは植物の細胞壁を構成する消化されない多糖類とリグニン，ならびに難消化性の貯蔵糖類などである。食物繊維は水溶性と不溶性に大別され，両者の生理作用は大きく異なる。便通を整えるためには，水溶性と不溶性をバランスよく摂ることが重要である。不溶性食物繊維は穀類・芋類・豆

第5編　チーム医療としての展開

表3　食物繊維量比較表

群別	食品名	食物繊維100g中の含有量	一品の目安量(g)	食物繊維量(g)	群別	食品名	食物繊維100g中の含有量	一品の目安量(g)	食物繊維量(g)	群別	食品名	食物繊維100g中の含有量	一品の目安量(g)	食物繊維量(g)	群別	食品名	食物繊維100g中の含有量	一品の目安量(g)	食物繊維量(g)
穀類	玄米	3.0	80	2.4	種実類	アーモンド	10.4	20	2.1	野菜類	白菜	1.3	50	0.7	果物類	パインアップル	1.5	60	0.9
	5分搗き米	1.4	80	1.1		栗	4.2	30	1.3		にがうり	2.6	30	0.8		バナナ	1.1	100	1.1
	7分搗き米	0.9	80	0.7		くるみ	7.5	5	0.4		にら	2.7	20	0.5		パパイヤ	2.2	50	1.1
	精白米	0.5	80	0.4		ココナッツパウダー	14.1	5	0.7		人参	2.7	20	0.5		びわ	1.6	50	0.8
	アマランサス	7.4	5	0.4		ごま・乾	10.8	3	0.3		ねぎ	2.9	5	0.2		干しぶどう	4.1	15	0.6
	あわ	3.4	5	0.2		ピスタチオ	9.2	10	0.9		ピーマン	2.3	20	0.5		プルーン・乾	7.2	20	1.4
	オートミール	9.4	40	3.8		ピーナッツ	7.2	10	0.7		ブロッコリー	4.4	30	1.3		マンゴー	1.3	50	0.7
	押麦	9.6	5	0.5		まつの実	4.1	3	0.1		ほうれんそう	2.8	50	1.4		もも	1.3	50	0.7
	ライ麦パン	5.6	60	3.4	野菜類	あしたば葉	5.6	15	0.8		みつば	2.5	10	0.3		りんご	1.5	60	0.9
	ブドウパン	2.2	60	1.3		アスパラガス	1.8	15	0.3		みょうが	2.1	10	0.2	きのこ類	えのき	3.9	15	0.6
	そば・乾	2.3	60	1.4		いんげんまめ	2.4	15	0.4		むかご	4.2	20	0.8		きくらげ・乾	57.4	3	1.7
	そば・茹	3.7	80	3		枝豆	5.0	40	1		めキャベツ	5.5	30	1.7		しいたけ・干	3.5	15	0.5
	うどん・乾	2.0	130	2.6		オクラ	5.0	20	1		緑豆もやし	1.3	50	0.7		しいたけ・生	9.0	5	0.5
	うどん・茹	2.4	80	1.9		かぶ・葉	2.9	15	0.4		モロヘイヤ	3.7	20	0.7		ぶなしめじ	3.7	20	0.7
	そうめん・乾	0.8	200	1.6		かぶ・根	1.5	40	0.6		ゆりね	5.9	10	0.6		なめこ・生	3.3	10	0.3
	中華麺・蒸	2.5	60	1.5		日本南瓜	2.8	50	1.4		よもぎ	5.4	10	0.5		エリンギ	4.3	30	1.3
	スパゲッティ	1.9	120	2.3		西洋南瓜	3.5	50	1.8		ももな	7.8	5	0.4		まいたけ・生	2.7	30	0.8
	コーンフレーク	2.7	100	2.7		カリフラワー	2.9	20	0.6		らっきょう甘酢	3.1	10	0.3		マッシュルーム	2.0	15	0.3
	小麦胚芽	14.3	5	0.7		かんぴょう・乾	30.1	3	0.9		れんこん	2.0	20	0.4		まつたけ	4.7	20	0.9
	ライ麦粉	2.4	60	1.4		キャベツ	1.8	50	0.9		わけぎ	2.8	10	0.3	海藻類	あおのり	38.5	1	0.4
芋類	さつま芋	13.3	10	1.3		京菜	3.0	50	1.5		わらび・生	3.6	10	0.4		焼海苔	36.0	3	0.7
	里芋	2.3	60	1.4		ごぼう	5.7	30	1.7		アボガド	5.3	30	1.6		昆布	24.9	3	0.7
	じゃがが芋	1.3	40	0.5		小松菜	1.9	50	0.9		あんず・乾燥	9.8	10	1		寒天	74.1	1	0.7
	長芋	1.0	40	0.4		ザーサイ	4.6	10	0.5		苺	1.4	60	0.8		ひじき・乾	43.3	3	1.3
	こんにゃく	2.2	30	0.7		さんどうさい	2.2	10	0.4		いよかん	1.1	100	1.1		わかめ・乾	32.7	1	0.3
豆類	小豆・乾	17.8	20	3.6		春菊	3.2	40	1.3		梅干	1.3	10	0.1		わかめ・生	3.6	10	0.4
	小豆・茹	11.8	50	5.9		せり	2.5	20	0.5		温州みかん	1.0	50	0.5		もずく	2.0	30	0.6
	こしあん	6.8	10	0.7		セロリー	1.5	30	0.5		ネーブル	1.0	50	0.5					
	つぶあん	5.7	10	0.6		ぜんまい・干	34.8	5	1.7		柿	1.6	50	0.8					
	グリーンピース・茹	7.7	10	0.8		大根・葉	2.6	10	0.3		干し柿	14.0	20	2.8					
	らっくいす豆	1.3	10	0.1		大根・根	1.3	50	0.7		キウイフルーツ	2.5	30	0.8					
	大豆・乾	17.1	10	1.7		切干大根	20.7	7	1.5		きんかん	4.6	30	1.4					
	大豆・茹	7.0	20	1.4		たかな漬け	5.2	10	0.5		グレープフルーツ	0.6	100	0.6					
	きな粉	16.9	10	1.7		たけのこ・生	2.8	20	0.6		すもも	1.6	60	0.8					
	納豆	6.7	40	2.7		たらのめ	4.2	10	0.4		梨	0.9	60	0.5					
	おから	11.5	40	4.6		つるむらさき	2.2	10	0.2		洋梨	1.9	60	1.1					
	高野豆腐	1.8	20	0.4		とうもろこし	3.0	30	0.9		夏みかん	1.2	100	1.2					
											はっさく	1.5	100	1.5					

218

類・野菜・種実などに含まれ、便量の増加、便の腸内通過時間の短縮、発がん物質の吸着・希釈などの働きを持つ。一方、水溶性食物繊維は果物・海草類などに含まれ、腸内細菌により発酵・分解され、短鎖脂肪酸が生成される。これにより便中のpHは低下し、腸内細菌叢が改善される。その他、糖代謝の改善、コレステロール吸着、胆汁酸を吸着し体外に排泄させるなどの働きがある。

　日本人の1日当たりの食物繊維の摂取状況を見ると、1951年ごろの平均摂取量は23g程度であったのが、食生活の欧米化に伴い、精製原料を用いた加工食品が増加するにつれ、動物性脂肪の摂取が増え、穀類、豆、芋類などの食物繊維の多い食品が減り、2004年の国民栄養調査結果では14g程度と減少傾向にある。ちなみに厚生労働省は食物繊維量1日20～25g程度の摂取を推奨している。

　食物繊維を多く摂るためのポイントとしては、食物繊維は穀類、芋類、豆類、野菜類、果実類、海藻類、きのこ類、種実類などあらゆる食品に多く含まれるので、栄養のバランスを考慮し、いろいろな食品から食物繊維を摂るようにする。特に野菜は食物繊維の含量がさまざまであるため（表3）、根菜類、葉物など繊維の多い食品を積極的に摂取する。実際には、以下のように心がける。

　(1) 主食を工夫する　　例えば白米を麦ご飯、玄米、胚芽米、5分搗き米などに変更するだけで、食物繊維量が倍増する（表4）。その他、変わりご飯、丼ものなどのメニューでも主食全体の繊維量が増える。食パンよりもライ麦パンやフランスパンなど、また麺類はうどんよりも日本そば、スパゲッティ、中華麺などが食物繊維は多い。

表4　主食の食物繊維量の比較

食品	100g中の食物繊維量 (g)	1食当たりの食物繊維量 (g)（ご飯一膳120g中）
①白米	0.5	0.25
②白米＋麦3g	0.8	0.4
③7分搗き米	0.9	0.45
④5分搗き米	1.4	0.7
⑤玄米	3.0	1.5
⑥麦	9.6	－

　白米一膳分の食物繊維量は0.25g程度である。これに麦を加えた場合や、7分搗き米や5分搗き米などに変えた場合、食物繊維が1.5～3倍に増える。

(2) 野菜は毎食欠かさず摂る　1日の野菜摂取量の目安は350g程度であるので，これには主菜に野菜などを添えたり，野菜は茹でる・蒸す・炒めるなどの調理でかさを減らしたり，汁ものなど具をたくさんにする。野菜を加えた煮込み料理，鍋物なども野菜が多く摂れるメニューである。特に高齢者では，咀嚼力，消化機能などが低下してくるため，加熱し柔らかくしたものがよい。

(3) 作りおきのおかず（常備菜）を用意する　ひじき煮，切干大根，五目豆ピクルス，昆布佃煮などをこまめにつくり，食卓に出す。

(4) 果物，芋類にも繊維が多く含まれる　1日の目安量としては果物を100g，芋類を60g程度摂取するとよい。

その他

(1) ビタミンB群，ビタミンEなどは自律神経の働きを整え，腸の働きに好影響を及ぼす。またストレスは腸の働きを低下させ，ビタミンCを消耗するので，ビタミンCの補給も必要である。

(2) 果物に含まれる果糖には，大腸を刺激し蠕動運動を促す効果が期待できる。

(3) 果物に含まれるクエン酸，食用酢などの有機酸には大腸を刺激し，蠕動運動を促す効果が期待できる。

腸内細菌叢のバランスについて

大腸に棲みついている常在細菌は100種に及び，総数は100兆個以上といわれている。大別すると乳酸菌やビフィズス菌などのいわゆる善玉菌，大腸菌やウエルシュ菌などのいわゆる悪玉菌，それとブドウ球菌やマイコプラズマなどの日和見菌に分けられる。日和見菌は善玉菌が優勢のうちはおとなしいが，悪玉菌が優勢になると活発化してくる。善玉菌の主な働きとしては，体調を整える，老化防止，免疫力アップ，感染予防，ビタミンの生成，生活習慣病の予防，消化・吸収の補助などが注目されている。また，悪玉菌の増殖は体の不調や病気の引き金となり，病気の促進などに影響する。さらには，アンモニアなどの有毒ガス生成，ニトロソアミンなどの発ガン性物質や，細菌毒素の生成などが問題となる[4]。

オリゴ糖はブドウ糖や果糖などの単糖が2つから数個結合してできる糖類

の総称で，オリゴ糖の中には，蔗糖や麦芽糖のように，容易に吸収されエネルギー源になるものもあるが，人間の持つ消化酵素では消化されないものもいくつかある。これらは分解されることなく大腸まで到達し，腸内細菌により分解される。そしてビフィズス菌の栄養となり増殖させ，健康の維持・増進に役立つ。

乳酸菌類は糖質に働いて乳酸をつくる細菌の総称である。乳酸菌の種類は多く，大きく球菌と桿菌に分けられ，さらに細かく分類されており，ビフィズス菌もその1つである。乳酸菌は自然界にどこにでも存在するが，人間の腸内にいる乳酸菌は他の動物の腸内では生育できない。また人間の体内に侵入して来た乳酸菌も，生きたまま腸に達してさらに増殖できるのは，腸管との相性が良かったものだけに限られる[5]。

肥 満

肥満は乳がん，子宮がんのリスクを確実に高め[6]，また大腸がんのリスクを高めている可能性がある[7]。その他，高血圧，脂質異常症，脳血管疾患，糖尿病などの生活習慣病をも発症しやすくしている。

肥満の定義はBMI＝25以上とされている。BMIとは日本肥満学会が定めた体格指数で，BMI＝体重（kg）÷身長（m）^{2}より求められ，例えば身長160cm，体重60kgの場合は，60（kg）÷1.60（m）÷1.60（m）＝23.4となる。BMI＝22が理想であり，疾病などにかかりにくいといわれ，BMI＝21〜23の枠内が望ましいとされている。

排便コントロールのための日常生活での注意点

（1）排便の習慣をつける。それには，決まった時間にトイレに行き，便意をもよおしたらすぐトイレに行く。

（2）散歩，階段の上り降り（体力に応じて）などの軽い運動で腸に刺激を与える。

（3）緊張が便秘を増悪する場合もあるため，ストレスをためないように心がける。

文 献

1) 中村丁次：栄養アセスメント 9.水・電解質・微量元素・ビタミンのアセスメント

第5編　チーム医療としての展開

1) 水のアセスメント．細谷憲政，中村丁次：臨床栄養管理――その理論と実際．pp.117-118，第一出版，東京，1998．
2) 正田良介：2.消化器疾患　下痢・便秘　病態．細谷憲政：ビジュアル臨床栄養実践マニュアル　第2巻　疾患別の病態と栄養管理Ⅰ．pp.104-107，小学館，東京，2003．
3) 石川紀子，田中洋子：2.消化器疾患　下痢・便秘　栄養管理．細谷憲政：ビジュアル臨床栄養実践マニュアル．第2巻　疾患別の病態と栄養管理Ⅰ．pp.108-110，小学館，東京，2003．
4) 金子実里：きれいな腸が「きれい」な理由．金子実里：腸をきれいにする本．pp.36-41，法研，東京，2002．
5) 中村丁次：糖質．中村丁次：からだに効く栄養成分バイブル．pp.200-210，主婦と生活社，東京，1999．
6) 廣畑富雄：正常体重の維持．廣畑富雄：食事しだいでがんは防げる――がん予防食事法の最新情報．pp.33-35，女子栄養大学出版部，東京，1998．
7) 石川秀樹：大腸がん予防と栄養・食事．臨床栄養 105：308-312，2004．

4. 理学療法的アプローチ

　人間の基本的欲求には，食欲，性欲などとともに排泄の欲求がある。これらの欲求は，人間が生命を維持するために最低限必要な欲求である。この中で，排泄の欲求について，リハビリテーション医学の視点から考えてみると，まず，排泄したいという意識から始まり，ベッドから起き上がり，トイレまで移動し，衣を脱して便座に座り用を足す。用を足したら後始末を行い，着衣して次の目的へと行動する。これらの基本的な動作の獲得やトイレまでの移動手段の検討や獲得，トイレの環境に対して，これら一連の動作を行いやすいようにするために必要な整備を行うことが一般的であり，排泄そのものに対してのアプローチはほとんどなされていないのが現状ではなかろうか。しかし，実際の臨床場面ではしばしば，尿や便意の消失，頻尿・頻便，尿や便の漏れなどの症状をもつ症例に遭遇することがある。このような症状は生活の質（Quality of Life：QOL）の低下を招き，外出の機会を失いかねない。本項では，腰部骨盤帯を中心として，理学療法士の視点から，解剖学，運動学的見解を含めて排便障害に対するアプローチについて記載する。

(1) 肛門周囲の筋組織

　直腸肛門部を前頭面でみると，肛門管を取り囲んで内肛門括約筋，連合縦走筋，外肛門括約筋が存在する（図1-1）。内肛門括約筋（Internal anal sphincter：IAS）は直腸末端の内輪滑筋が肥厚した平滑筋で，常時収縮して肛門静止圧を形成し，排便時には反射的に弛緩する。神経支配は，交感神経である第5腰神経（L5）からの下腹神経と，副交感神経である第2，3，4の仙骨神経（S2〜4）である。外肛門括約筋（External anal sphincter：EAS）は，三層（深層，浅層，皮下層）からなる横紋筋で，支配神経は，S2，3，4の仙骨神経である。連合縦走筋は横門筋と平滑筋の両者が混在し，内外括約筋との間に存在し，肛門挙筋とも連結している。

　次に骨盤底を水平面で尾側からみると（図1-2），肛門を取り囲み外肛門括約筋が存在し，表面から皮下層，浅層，深層の三層により構成される。浅層は肛門尾骨靭帯となり尾骨尖に付着する。その周囲に骨盤底筋と呼ばれる肛

肛門挙筋

連合縦走筋　　外肛門括約筋　　内肛門括約筋

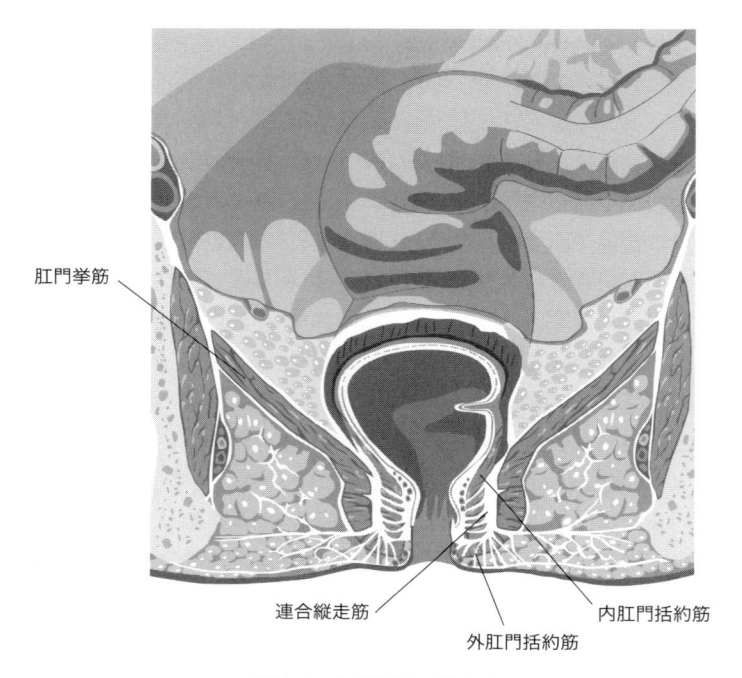

図1-1　肛門周囲の筋組織（前頭面）

門挙筋が存在する。肛門挙筋は直腸肛門管の位置を保つ主要な筋であり，恥骨直腸筋，恥骨尾骨筋，腸骨尾骨筋の3つの筋線維からなる。尾骨筋も骨盤底を形成する筋とされている。さらに骨盤底には，下肢の外旋筋である梨状筋と内閉鎖筋がある（図1-3）。梨状筋は仙骨前面で上位3つの仙骨孔周辺から起こり大腿骨大転子に付着し，骨盤腔壁の一部を担っており，内閉鎖筋は寛骨内面から起こり同じく大腿骨大転子へ付着する。

（2）　腹腔の構成

ここで，腹腔とは胸腔との境にある横隔膜から骨盤内臓器までを含む骨盤底までとする（図2-1）。まず，横隔膜についてであるが，横隔膜は第1～4腰椎，肋骨弓，第7～12肋軟骨および胸骨剣状突起から起こる筋腱性の膜である。主な作用としては収縮によって胸腔底を下げる呼吸筋であるが，最近の研究からは脊椎制御に関与し体幹の安定性に貢献する作用もあることがわ

4. 理学療法的アプローチ

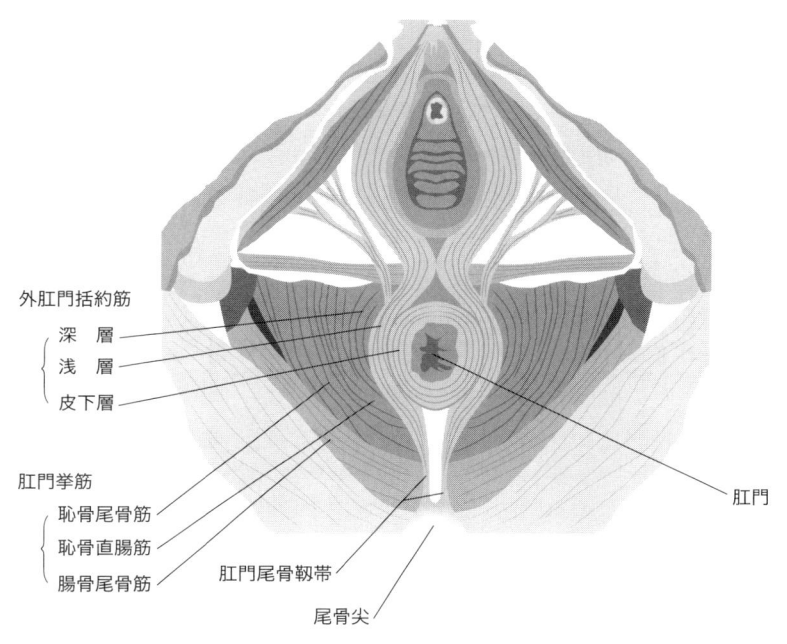

図 1-2　骨盤底水平面の末梢側からの解剖（女性）

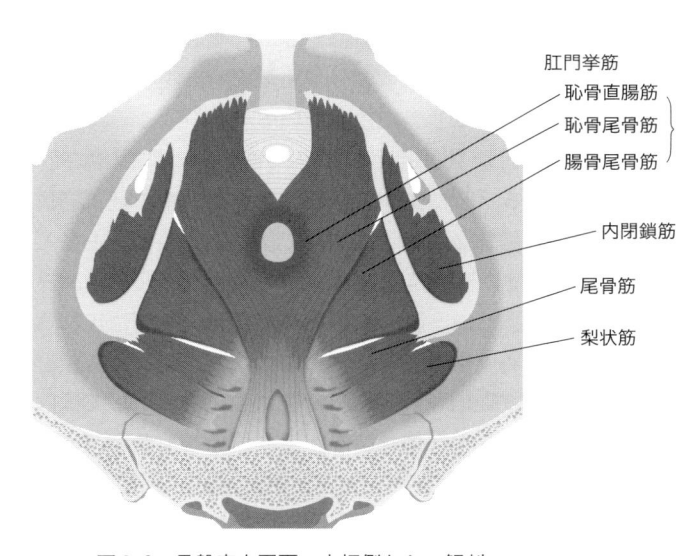

図 1-3　骨盤底水平面の中枢側からの解剖

第 5 編　チーム医療としての展開

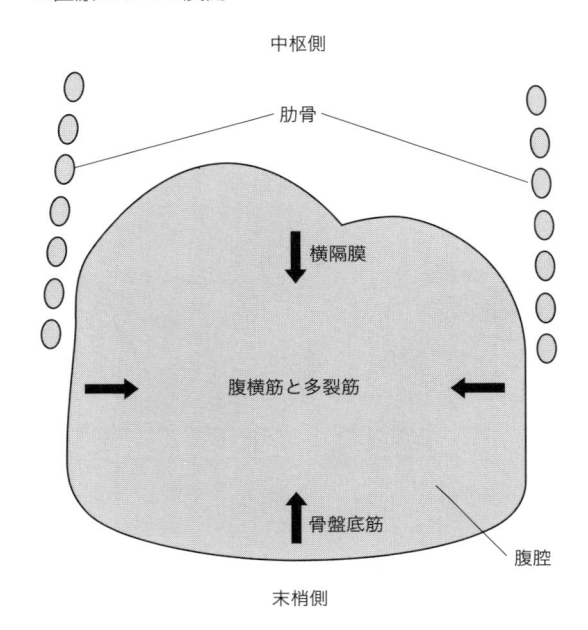

中枢側

肋骨

↓横隔膜

腹横筋と多裂筋

↑骨盤底筋

腹腔

末梢側

骨盤底筋の収縮により，横隔膜，腹横筋，多裂筋も収縮し，体幹の安定性の向上に関与にすることを模式的に表す。

図 2-1　腹腔機能の模式図

かってきている[1]。骨盤底に関しては，骨盤底筋を随意的に収縮させると腹横筋や多裂筋の活動が認められ[2]，また反対に腹横筋を収縮させると骨盤底筋の活動が増加することが記されている[3]。

　腹腔には，腰仙骨の安定性をもたらす重要な筋として腹横筋，内腹斜筋，多裂筋が存在する（図 2-2）。腹横筋は腹筋群の中で最下層にあり，幅広く薄い筋肉で，第 6 〜第 12 肋軟骨内側部で横隔膜と接するところの腸骨稜内側唇前方 2 ／ 3，外腹斜筋腱膜下縁の外側 1 ／ 3 から起こり，筋繊維は全周して腹部を取り囲む。前面は臍の高さで腹直筋鞘の外側に現れる。頭側 2 ／ 3 は腹直筋の深層を通過し内腹斜筋と一緒になり，対側の腱膜と交わる。後面は胸腰筋膜を介して腰椎の横突起へ付着する。機能としては腹部内容物の支持，呼吸，腹腔内圧の産生，体幹回旋作用，体幹屈曲負荷制御などがあることが解明されてきている[4]。

　多裂筋（図 2-3）は，腰椎背側筋群の中で最も大きく，最も深層に存在する[5]。この筋は腰椎の椎弓および棘突起から起こる小束の繰り返しからなり[6]，腰椎

4. 理学療法的アプローチ

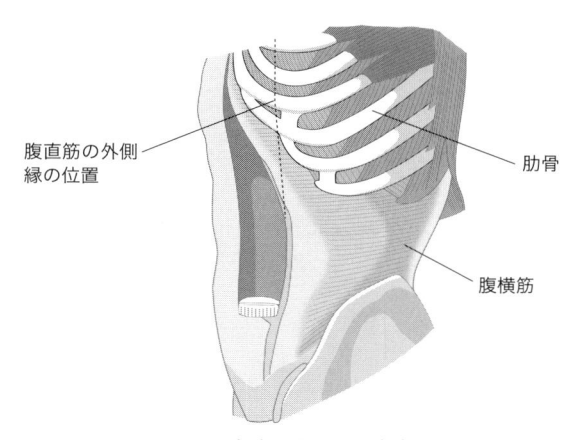

図2-2 腹腔を全周して存在する腹横筋

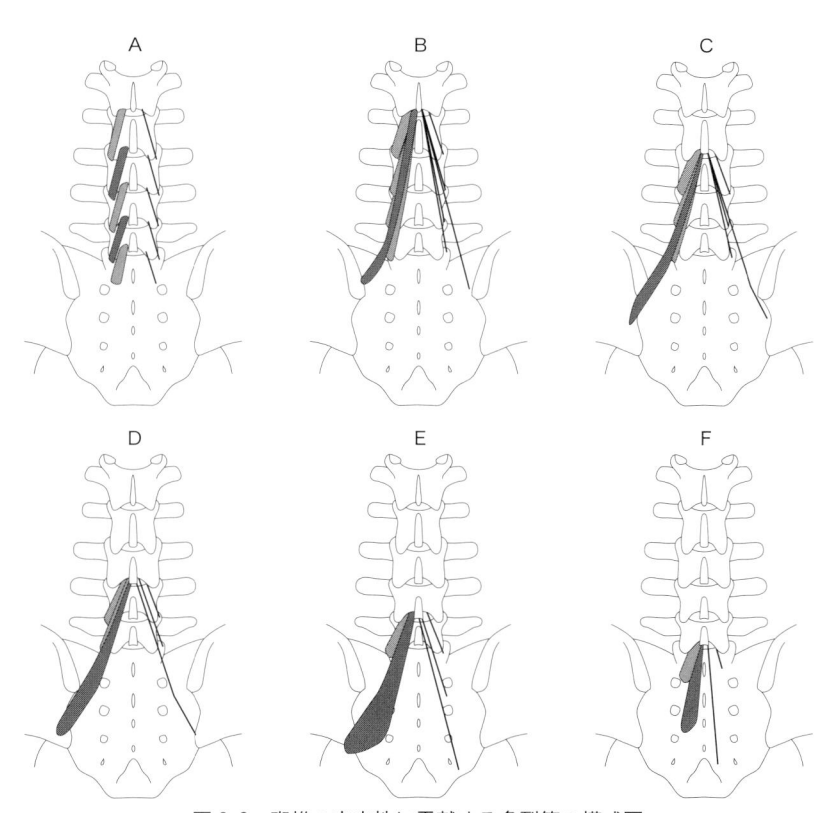

図2-3 脊椎の安定性に貢献する多裂筋の模式図

第5編　チーム医療としての展開

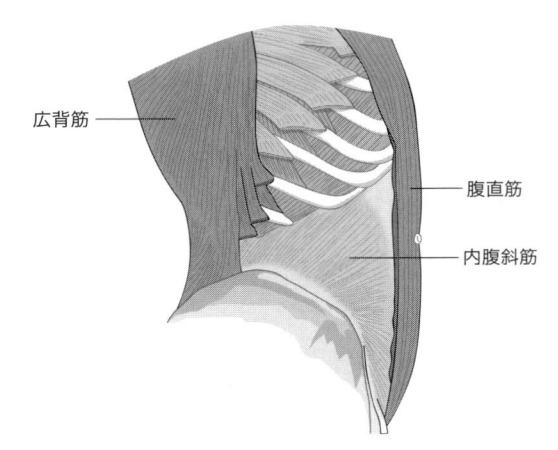

図2-4　内腹斜筋の模式図

と仙骨間に存在する。主な作用としては脊椎分節間の安定性をもたらすとされている[4]。

内腹斜筋（図2-4）は、胸腰筋膜の腹部を起始とし上内方に向かい、下位3本ないし4本の肋骨および肋軟骨へ内肋間筋とつながりながら付着し、尾側では腹横筋に入り込み恥骨稜へ付着する。作用としては腹横筋と同様に腹腔内圧の産生、腹部内容物の支持への貢献などがあり、一側性に収縮すると体幹回旋に作用する[4]。

（3）姿勢に関与する筋群とその作用

腰椎骨盤帯を含む腹腔は姿勢に大きく関与していると考えられている。われわれが姿勢を評価する際には、前頭面、矢状面の2方向から骨指標を頼りに観察する。その際の姿勢は立位、座位、臥位にて評価される。姿勢には先ほど述べた横隔膜、腹横筋、内腹斜筋、多裂筋、さらに骨盤底筋などが関与するとされており、実際に骨盤底筋の収縮によって腹横筋、多裂筋などの姿勢保持筋の筋活動が認められる。

例えば歩くことを考えてみると、歩くためには足を上げなければならない。足を上げるためには、まず脊椎に起始をもつ筋が固定作用として働き、次に股関節の関節運動を引き起こす。つまり、固定作用として働く筋が必要であり、その後に関節運動を引き起こす筋の収縮が起こる。その固定作用として

4. 理学療法的アプローチ

重要なものの1つに腹腔を含む腰部骨盤帯の安定があると考えられる。後で述べるが，実際の臨床場面において脊椎の生理的彎曲が減少している高齢者は，立位バランス能力が低下している。そのような高齢者に対して腰部骨盤帯の安定性を高める治療を行うことで立位バランス能力の向上を認める。このことは，高齢社会であるわが国において，転倒予防に意義があると思われる。

(4) 運動療法

これにはまず，医師が理学療法処方箋に疾患名と障害名を記載し，それにもとづいて理学療法士が評価を行う。評価項目としては，姿勢評価，徒手筋力検査，関節可動域テスト，深部腱反射，感覚テスト，筋緊張検査，姿勢保持テストなどがあり，これに加えて腰仙椎のMRI画像，肛門内圧検査，肛門電気感覚テストなどを参考にする。

まず，姿勢保持テストであるが，上述した横隔膜，腹横筋，多裂筋，骨盤

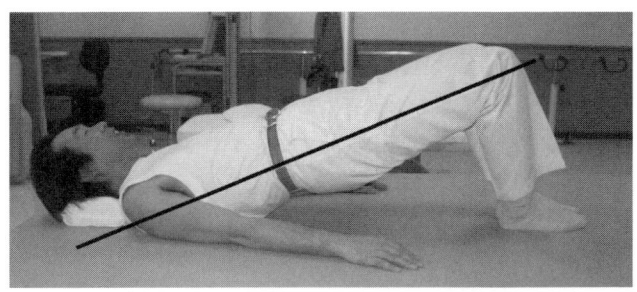

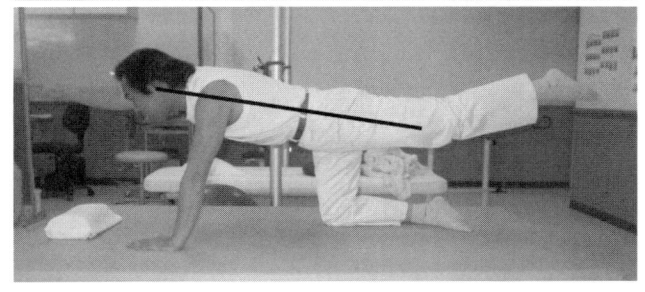

上　ブリッジ　　下　四つ這い
体幹を直線的に中間位で安定できている
図3-1　姿勢保持テスト (1)

第5編　チーム医療としての展開

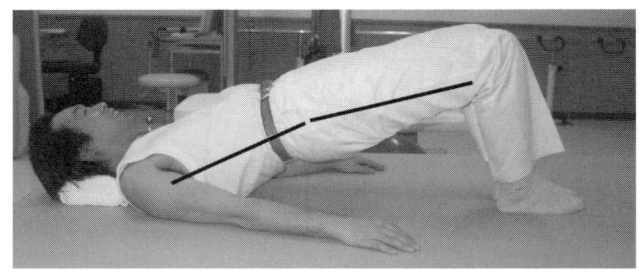

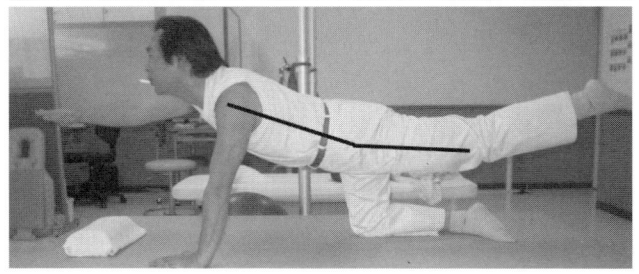

上　ブリッジ　　下　四つ這い
腰椎前彎を増強させ腰椎を反り過ぎている
図 3-2　姿勢保持テスト（2）

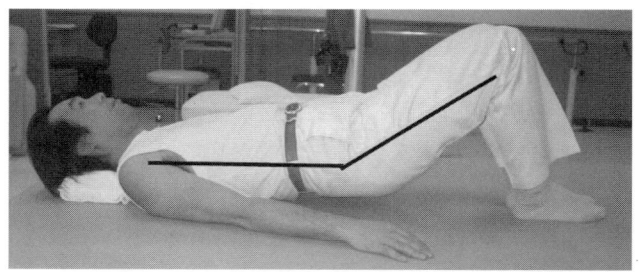

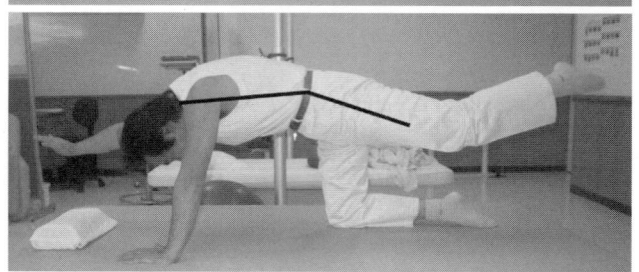

上　ブリッジ　　下　四つ這い
腰椎の生理的前彎を保持できない
図 3-3　姿勢保持テスト（3）

4. 理学療法的アプローチ

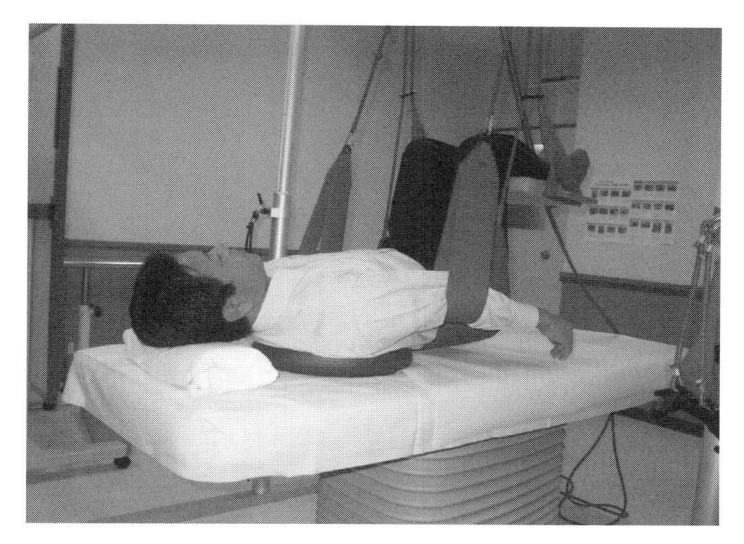

図 3-4　red cord を利用してのリラクゼーション

底筋は腹腔を保持する inner unit と呼ばれ，その中でも腹横筋，多裂筋は脊柱安定化を図るための local stabilizers と呼ばれている。これらの inner unit を活動させることができるかどうかをブリッジ姿勢と四つ這い姿勢により確認する。Inner unit がきちんと活動できていれば脊柱は中間位にて保持可能であるが（図 3-1），inner unit の活動が不足すると，脊柱起立筋群や殿筋群で代償し，腰椎前彎が過剰となり（図 3-2），さらに起立筋群や殿筋の筋力も低下してくるとブリッジでは中間位まで持ち上げられず，四つ這いでは体幹屈曲位となる（図 3-3）。

さらに他の検査結果から，治療パターンを組み立てていく。例えば肛門の力を緩めることができなければ，まずは全身のリラクゼーションを図る。当院では red cord を利用し，安静臥位を取る（図 3-4）。その後括約筋の収縮弛緩を学習できるよう指導していく。この点に関しては第 5 編 5. バイオフィードバック療法（236 頁）で記載されている括約筋のバイオフィードバック療法と情報交換を密にし治療を行う。また，逆に括約筋の収縮方法をバイオフィードバック療法により学習できた患者に関しては，括約筋の収縮を行いながらブリッジや四つ這いを行うなどの協調性訓練を取り入れている（図 3-5, 6）。このようにまず，上手に括約筋の収縮を行えることが重要であり，次の段階

231

第5編 チーム医療としての展開

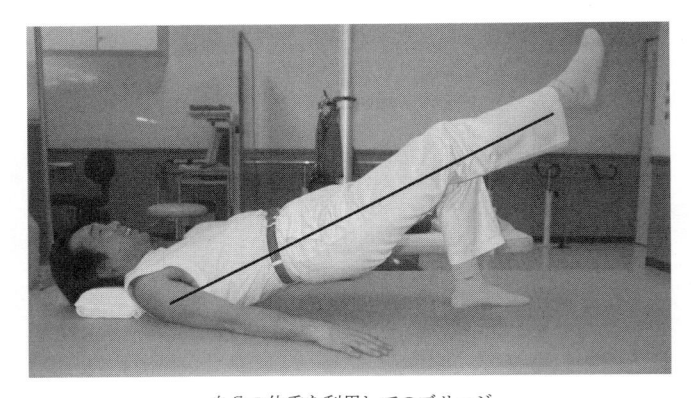

自分の体重を利用してのブリッジ

図3-5 腰部骨盤帯の協調性訓練(1)

自分の体重を利用しての四つ這い

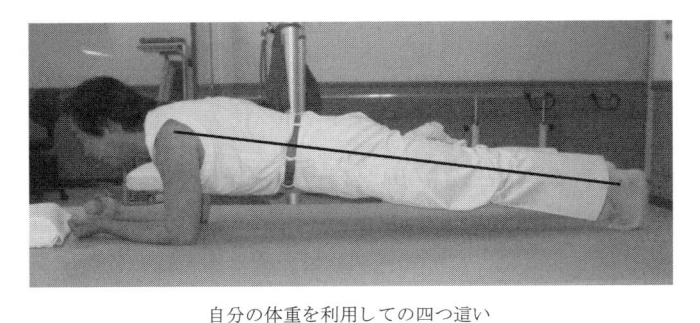

図3-6 腰部骨盤帯の協調性訓練(2)

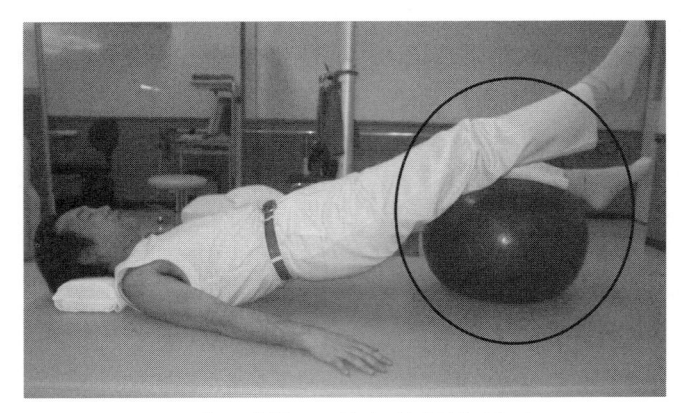

セラボールを用いて不安定要素を取り入れる

図3-7 腰部骨盤帯の協調性訓練(3)

4. 理学療法的アプローチ

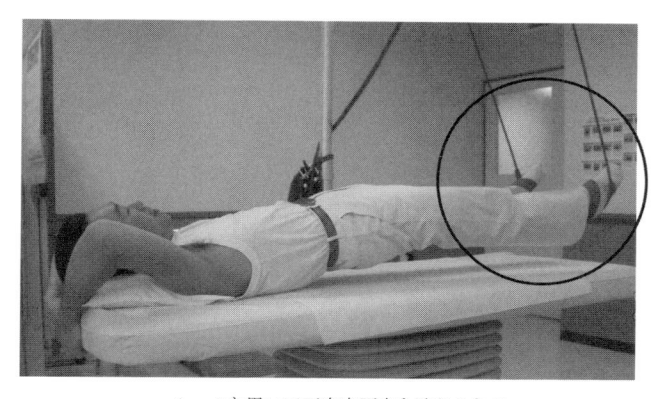

red cord を用いて不安定要素を取り入れる

図 3-8　腰部骨盤帯の協調性訓練 (4)

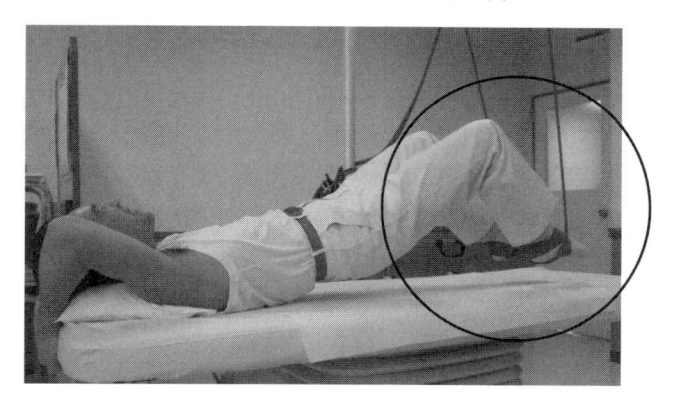

red cord を利用して不安定要素を用い、自身の下肢を屈曲させることで運動負荷を高める

図 3-9　腰部骨盤帯の協調性訓練 (5)

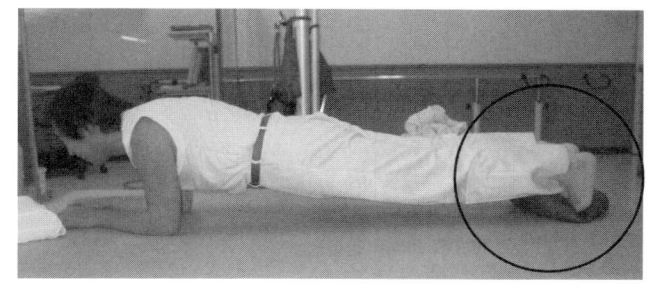

エアスタビライザーを利用して運動負荷を上げて行う

図 3-10　腰部骨盤帯の協調性訓練 (6)

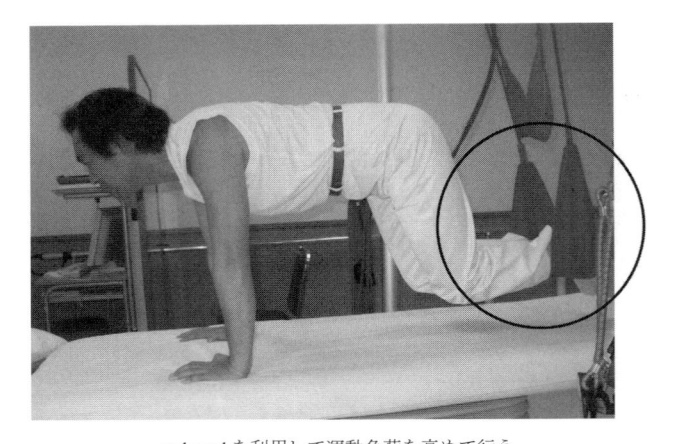

第5編　チーム医療としての展開

red cord を利用して運動負荷を高めて行う
図 3-11　腰部骨盤帯の協調性訓練（7）

として腹横筋，多裂筋などの姿勢保持筋群強化を図っていく（図3-7，8，9，10，11）。

その他，括約筋の収縮の学習には，電気刺激により収縮を引き起こす方法がある。バイオフィードバック療法を行っていても括約筋の収縮方法がわからない患者には，低周波電気刺激や高電圧パルス電気刺激にて筋収縮の方法を学習してもらう。当院で使用しているのは高電圧パルス刺激であり，使用したときのビリビリ感は少なく，筋収縮の感じはわかりやすいものである。

このように外肛門括約筋を収縮させ，姿勢保持筋の活動を高めていくことで筋収縮の協調性を向上させることを目的として現在治療に取り組んでいる。

文　献

1) Hodges PW, Butler JE, McKenzie D, et al.: Contraction of the human diaphragm during postural adjustments. J Physiol 505: 539-548, 1997.
2) Sapsford RR, Hodges PW, Richardson CA: Activation of the abdominal muscles is a normal response to contraction of the pelvic floor muscles. International continence society conference, Japan, abstract, 1997.
3) Sapsford RR, Hodges PW, Richardson CA, et al.: Activation of pubococcygeus during a variety of isometric abdominal exercises. International continence society conference, Japan, abstract, 1997.
4) Richardson C, Jull G, Hodges P, et al.（齋藤昭彦 訳）：脊椎ローカル安定化システムの

筋機能のレビュー．Richardson C, Jull G, Hodges P, et al.: Therapeutic exercise for spinal segmental stabilization in low back pain? Scientific basis and clinical approach. Harcourt Brace and Company, New York, 1999．（齋藤昭彦 訳：脊椎の分節的安定性のための運動療法——腰痛治療の科学的基礎と臨床．pp.17-33, エンタプライズ，東京，2002．）

5) Bogduk N, Twomey LT（四宮謙一 訳）：腰部筋群および筋膜．Bogduk N, Twomey LT: Clinical anatomy of the lumbar spine. Longman Group UK, Essex, 1987．（四宮謙一 訳：腰椎の臨床解剖．pp.66-84, 医学書院，東京，1989．）

6) Macintosh JE, Valencia F, Bogduk N, et al.: The morphology of the human lumbar multifidus. Clin Biomech 1: 196-204, 1986.

第5編 チーム医療としての展開

5. バイオフィードバック療法

バイオフィードバック療法は，自律反応も意識的に変化させうる方法として注目され，種々の内科的疾患の治療をはじめ，疾患の予防，リハビリテーションやスポーツ科学の分野でも用いられている（図1）。

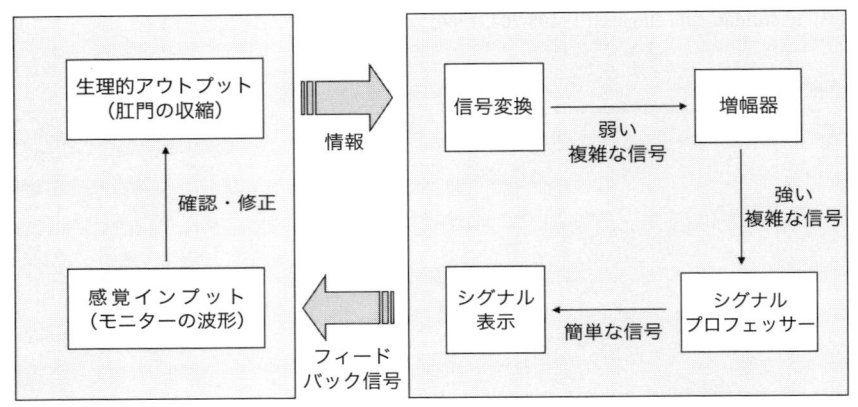

```
┌─────────────────────┐        ┌──────────────────────────────────┐
│  生理的アウトプット  │  情報  │  信号変換 ──→ 増幅器              │
│  （肛門の収縮）      │ ═══▶ │      弱い            強い          │
│         ↑           │        │      複雑な信号      複雑な信号    │
│    確認・修正        │        │                        ↓          │
│         │           │        │  シグナル  ←──  シグナル           │
│  感覚インプット      │        │  表示    簡単な信号 プロフェッサー │
│  （モニターの波形）  │ ◀═══ │                                    │
│                     │フィード│                                    │
│                     │バック信号│                                  │
└─────────────────────┘        └──────────────────────────────────┘
                                         バイオフィードバック装置
```

図1　バイオフィードバック療法のしくみ[1]

直腸肛門機能改善を目的とした治療には，薬物療法や理学療法，手術などがあるが，バイオフィードバック療法（訓練）は理学療法に含まれるといってもよい。その治療の目的には，外肛門括約筋の筋力強化，便のスムーズな排出ができるようにする，過敏あるいは鈍麻な便意の正常化，などがあげられる。

治療に入る前には諸検査（第3編2.検査——164頁以下参照）を行い，括約筋の断裂や欠損，重度の支配神経の障害を受けている症例では随意筋である外肛門括約筋を自己コントロールすることができないこともあるので，適応を考えながら治療を進める[2]。

以下に実際の治療について説明する。

①随意筋（外肛門括約筋）の収縮・弛緩訓練（適応：主に便失禁患者，奇異性収縮症例など）

モニターに映し出された画像を見ながら，肛門を収縮したり弛緩したりす

5. バイオフィードバック療法

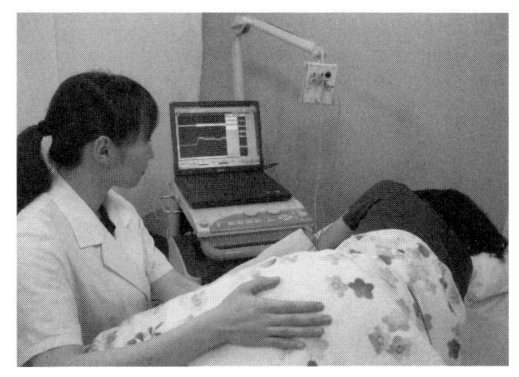

患者にモニターを見てもらいながら肛門を締める感覚を覚えてもらう。

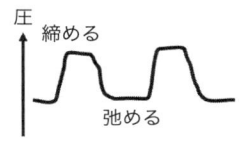

図2 バイオフィードバック訓練風景

る感覚を視覚的に脳にフィードバックし，肛門の動きをコントロールする訓練である。また，この収縮・弛緩を繰り返し行うことにより括約筋の筋力増強を行う（図2）。

肛門を締めた時の肛門内の圧力を導出する内圧法（図3）と，括約筋の活動電位の変化を導出する筋電法がある（図4）。

②訓練の評価と実績

incontinence grading scale として国際的に知られている Wexner 分類を用い，失禁の程度の把握や治療の効果判定を行っている（表1）。

以下に訓練効果の評価について述べる。表2に示す症例について評価を行った。

訓練を3ヵ月間継続して行うと，約70％の症例で改善が認められる（図5）。

改善を左右する因子としては筋力トレーニングである自主練習量，肛門の締め方が挙げられる。

毎日練習を行った症例群では改善率が約85％，毎日練習を行わなかった症例では改善率が約60％と練習量で改善率に差が出た（図6）。

肛門の締め方が上手な症例では改善率約77％，肛門の締め方が下手な症例では改善率が約67％と締め方で改善率に差が出た（図7）。

自主練習の勧めや肛門の正しい締め方の指導は改善率の向上に有用な因子であるといえる（図8）[3]。

③排便感覚訓練 （適応：便意頻回，便失禁）

直腸の過敏な状態（便意頻回）を緩和させることを目的とする。

第5編　チーム医療としての展開

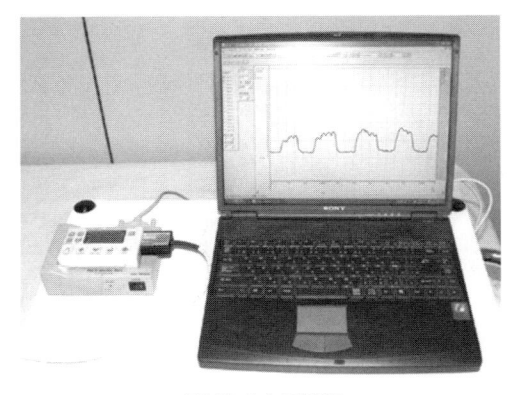

デジタル内圧装置
GMMS-100

図3　バイオフィードバック療法（内圧法）

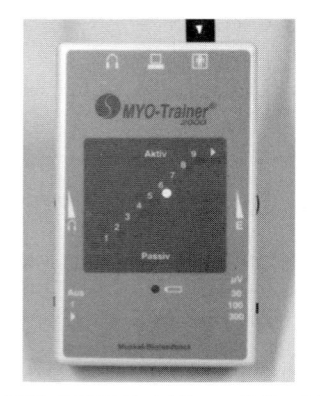

ポータブル筋電図バイオフィードバック装置
MYO-Trainer 2000

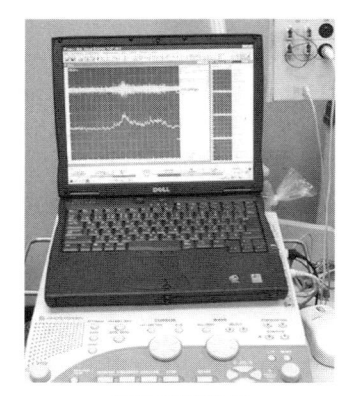

筋電図検査装置
MEB-9102

図4　バイオフィードバック療法（筋電図法）

表1　Wexner Continence Grading Scale [2]

Categories	Less than 1/month	1/month>,1/week<	1/week>,1/day<	More than 1/day
Solid incontinence	1	2	3	4
Liquid incontinence	1	2	3	4
Gas incontinence	1	2	3	4
Pad use	1	2	3	4
Lifestyle alteration	1	2	3	4

5. バイオフィードバック療法

表2　対象および方法

【対象】
2003年9月から2005年4月までに便漏れのある患者でバイオフィードバック訓練を開始した29名
○性別：男性8名　女性21名
○年齢：27〜86歳（64±17歳）
○診断：括約不全，陰部神経障害，内痔核，IBS，粘膜脱など
○肛門OPE歴　あり10名(括約筋形成1名)・なし19名
○糖尿病既往　あり3名・なし26名

【方法】
内圧法あるいは筋電図法のバイオフィードバック訓練において，肛門の締め方を認識してもらい，自宅では毎日訓練をするように指導した。訓練ごとに問診表で症状を把握し，訓練前と訓練3ヵ月後に肛門内圧と筋電図検査で持続力を測定した。

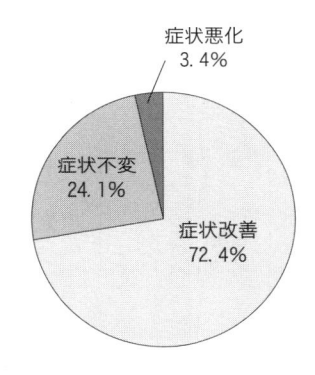

図5　Wexnerスコアによる症状改善率（n = 29）

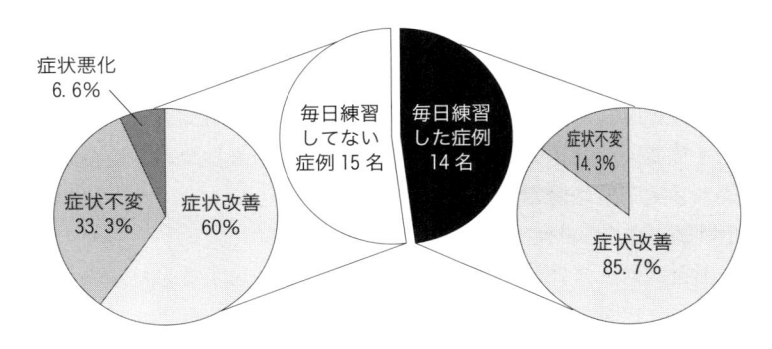

図6　練習量が症状の改善へ及ぼす影響

第5編　チーム医療としての展開

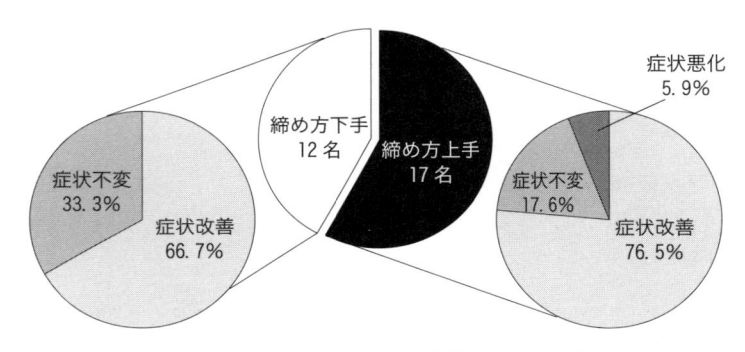

図7　肛門の締め方が症状の改善へ及ぼす影響

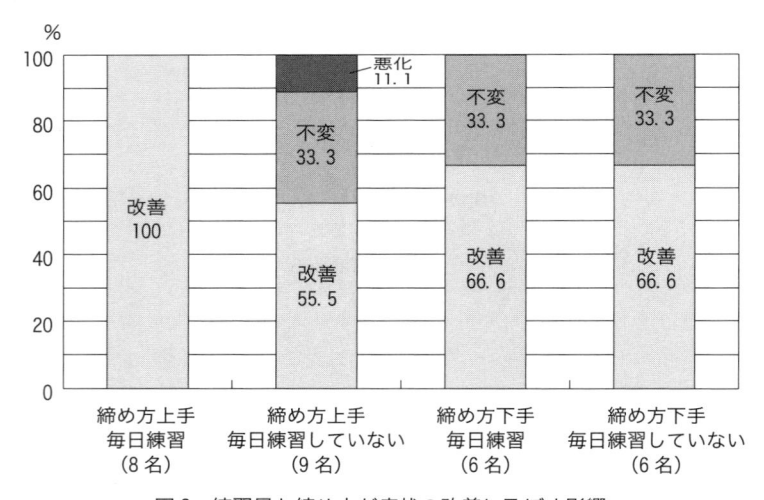

図8　練習量と締め方が症状の改善に及ぼす影響

バルーンを直腸内に挿入し，便意を感じる程度に送気してバルーンを膨らませる。便意を感じた状態でバルーンを直腸内に一定時間留置し，徐々に便意を鈍化させていく。送気量を患者へフィードバックしながら反復訓練を行い，直腸の感覚閾値や耐容量を増加させる。

④**排出訓練**（適応：排便困難）

便の排出をスムーズに行えるようすることを目的とする。バルーンを肛門内に挿入して一定量の空気を入れ，実際に便意を感じたらいきんでバルーンを排出する。送気量，いきみ方を患者へフィードバックしながら反復訓練を行い，排出能力を強化する（排出能力検査の項——170頁参照）。

文　献

1) 筒井末春：バイオフィードバック療法の適応と課題．PTジャーナル 33：81-86, 1999.
2) 黒水丈次：排便機能の客観的評価法とバイオフィードバック療法．臨床看護 25：2125-2132, 1999.
3) 山下佳代：便失禁における外肛門括約筋筋電図を使用したバイオフィードバック訓練における評価法の検討．バイオフィードバック研究 33：39-44, 2006.

第5編　チーム医療としての展開

6．泌尿器科との連携

　排便障害の場合に時として排尿障害の合併をみることがある。それは大腸の機能を支配している神経が膀胱機能や勃起機能と同じ神経の支配にあるからである[1]。排便障害がある場合には，排尿障害や勃起障害の有無も注意する必要がある。そこで，直腸機能障害とともによくみられる泌尿器科的障害について簡単に説明する。

排尿障害

　尿路の神経支配を簡単に説明すると，自律神経である交感神経の下腹神経は膀胱頚部，前立腺部および膀胱利尿筋に分布している。副交感神経である骨盤神経は膀胱利尿筋に分布している。体性神経の陰部神経は尿道括約筋に分布し，これらの神経が中枢の支配を受けて協調しながら排尿・蓄尿を調整している。

　自律神経の交感神経である下腹神経のうち，膀胱利尿筋に分布している枝はアドレナリンβ受容体の支配下にあり，尿意を我慢したときに膀胱壁を弛緩させる働きがある。膀胱頚部に分布する下腹神経はα受容体の支配下で，膀胱頚部を緊張させて尿の漏れを防ぐとともに，射精時に精液の膀胱内への逆流を防止している。膀胱利尿筋に分布する副交感神経の骨盤神経は，膀胱を収縮させる働きをしている。陰部神経は尿道括約筋に分布して尿漏れを防止している。そして，これらの神経は脊髄・延髄・橋を経て大脳皮質の排尿中枢に至り，中枢の支配を受けて円滑な排尿が行われている。これらの神経のルートのどこかで破綻をきたすと，その部位と程度に応じて排尿障害が出現することになる。もちろん，直腸にもこれらの神経が分布しており，直腸機能障害をきたすと排尿障害を合併することは容易に想像できる。

　代表的な中枢神経障害としては脳出血・脳梗塞・脳腫瘍など脳神経障害や脊髄損傷や二分脊椎に代表される脊髄疾患，その他にもParkinson病や脊索硬化症などを初めとするいろいろな神経内科的な疾患がある。また，末梢神経の障害としては骨盤内手術時の神経損傷や糖尿病また多発性神経炎によるものなどがある。これらの神経障害の障害部位や障害の程度により，出現する排尿障害はさまざまな病態を呈するので的確な診断が必要である。

6. 泌尿器科との連携

　診断の第一歩は問診である。原因疾患と思われる病歴はもちろん，麻痺・歩行障害・言語障害の有無などの病歴の聴取も必須である。また，排尿障害が失禁を主訴とする蓄尿障害であれば，尿失禁が急迫性失禁か副圧性失禁あるいはその両方なのかを確認する。また，排尿障害が排尿困難すなわち排泄障害ならば，尿意の有無や排尿に要する時間・排尿力などの問診が重要である。排尿状態の把握は患者の表現にもいろいろあり，問診だけでは困難である。そこで，排尿日誌（図1）の記録と前立腺肥大症の際に使用されている国際前立腺症状スコア（I-PSS）（図2）による排尿状態の把握が他覚的に排尿状態を知る上で有用である。

　診断には，検尿も蛋白・糖尿の他に尿路感染の有無を知ることも重要である。

　また，エコーによる検査が有用である。まず，膀胱充満時には膀胱の大きさや形を知ることができるし，男性であれば前立腺の大きさがわかる。また，慢性の排尿障害では水腎症を呈することもあるので腎部のエコー検査も必要である。排尿後に膀胱部のエコーで残尿の有無を観察できる。頻尿や失禁が残尿により起こっていることもある。また経腹的超音波断層による残尿量は膀胱の長径：a (cm)，横径：b (cm)，上下径：c (cm) を計測すると $a \times b \times c \times 0.5$ ml と概算できる。

　以上のことは一般的な内科，外科診療所でも可能な検査であるが，専門的な泌尿器科的検査も必要になる。

　さらに尿流測定も有用となる。便器に排尿することで排尿力，排尿時間などが図示される（図3）。膀胱内圧検査は膀胱内に留置したカテーテルから温水を注入し経時的に膀胱内圧を計測する。その際，尿意を初めて感じた時と，我慢できなくなった時，そして排尿を開始してもらうことにより，経時的な膀胱内圧や排尿時の膀胱内圧を計測する。これにより，ある程度の膀胱の障害を推測できる。尿道括約筋の筋電図を計測することも有用であるが，尿道括約筋の筋電図を正確に記録することはかなり困難で，したがってこれを臨床の場で実行することはかなりむずかしい。

　一般外科で排便障害をみたときにも，排尿障害にも関心を持つことで，より正確な神経学的な診断を下すことができるのではないかと思われる。

排尿日誌

記載方法：1枚で1日分（朝起きてから翌日の朝一回目のおしっこまで）を記載ください。

測定日：　　　年　　　月　　　日から翌日の朝まで
就寝時間：　　　時　　　分　　　　翌日の起床時刻：　　　時　　　分

起床から翌日の起床まで			
回数	おしっこした時刻	おしっこの量（mL）	備考
1	（起床後一番尿） 　　時　　分		
2	時　　分		
3	時　　分		
4	時　　分		
5	時　　分		
6	時　　分		
7	時　　分		
8	時　　分		
9	時　　分		
10	時　　分		
11	時　　分		
12	時　　分		
13	時　　分		
14	時　　分		
15	時　　分		
16	時　　分		
17	時　　分		
18	時　　分		
19	時　　分		
20	時　　分		
翌日	（起床後一番尿） 　　時　　分		

図1　排尿日誌

6. 泌尿器科との連携

排尿に関するチェックシート

あなたの排尿状態について、あてはまる点数に〇をつけてください。

国際前立腺症状スコア（I-PSS）

	どれくらいの割合で次のような症状がありましたか	全くない	5回に1回の割合より少ない	2回に1回の割合より少ない	2回に1回の割合くらい	2回に1回の割合より多い	ほとんどいつも
①	この1か月の間に、尿をしたあとにまだ尿が残っている感じがありましたか	0	1	2	3	4	5
②	この1か月の間に、尿をしてから2時間以内にもう一度しなくてはならないことがありましたか	0	1	2	3	4	5
③	この1か月の間に、尿をしている間に尿が何度もとぎれることがありましたか	0	1	2	3	4	5
④	この1か月の間に、尿を我慢するのが難しいことがありましたか	0	1	2	3	4	5
⑤	この1か月の間に、尿の勢いが弱いことがありましたか	0	1	2	3	4	5
⑥	この1か月の間に、尿をし始めるためにお腹に力を入れることがありました	0	1	2	3	4	5

		0回	1回	2回	3回	4回	5回以上
⑦	この1か月の間に、夜寝てから朝起きるまでに、ふつう何回尿をするために起きましたか	0	1	2	3	4	5

①〜⑦の合計スコア　　　　　点

QOLスコア

	とても満足	満足	ほぼ満足	なんともいえない	やや不満	いやだ	とてもいやだ
現在の尿の状態がこのまま変わらずに続くとしたらこう思いますか	0	1	2	3	4	5	6

QOLスコア　　　　　点

図2　排尿に関するチェックシート

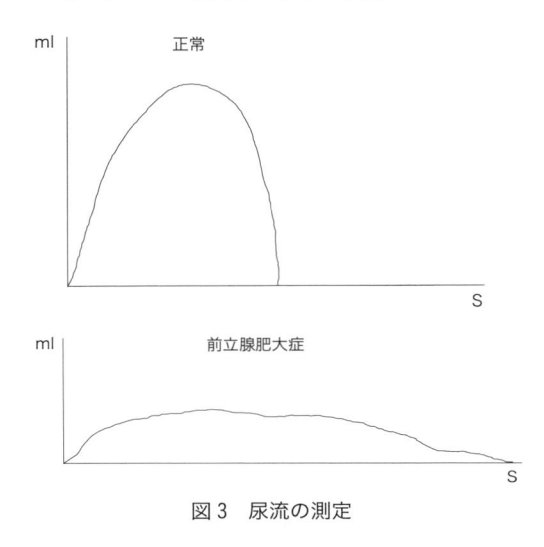

性機能障害

　男性の性機能障害としては，勃起障害（ED）が一般的であろう。EDは加齢によっても起こるが，動脈硬化症や糖尿病による血管障害などの循環器系疾患あるいは脳血管障害や脊髄損傷，骨盤内手術による末梢神経損傷，糖尿病など末梢神経障害などの支配神経障害で起きる場合が多い。
　EDについては，バイアグラやレビトラの発売前と後では雲泥の差がある。これらの薬品発売前は勃起障害の診断と治療には専門病院での診断と治療が必要とされたが，これらの薬品発売後は，まずこれを投与してみて，それでも無効な場合に専門医へ紹介する方法が採られるようになった[2]。また，これらの薬品は発売後5年が経過し，安全性や有効性も確認されている。ただ，投与前には心機能障害や高血圧の有無や肝・腎機能障害の有無を確認する必要がある。

図3　尿流の測定

文　献

1) 金子丑之助原著：日本人体解剖学．南山堂，2008．
2) 白井将文，岩沢俊久，永尾光一ほか：バイアグラ発売以降の性機能外来．日本性機能学会誌 15：387-395，2000．
3) 服部孝道，安田耕作，山西友典ほか：神経疾患による排尿障害ハンドブック．医学書院，1998．

7. 婦人科との連携

　婦人科領域の骨盤内機能障害で最も大きな問題となるものに性器脱がある。今まで婦人科は他科との関連で考慮されることは少なかったが，最近に至って他の骨盤内臓器との関連について関心が深まり，特に泌尿器科と婦人科の関連性が深いところから，urogynecology という考え方が生まれ，現在は関西や南九州を中心に研究会もできた。病態としては骨盤内臓器の支持機構と機能の障害や骨盤底筋群の障害が考えられている。性器脱は加齢や分娩によって挙筋裂孔が下降し，膣の軸が垂直方向に近づき発生する[1]。

　経膣分娩は膀胱圧迫や，膣壁・恥頸筋膜・直腸膣中隔・肛門挙筋の伸展と断裂，陰部神経管の圧迫などさまざまな傷害を支持組織に引き起こす[1]。またホルモンとの関係においては，加齢によってエストロゲンが低下し始めると，骨盤底筋の下垂，肛門挙筋裂孔の開大というメカニズムがさらに強まっていく[1]。泌尿器系との関連，とりわけ尿道脱・膀胱脱との関連性も問題になっている。

　診察に際して，まず問診で生活習慣，既往歴，合併症，関連する薬物使用の聴取が必要である。診察では腹圧によってどの部位が最初に脱出してくるかを外方より，また Sim 型膣鏡を用いて観察する。またチェーン膀胱造影と同時に膣・直腸を造影して，画像的に評価する[1]（表1，2）。

表1　子宮脱の程度（degree of prolapse）

Ⅰ度：脱垂子宮がなお膣口内にあるもの
Ⅱ度：子宮頸部が膣入口の近くまで脱垂したもの
Ⅲ度：子宮頸部が膣入口を越えて脱出せるもの（procidentia uteri）
　a　子宮体部の一部のみの脱出──不全子宮脱（incomplete procidentia）
　b　子宮体が完全に脱出────全子宮脱（complete procidentia）

一般にⅢ度は症状を伴うことが多く，治療の対象になることが多い。（文献3）より引用）

表2　子宮脱の程度別頻度

	例　数
Ⅰ	18（9.9%）
Ⅱ	54（29.8%）
Ⅲ a	66（36.5%）
Ⅲ b	32（17.7%）
その他	11（6.1%）

（文献3）より引用）

第5編　チーム医療としての展開

表3　子宮脱の種類（竹内らによる Malpas 分類改訂案）

	Uterovaginal (local) prolapse	General prolapse
頻度	多い（完全脱：少）	少ない（完全脱：多）
主要原因	分娩時障害による靱帯の損傷 腹圧のかかりすぎ（重労働，コルセット）	肛門挙筋の障害及び，結合織，平滑筋の弱化
肛門挙筋の変化	障害されぬ（2次的障害起こすことあり）	障害される
靱帯の変化	伸展する	変化しない
子宮頸部の延長	あり	なし 子宮はむしろ小さい
発生速度	徐々	急速
治療の重点	障害された靱帯の修復及びマンチェスター手術＊	肛門挙筋の修復を含む総合的手術が必要

＊子宮をとることは，膀胱底の固定点を失うことになり，病変のない子宮を摘出する術式は推奨できない。

（文献3）より引用）

表4　施行手術式（新潟市民病院　S 57.4～S 63.12）

	例　数	平均年齢	平均観察期間
Manchester　＋α	55 例	58.9 歳	47.0 ヵ月
膣式子宮全摘　＋α	61	54.9	31.3
Le-Fort　＋α	40	69.4	40.8
膣壁形成術のみ	18	53.5	30.6
その他	7	54.0	14.9
	181	61.2	37.4

（文献3）より引用）

治療のうちまず保存療法は排尿訓練，Kegel 法・膣コーン・バイオフィードバック療法などの運動療法，ペッサリーなどの器具を用いるものなどがある。薬物療法としてはホルモン補充療法や抗コリン剤，循環作動薬，漢方薬を用い，それで効果がなければ手術療法となる[1]。

Malpas は子宮脱を uterovaginal prolapse と general prolapse の2型に分類している[2]。前者の原因は子宮支持靱帯の弛緩であり，後者は肛門挙筋の障害だと述べている[3]。さらにこの Malpas 分類を竹内らが実際的な点から改訂しており[4]（表3），これを基本として術式を選択している。手術療法としては，uterovaginal (local) prolapse に対して傷害された靱帯の修復および Manchester 手術が，general prolapse に対しては肛門挙筋の修復を含む総合的な手術が必要と述べている[3]（表4）。高齢者やハイリスクの患者に対しては，膣壁中央閉鎖術，完全膣閉鎖術（膣摘出術）などが行われるが，患者の QOL 等を十分考慮した術式を選択しなくてはならない[1]。

泌尿器系と婦人科系の脱出について，中田らは骨盤底の支持力が弱まった

7. 婦人科との連携

ために骨盤底が変形し機能障害を起こした状態だとして，これを骨盤底弛緩と総称している．これには骨盤底全体が下がる会陰下垂と，腟口が緩んで子宮の下垂脱出や腟壁の変形，外翻を起こす性器脱型変形との2つがあると述べている[5]．

さらに性器脱型変形のうち，腟前方の変形は膀胱尿道機能との関わりが深い．この場合は腹圧性尿失禁（stress urinary incontinence: SUI）を起こしやすく，骨盤底筋の障害からくる会陰下垂では直腸肛門機能との関わりが深い．

以上の観点をさらに広めて，筆者はこういった病態に対しては骨盤内臓下垂の部分的あるいは全体的な病態を考えている．これは肛門挙筋の障害によって起こり，この筋を支配する仙骨神経障害によって引き起こされるものと考えている．すなわち腰椎仙骨部の病変によって仙骨神経のもつ知覚および運動神経が障害され，仙骨神経に支配される肛門挙筋の下垂と感覚低下が招来され，それによって仙骨神経が引き伸ばされ，神経の機能障害を起こし，さらに肛門挙筋の運動が低下するという悪循環が形成される．さらにこれに仙骨神経の障害のみならず，骨盤内臓神経の障害もきたし，骨盤内の三大臓器である泌尿器系，婦人科系，消化器系いずれもの下垂，運動障害と知覚障害をきたす（表5）．この原因としては上述した機械的なもののみでなく，なんらかの炎症的変性も伴っている場合もありうると考えている．こういった障害が総合されて，骨盤内臓器全体の器質的および機能的な集合的病態を呈してくると考えている．下垂は前方（泌尿器系），中央（婦人科系），後方（消化器系）のずれの部位にも程度の差はあれ，同時に起こることは確かである．これを確認するには，骨盤内の諸臓器とさらにそれを囲む諸組織の変化を可及的にすべて観察できるような画像が得られる方法を採らねばならない．こ

表5 術前の主訴

	例　数
下垂・脱出感	163 (90.1%)
泌尿器症状	59 (32.6)
頻尿	31 (17.1)
残尿感	14 (7.7)
排尿困難	35 (19.3)
尿失禁	15 (8.3)
性器出血	20 (11.0)
下腹部膨満感	7 (3.9)
その他	10 (5.5)

（文献3）より引用）

れには多臓器造影[6]，ダイナミックMRI，3次元CT検査を行う。これらの検査はいずれも肛門挙筋を含めて各臓器それぞれの下垂をrest・strain・squeezeの3相において観察，測定し客観的に判定する。これらの画像分析によって筆者は，主に後方（消化器系）が下垂する病態，中央（婦人科系）が下垂する病態，全体が下垂する病態の3種に分けている。ただし，これは対象として大腸肛門科の症例を扱っているため，泌尿器系の患者が少なく，前方（泌尿器系）下垂の型はとらえられていないと考えられる。もし泌尿器系の症例も平等に得られれば前方系の下垂の型もあり，4型に分けることができるものと想像される。このようにして，客観的に骨盤内諸臓器の障害を把握した上で必要な治療，すなわち，保存療法，処置，手術療法などを行うべきである。

文　献

1) 古山将康：骨盤底臓器の機能障害に対する婦人科医の取り組み．産婦の進歩 56：45-46，2004.
2) Malpas P: Genital prolapse and allied conditions. Grune & Stratton, New York, 1955.
3) 柳瀬徹，倉田仁，花岡仁一ほか：当科における性器脱の臨床的検討．日産婦新潟地方部会誌 58：24-28，1990.
4) 竹内正七，金沢浩二，高橋完明：性器脱の病態とその合理的手術へのアプローチ——教室で最近試みられている新術式の紹介．日産婦新潟地方部会誌 40：31-35，1986.
5) 中田真木：性器脱と腹圧性尿失禁．Mod Physician 18：1063-1065，1998.
6) Takano M, Hamada A: Evaluation of pelvic descent disorders by dynamic contrast roentgenography. Dis Colon Rectum 43：s6-s11, 2000.

8. 心理社会的アプローチ

　大腸肛門機能障害は，症状や要因によっていくつかに分類され，治療の一歩はそれを特定することから始まる。ここではチームメンバーとしての医療ソーシャルワーカー（以下，MSW）の役割や，いくつかの心理療法について述べ，最後に日常生活の留意点について述べることとする。

チームメンバーとしての役割
　医師を初め同じコ・メディカルスタッフである看護師や薬剤師，栄養士等の職種が主に身体面からアプローチを始めるのに対し，MSWの役割は，身体面に加え心理社会的側面からアプローチしていくことにある。クライアント（患者ではなく，相談者として対応する）の社会的な状況やこれまでの生活歴，家族状況，心理的状況について面接を通して情報収集し，その中で症状に影響を与えていると思われることに対し，アプローチしていくことが重要である。

　しかし，クライアントの話を聴くにも，まずは各疾患の病態を十分に理解しておく必要があり，本書の第2編で診断基準について述べられているので，参考にしていただければと思う。

①インテーク面接
　最初の情報収集を主な目的とした面接をインテーク面接という。これは，治療導入に結びつける重要な面接で，医療者に対する信頼関係作りの基礎となる。主訴，現病歴，既往歴，家族歴，生育歴，職歴などの項目について確認していく。例えば，主訴についても単に困っている症状を聞くだけでなく，どのような症状がどのような時に起こり，その症状がどのように変化するのか，症状の程度の変化はどうなっているかなどについて聴いていく。ここで大切なことは，症状を聴く時にこの疾患だろうと予見を持って聴くと，大切な情報を聞き漏らしてしまうことがある。器質的な疾患も視野に入れて，聴いていくことが大切である。

　現病歴については，いつ頃から症状が出現し，どのように対応してきたか，例えば市販薬で対処したのか，医療機関を受診したのか，放置したのかなども大切な情報で，現在までどのように経過してきたのかを確認する。

ここまでで面接の 70% は終了である。

既往歴も大切で，どのような疾患にかかり，治療を受けたか，もちろん現在の症状に影響する疾患や治療の有無の確認も大切であるが，クライアントの医療に対する姿勢や考えも窺い知る情報源にもなる。

家族状況は家族構成もさることながら，家族関係や家族の健康状態なども確認しておく。

成人では仕事，学生であれば学校での状況も大切である。仕事についてはその内容や勤務状況，これまでの職歴なども確認する。学生は教師や友人との関係，勉強やクラブ活動の状況を確認しておく。双方とも休日の過ごし方，それらの症状の変化の有無も聴いておく。そして症状が日常生活にどれだけ影響を及ぼしているかを確認する。症状のために自己の判断で外出を控えたり，行動や食事を制限している場合もあるからである。また，症状について周囲の人の対応や考えについても確認しておく。

以上のことは，面接時間として 1 時間程度を要するが，1 回で終わらない場合は数回に分けることもある。ここで注意しなければならないことは無理をしないことである。クライアントに構えがあったり，治療に対して積極的でない，動機づけが不十分な場合に一方的に聞いていくことは反感や不信感を抱かせてしまい，信頼関係を損なってしまうことになる。相手の反応を確認しながら，質問していくとよい。なお，質問の仕方にも工夫を要することがあるが，これは面接の仕方など種々の専門誌があるのでそちらを参照してもらいたい。

②心理的な治療

ここではストレスなど心理的なものが関与している場合の治療法について紹介する。

(1) カウンセリング　この治療技法は心理療法の代表的な治療法の 1 つである。最もよく用いられるのはロジャースの来談者中心手技にもとづいた治療法である。「傾聴」と「共感」を大切にして，クライアントの面接を行っていく。「傾聴」はまず聴くことで，しかも「聞く」ではなく「聴く」ことである。クライアントの話に受容的な態度で耳を傾け，そしてクライアントに共感的な理解を示す。同情でもなく，クライアントの思いに寄り添っていく。そしてクライアントが自己理解を深め，自ら解決していこうとすることを支えていく。しかし，治療者がクライアントの思いにどっぷり漬かってしまう

8. 心理社会的アプローチ

と問題点を見つけられなくなってしまう。治療者は一歩引いて自らを見つめる冷静な部分を保つ訓練を要する。

(2) 自律訓練法　過敏性腸症候群など緊張からくるストレスが排便状態に影響していると考えられる場合，自律訓練法を用いることがある。

表1　自律訓練法の練習公式

背景公式	「気持ちが落ち着いている」
第一公式	「両腕両脚が重たい」
第二公式	「両腕両脚が温かい」
第三公式	「心臓が（静かに）規則正しく打っている」
第四公式	「楽に呼吸（息）をしている」
第五公式	「太陽神経叢（お腹，みぞおち）が温かい」
第六公式	「前額部（額）が（心地よく）涼しい」

リラクゼーションの1つでもある。これはドイツのシュルツが創案し，ルーチェが発展させた治療法で，背景公式と短い簡単な6つの公式（表1）[1]を段階的に訓練していくものである。催眠状態を作り出し，身体の自律機能の回復をはかり，心身の健康状態を取り戻させようとする治療法である。最初は指導者に訓練のやり方を教えてもらい，その後はセルフ訓練を行っていく流れとなる。公式は一応第6まであるが，必ずしもそこに到達する必要はなく，例えば第2公式までで十分効果が得られることもある。これに類似したものに筋弛緩法，バイオフィードバック療法などもある。

(3) 認知行動療法　以前は行動療法が主流であったが，近年は認知行動療法に移行してきている。認知行動療法とは，クライアントの認知や思考の歪みに働きかけて，問題への効果的な対処法を習得することを目的とした治療法である。例えば，ある食べ物を食べたらたまたま下痢をした。それがエスカレートしていき，その食べ物を食べたら下痢をするという誤った思考パターンを習得してしまった場合，その食べ物をクライアントは一生口にしないという行動パターンができあがってしまうこともある。この誤った認知（行動）を修正するよう働きかけていく治療法であり，治療に当たってはクライアントの十分な合意と協力が必要である。

以上の治療法は当院の心療内科で行っている治療法の主なものである。一つの治療法のみ行うこともあれば，複数の治療法を組み合せることもある。また，これらの治療を行うにあたっては，身体的，心理的な苦痛が緩和されていることが前提とされており，薬物療法等で症状を和らげた後または同時進行で行われることが多い。

第5編　チーム医療としての展開

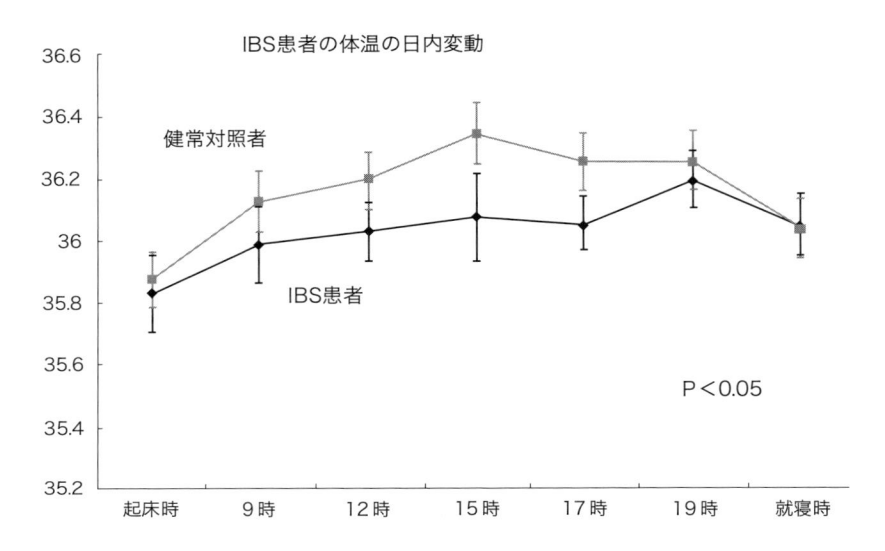

図1　過敏性腸症候群患者と対照群の体温の日内変動

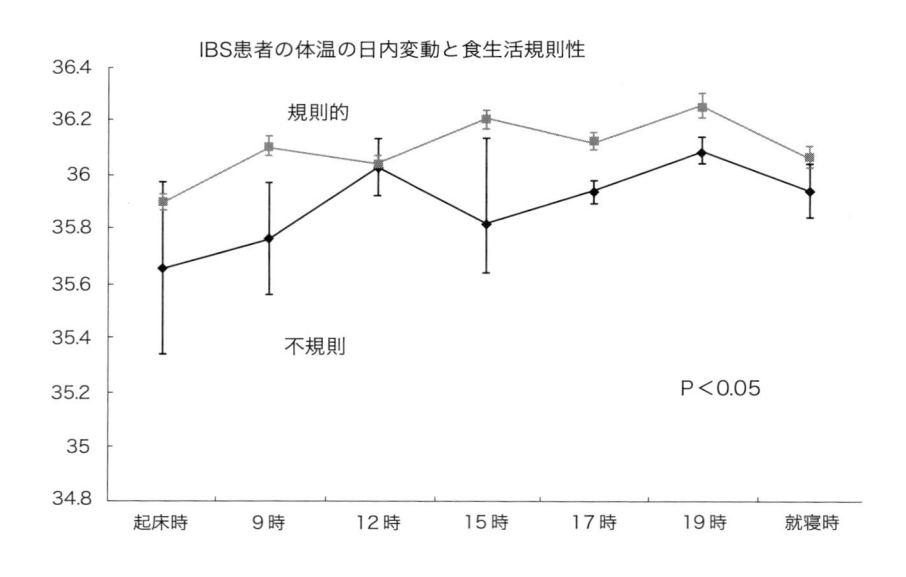

図2　過敏性腸症候群の体温日内変動と食生活規則性

8. 心理社会的アプローチ

日常生活について

　健康的な生活を送ることは，健康な心身を保つための基本である。しかし，現代社会は社会のグローバル化や生活時間帯の深夜への位相など年々健康的な生活をすることが困難な時代になってきている。ここでいう健康的な生活とは，規則的な生活，規則的な食事，偏りのない多種類の食物を摂取し，十分な睡眠と休養がとれ，余暇活動も充実していることである。現代社会でこのような生活を送っている人は何％おられるだろうか。

　ここで，規則的な生活を送ることの大切さについて考えてみたい。人の身体はいろいろなリズムをもって生活をしている。これを生体リズムという。例えば睡眠は25時間周期であるが，1日は24時間と社会的に規定されており，この1時間の差異を調整してくれるのが太陽の光である。朝太陽の光を浴びることにより，覚醒が促され，太陽が沈み，暗くなることで入眠へと導かれる。体温や血圧なども1日のリズムを刻んでいる。女性の月経周期もこれに入る。

　ここで以前当院で行った過敏性腸症候群患者の体温調査の結果を紹介する。通常体温は，起床時から徐々に上昇していき，活動の準備を始め，午後3時にピークに達する。その後は徐々に低下していく。このリズムが乱れると寝つきが悪い，熟睡感がないなど満足のいく睡眠がとれないことがある。図1は過敏性腸症候群の患者と健常対照者の体温とを比較したものだが，健常対照者に比べ過敏性腸症候群患者は体温が低く，体温のピークが19時に来ている。これは過敏性腸症候群の患者の体温リズムが乱れていることを表している。続いて図2では過敏性腸症候群患者の1日の体温の変化を食事が規則的なグループと不規則なグループに分け比較したもので，不規則なグループの方が体温は低く，体温のリズムも乱れていた。

　以上のことより，生活の乱れが体温の変化にも影響を及ぼすことが推測される。体温調節を行っているのは自律神経であり，排便に直接関与する大腸も自律神経によって支配されている。このことから規則的な生活を送ることは自律神経の安定にもいい影響を与えることが示唆される。

　できるだけ自然のリズムに添った生活を試みたいものである。もちろん，できない日もあると思うができる範囲で努力する必要がある。

第5編　チーム医療としての展開

最後に

　心身の疲労が蓄積すると身体から何らかのサインが出される。ある人は胃腸の具合が悪くなったり，肩こりであったり，排便のリズムが乱れたり，息苦しかったりなどさまざまである。このサインを見逃さず，きちんと身体と会話することが大切である。この気づきが上手くいかないクライアントに対し，援助していくことが MSW の役目でもある。

文　献

1) 松原秀樹：自律訓練法の実際．笠井仁，佐々木雄二編集：現代のエスプリ「自律訓練法」．p.52，至文堂，東京，2000．
2) Gastroenterology 130: 1377-1556, 2006.
3) 佐々木大輔編：過敏性腸症候群——脳と腸の対話を求めて．中山書店，東京，2006．
4) Drossman DA（監訳：福土審）：Rome III．消化管運動——目にみえない消化器疾患を追う．9：36-41，2007．
5) 河野友信，吾郷晋浩，石川俊男ほか編：ストレス診療ハンドブック．メディカル・サイエンス・インターナショナル社，東京，2004．
6) APA（高橋三郎，大野裕，染矢俊幸訳）：DSM-IV-TR 精神疾患の分類と診断の手引・新訂版．医学書院，東京，2003．
7) 笠井仁，佐々木雄二編集：現代のエスプリ「自律訓練法」．至文堂，東京，2000．

索　引

＊欧文ならびにローマ字で始まる索引語は末尾にアルファベット順に配列した。

あ

アナルプラグ　203

い

胃結腸反射　8,39,41,64,65,90,131,133,152,181,187,198,214,216
胃結腸反射検査　181
溢流性便失禁　209
遺糞症　132
インテーク面接　251
陰部神経　147
陰部神経伝導検査　167

う

運動係数　49
運動療法　229-234

え

会陰下垂　81,83,86,90,91,124,126,136,137,138,147,162,167,176,249
会陰下垂症候群　135,142
エゴグラム　69
炎症性腸疾患　31,33,44,55,67,70,108,124,128,160
塩類下剤　72,208,209

お

お通じチェック表　201
お通じ日誌　197

か

外肛門括約筋電図検査　166
外肛門括約筋収縮・弛緩訓練　236
外痔核　91,160,189
外傷　40,46,50,108,119,125,189,206
開放性脊髄髄膜瘤　25
潰瘍性大腸炎　31,44,55,67,87,108
カウンセリング　252
学童期　13,127

括約筋形成術　22,84,189,191
括約不全　13,14,20,22,29,33,40,56,68,83,89,106-108,113,114,118,121,123,128,136,140,146,148,149,150,151,152,160,174,175,177,187,189,193,206
過敏性大腸　42,58
過敏性腸症候群　1,36,40,42,58-74,94,128,173,206,208,216,253,254,255
過敏性直腸症候群　67,94-96,206,209，→ IRS
カルシトニン遺伝子関連ペプチド　49
カルチノイド症候群　55
環状粘膜切除術　79
完全直腸脱　82
灌注排便療法　200,202
漢方薬　72,152,211,248

き

奇異性括約筋運動　93
偽性腸閉塞　55
機能性下痢　55-57
機能性消化管障害　62
機能性腸障害　63
機能性便秘　38-52,63,130
機能性膨満　63
機能的肛門管長　165
強皮症　55,108

く

クローン病　31,44,55,67,87,108,128

け

経口大腸造影検査　179-181
経肛門的超音波検査　173
憩室症　31,35,36
経皮的仙骨神経刺激　188
係留脊髄　17
痙攣性便秘　40,49,51,73,206,207,208,214,216
血管作動性ペプチド　49
結腸性便秘　173
結腸内圧測定　49

257

索　引

け
下痢を起こしやすい食品　217

こ
抗コリン剤　40,72,206,208,209,248
甲状腺機能亢進(症)　55,216
甲状腺機能低下(症)　40,55,206
甲状腺髄様がん　55
後方矢状肛門直腸形成術　20,21,22,32
高マグネシウム血症　213
肛門エコー　46,173
肛門管感覚検査　168
肛門管最大随意収縮圧　166
肛門管最大静止圧　32,166
肛門鏡　162,163
肛門狭窄　92,97,111
肛門挙筋症候群　92,176
肛門挙筋痛　141,145
肛門形成術　20
肛門小窩炎　109,141
肛門脱　135,160
肛門内圧検査　151,165
肛門ブジー　20
肛門ポリープ　97,101,104,161,163
肛門用タンポン　203
高齢期　81,128
高齢者排便障害研究会　5
骨盤底強化　139
骨盤底筋　228
骨盤底筋体操　203,204
骨盤底弛緩　249
骨盤内臓下垂　125,128,135-139,150,249
骨盤内臓器3次元CT検査　183,184
骨盤内臓器ダイナミックMRI検査　183
骨盤内臓神経　147
孤立性直腸潰瘍　86

さ
鎖肛　16-23,127
三大肛門疾患　97
残便造影(検査)　95,182

し
痔核　2,50,79,97-105,111,113,115,124,125,141,161
弛緩性便秘　40,49,206,207,214
子宮脱　125,135,136,247,248
子宮(口)吊り上げ術　139
子宮内膜症　31
刺激性下剤　36,42,45,50-52,72,94,124,128,208
姿勢　228
姿勢保持テスト　229-231
脂肪髄膜瘤　18
脂肪性下痢　55
習慣性便秘　39
集団療法　71,74,154
術後狭窄　105,115
術後肛門狭窄　112
術後障害　1,13,32,97,113,164
出産　40,82,86,89,108,113,119,125,138,161,189,206
腫瘍　31,44,142
腫瘤　31,162
証　73,211
消化管機能調整剤　208
症候性便秘　40,206
消散性直腸肛門痛　142,143
小児期　12,13,14,23,56,81,121,123,127,129
食事性便秘　39,130
食事療法　131,196,214-221
食物繊維　217-220
自律訓練法　253
痔瘻　97-105,113,115,123,128,160,161,163,174
痔瘻術後　113
新括約筋形成術　190
神経因性骨盤臓器症候群　40,68,110,140,143,145-154,161,175
神経染色　171
神経ブロック　144,146
人工肛門造設　20,193,→ストーマ造設
浸潤性下剤　72,208,209
新生児　10,18,127
新生児期　13,20
浸透圧性下剤　55,216
心理療法　131,153,251-256

す
随意筋収縮・弛緩訓練　236
水頭症　25
水分の出納　215
スキンケア　200,203
スキンタグ　91
ストーマ造設　25,193,→人工肛門造設

索　引

せ

性器脱　247
性器脱型変形　249
性機能障害　246
成人直腸型便秘　133
生体リズム　255
青年期　14,81,128
脊髄神経　188
前後方的括約筋形成　189
仙骨神経　78,148,162,164,188,192,223,249
仙骨神経障害　78,82,83,86,108,128,141,147,148,151,187,189,249
仙骨痛　141,145
仙骨電気刺激法　192
洗腸療法　200
先天性巨大結腸症　10, → Hirschsprung 病
先天性脊椎奇形　25
先天性瘻孔　18
蠕動(運動)　7,57,64,72,165,181,198,199,208,214,215,220
センナ(系下剤)　36,42,43,51,72,94,123,128,138,152
仙尾関節痛　141,145
前方括約筋形成術　89,90,190
前方括約不全　90,139
前立腺疼痛症　142

た

ダイエット　39,123
大腿薄筋形成術　191
大腸憩室症　34-37
大腸肛門機能障害研究会　3
大腸全摘　33
大腸内視鏡検査　47
縦結紮切除 SSG 法　80
多裂筋　226,227,228,229,231

ち

膣脱　125,135
中高年期　128
注腸 X 線検査(注腸 X 線透視)　47,184,185
中毒　118
腸炎後 IBS　70
腸管癒着症　31
腸内圧曲線　49
腸内細菌叢　220

腸捻転　31
直腸がん　32,40,141,206
直腸感覚検査　95,170,171
直腸肛門角　87,92,107,136,176,177,
　→ anorectal angle
直腸肛門痛　140-144,145,146,148
直腸肛門反射(検査)　20,94,131,168
直腸固定(術)　82,85,88
直腸重積　86
直腸性便秘　40,173,206,207,209,214
直腸脱　5,81-85,101,104,108,125,128,135,136,167,184,189
直腸痛　145
直腸粘膜脱症候群　86-88
直腸粘膜脱　79,80,89,98,189

つ

吊り上げ術　139

て

低緊張性便秘　39
ディフェコグラフィー　85,86,89,92,136,152,176

と

糖尿病　29,55,134,242,246
特発性肛門部痛　142

な

内肛門括約筋切除術　32
内痔核　86,91,98,104,109,113,160,163,189

に

二分脊椎　25,127
尿道括約筋筋電図　243
尿道脱　125,135,247
尿流測定　243
認知行動療法　253

ね

粘液性大腸炎　58
粘液疝痛　58

の

脳腸相関　69

259

索引

は

バイオフィードバック療法　153,203,236-240
排出訓練　240
排出能力検査　170,171
排尿障害　242-245
排尿に関するチェックシート　245
排尿日誌　244
排便感覚訓練　237
排便コントロール　129,198,199,200,221
排便習慣　12,68,88,93,94,121,123,127,129,133,134,198
排便障害　146,149
排便障害患者の看護　195-205
排便障害のアセスメント　195
排便造影検査　176
排便メカニズム　8
撥水性クリーム　203
発達障害　121
馬尾神経　148

ひ

尾骨痛　141,142
非刺激性下剤　52
非特異機能性腸障害　63
肥満　221

ふ

不完全直腸脱　82
腹圧性尿失禁　249
腹横筋　226,227,228,229,231
腹部X線検査　46
腹部症状　45,89,146,149
腹部単純撮影　172
腹部超音波検査(腹部エコー)　173
腹部マッサージ　198,199
不顕性直腸脱　82,84
ブリストル便性状スケール(ブリストルスケール)　44,45,59,60,131,159,195,196
粉状皮膚保護剤　203
分泌性下痢　55,216

へ

ペインクリニック　144
便秘　214
便秘治療薬　212
便秘治療薬の副作用　211

便秘の悪循環　50
便漏れ　106,149,200,203
便漏れ問診票　202

ほ

膀胱脱　125,135,136,247
膀胱内圧検査　243
傍仙骨式直腸切除　31
膨張性下剤　208,213
保護膜剤　203
勃起障害　246

ま

マーカー法　48
慢性会陰部痛症候群　142
慢性疼痛　142,149,150,153

め

メタボリックシンドローム　29
メラーノジスコリ　42,43

も

盲腸ポート　25,193

や

薬剤性便秘　40,206

よ

腰仙尾椎X線検査　173
腰椎MRI検査　175
腰椎症状　146,150

り

理学療法　223-234

れ

裂肛　97,100,104,113,115,125,130,131,141,161,163

ろ

瘻孔　16,17,18,20,21,161
瘻孔移動術　20

欧文・ローマ字始まり

ALTA療法　79
anorectal angle　136,176, →直腸肛門角
Bacon変法　83

索引

CGRP　49
CMI　69
corticotropin-reliesing hormone　69
Devesa 法　190
Donnellan and Swenson 法　20
Duhamel 法　10,12,13,20
Gant-三輪法　83,88
Gant-三輪-Thiersch 法　83
Hirschsprung 病　2,10,40,127,129,130,131,170,172,206
IBS　58-74,94, →過敏性腸症候群
inner unit　231
IRS　67,94-96, →過敏性直腸症候群
ISR　32,33
J パウチ　32,33
LESSG 法　80
levator ani syndrome　92
Miles　32

NIS　68,144-155, →神経因性骨盤臓器症候群
outlet obstruction syndrome　3,5,68,78,137
Parkinson 病　27-28
PPH 法（PPH 術）　2,79,85,88,142
rectocele　40,85,86,88-91,123,125,128,139,189,206
Rome III　38,65,66
SDS　69
Sliding Skin Graft 法　80,112
Soave 法　12,13
soiling　13,14,22,32,113,136,149,159,209
Swenson 法　10,12,13
Thiersch 法　83
VIP　49
Wexner 分類　237
Whitehead 術後障害（Whitehead 術後後遺症）　101,104,111
Whitehead 術後粘膜脱　97

261

執筆者一覧

【医師】
　　高野正博（大腸肛門機能科）　高野信一（泌尿器科）
【薬剤師】
　　高野瑞代　横山賢二
【看護師】
　　黒木静子
【診療放射線技師】
　　西尾幸博　有馬浩美　伊牟田秀隆　前崎孝之　松本徹也　石井郁江
【臨床検査技師】
　　霜村 歩　中島みどり　山下佳代
【理学療法士】
　　槌野正裕
【管理栄養士】
　　豊田裕輝子
【精神保健福祉士】
　　廣松矩子
【医療情報センター】
　　松尾雄三　有働功一　安藤雅子　吉川敦子　野本瑞美　岩崎美穂

【編著者プロフィール】

特定医療法人社団高野会　高野病院
会長　高野　正博（たかの　まさひろ）

〒862-0924　熊本市帯山4丁目2番88号
TEL 096-384-1011　FAX 096-385-2890
http://www.takano-hospital.jp

【経　歴】
1935年(昭和10年)　熊本市出身
1961年(昭和36年)　熊本大学医学部卒業
1967年(昭和42年)　熊本大学大学院医学科修了　医学博士
1968年(昭和43年)　社会保険中央総合病院大腸肛門病センターで8年間勤務
1976年(昭和51年)　熊本市民病院大腸肛門科部長
1982年(昭和57年)　熊本市に高野病院開設
1986年(昭和61年)　久留米市にくるめ病院を開設

【学会活動】
日本大腸肛門病学会名誉会員
日本大腸肛門病学会九州支部名誉支部長
大腸肛門機能障害研究会 前代表世話人
日中大腸肛門病学術交流会 前日本側代表
骨盤内臓器障害研究会代表世話人　など
高齢者の排便障害について，他に先がけて診断・治療に取り組んでいる。

【受賞】
日本大腸肛門病学会賞　4回
（神経因性骨盤臓器症候群の論文で2010.11.26に受賞）
日本臨床外科学会賞

大腸肛門機能障害の診断と治療

平成23年4月15日　初版1刷発行

編著者　高　野　正　博
発行者　鯉　渕　友　南
発行所　株式会社　弘　文　堂　　101-0062　東京都千代田区神田駿河台1の7
　　　　　　　　　　　　　　　　TEL 03(3294)4801　　振替 00120-6-53909
　　　　　　　　　　　　　　　　http://www.koubundou.co.jp

装　幀　水木喜美男
組　版　堀江制作
印　刷　港北出版印刷
製　本　牧製本印刷

© 2011　Masahiro Takano, et al.　Printed in Japan.

JCOPY <（社）出版者著作権管理機構 委託出版物>
本書の無断複写は著作権法上での例外を除き禁じられています。複写される場合は，そのつど事前に，（社）出版者著作権管理機構（電話 03-3513-6969，FAX 03-3513-6979，e-mail: info@jcopy.or.jp）の許諾を得てください。

ISBN 978-4-335-76014-3